Waltraud Jäger

Abseitsherz

Waltraud Jäger (geboren 1944) absolvierte eine Ausbildung als Werklehrerin und arbeitete danach als Erzieherin und Lehrerin in verschiedenen Heimen und Schulen.
Familiengründung; inzwischen hat sich zu den drei Kindern ein Enkelkind eingefunden.
Ausbildung zur Tanztherapeutin und langjährige Tätigkeit in dieser Aufgabe in der Psychiatrie und freiberuflich mit Gruppen.
E-Mail: abseitsherz@vol.at

Umschlaggestaltung: chilidesign.eu
Produktion: xPrint s.r.o.

ISBN 978-3-937845-29-6

Waltraud Jäger

Abseitsherz

Wie mein Herz tanzen, weinen und lachen lernte

Johanna
Nordländer
Verlag

Meinen wunderbaren Kindern
Barbara
Elisabeth und
Peter

Mein Vorwort

soll nichts vorwegnehmen.
Was eine Frau sich hier von der Seele schrieb
spricht für sich
und braucht keine Auslegung
noch weniger einen professionellen Kommentar.
Es ist ein Dokument:
wie immer wieder aus Verzweiflung oder Ohnmacht
Mut wachsen kann
Mut weiter zu leben
sich letztlich frei zu kämpfen
wieder auf sich und eigene Stärke zu vertrauen.
Es kann so auch andern Mut machen
die Ähnliches zu verarbeiten haben.
Und ist ein wunderbares Geschenk für ihre Nächsten und Helfer
die ihren Weg begleitet haben
mitunter auch voller Ängste und Zweifel
schlussendlich jedoch mit ihr glücklich
dass sich
(nach einem der vielen gut passenden Zitate aus dem Buch:)
„ihre Trauer in Tanzen verwandelt hat“.

Ich durfte Zeuge sein.

Albert Lingg

„Tu was für dich“

Vierzig Jahre lang sagte ich jedem: „Meine Kindheit war glücklich.“

Ich hatte Hasen, Katzen, Bäume, Wiesen, Blumen, Sterne, Schmetterlinge. Eines Tages fragte mich jemand: „Und, wo waren die Menschen?“

Mein Atem stockte, meine Knie wurden weich und mein Herz pochte so laut, dass ich Angst bekam, man könnte es hören. Vielleicht wurde mir diese Frage schon früher gestellt und ich hatte sie überhört. Diesmal traf sie mein Herz. Schnell, um den Aufruhr in mir zu beruhigen, gab ich zur Antwort: „Doch, doch, da gab es Großeltern, die Mutter, eine Nachbarin und eine Tante.“ Es gab Bilder, Erinnerungen, aber keine Gefühle. Mir ging es einfach gut, auch wenn vieles in meinem Inneren schwierig war. Aus meiner Seele stiegen Bilder auf, die immer da waren, Bilder, die nicht weh taten, so schlimm sie waren.

Nur bei der Erinnerung an meine Katzen spürte ich ein fernes, warmes Gefühl, sonst gab es nur Empfindungslosigkeit. Ich lächelte, wie ich immer in meinem Leben gelächelt hatte, nur um das Schlimme nicht spüren zu müssen; bis es nicht mehr weh tat und auch die Bilder verblassten.

An meinem vierzigsten Geburtstag schenkte mir eine Freundin einen Zaunpfahl mit der Aufschrift „TU WAS FÜR DICH“. Ich hatte den Wink verstanden, aber die Angst, mir selber zu begegnen, die Bilder aus der Vergangenheit lebendig werden zu lassen, war viel zu groß. So fand ich unendlich viele Ausreden, nichts für mich tun zu müssen: Ich habe Familie, die Kinder sind noch zu klein, das Geld ist knapp.

Ein Jahr später wurde ich krank. Ich tat, was viele Frauen in dieser Situation machen und begann aufzuräumen, zumindest äußerlich. Ich fing dort an, wo es mir am leichtesten fiel, bei den Büchern.

Ganz versteckt, in der hintersten Reihe, stand die Bibel meines Mannes. Ich setzte mich auf einen Stuhl, schlug eine Seite auf und legte, ohne hinzusehen, den Finger auf eine Stelle. Dann las ich den Satz, auf den ich zeigte, las ihn nochmals und nochmals. Mein Herz begann zu rasen, mich fror. Ich konnte zu der Zeit nicht mehr weinen, spürte aber irgendwo in meinem Inneren so ein ähnliches Gefühl.

Du hast meine Trauer in Tanzen verwandelt.[1]

Bis zu diesem Zeitpunkt gab es für mich nur Zukunft und Gegenwart. In letzterer lebte ich, sofern man es damals als Leben bezeichnen konnte, zusammen mit meinem Mann und drei wundervollen Kindern. Ich funktionierte, musste immer alles bestens machen, um ja nicht in die Gefahr von Kritik zu geraten. Die hätte meinen ohnehin kaum vorhandenen Selbstwert auf den Nullpunkt gebracht. Dass bei mir nicht alles stimmte, war mir durchaus klar, aber die Angst, wirklich hinzusehen, war zu groß.

Nun saß ich da mit diesem Satz. Blöder Zufall! Wegschieben! Ich glaub doch nicht daran! Doch er bohrte und wirkte in mir. Immer mehr Bilder tauchten auf:

Da stand ich mit meinen langen Zöpfen auf der Wiese, öffnete meine Haare und drehte mich, damit der Wind durch sie blasen konnte. Welch herrliches Gefühl, gestreichelt zu werden, auch wenn es später Schläge dafür gab. Immerhin mussten sie mir die Zöpfe wieder neu flechten.

Oder ich tanzte mit den Schmetterlingen. Manchmal flog einer mit, kam einer zurück; wie glücklich war ich dann!

Ganz heiß stieg der Wunsch wieder auf, tanzen zu dürfen. Damals war er natürlich abgelehnt worden. „So etwas Unanständiges; es kostet zu viel Geld und außerdem verdienst du es nicht, so böse wie du bist."

Ich sah mich im Internat im Klo tanzen und daheim vor dem Glasfenster im Bücherkasten. Spiegel gab es keinen in der Wohnung meiner Mutter, außer einem kleinen im Bad. Ich erinnerte mich an das Tanzen mit den Mädchen in der Wohngemeinschaft. Oftmals öffnete der Tanz den Zugang in ihr Schweigen, ihre Sprachlosigkeit.

Da wusste ich, das war das Richtige. Noch war mir nicht klar wie, aber ich war mir gewiss, mir mit meinen einundvierzig Jahren meinen innigsten Kinderwunsch erfüllen zu können: Ich würde überleben, tanzen und gesunden.

Meine Seele war krank und wenn ich nicht bereit wäre, für sie etwas zu tun, würde auch mein Körper nicht gesund werden.

---

[1] Die Quellenangaben finden sich auf den Seiten 251 - 253.

Zwei Jahre Suche: Programme anfordern, Bewerbungen schreiben, alle meine Bekannten verrückt machen. Ich wollte tanzen. Aber nicht irgendwie; Ballett war ja nun vorbei für mich. Ich wollte das, was mir als Kind zum Überleben geholfen hatte, in eine Form bringen.

Eines Tages rief mich ein Bekannter an: „Du, ich habe da eine Telefonnummer, die bieten so was an, was du suchst.“ Als ich die Adresse hörte, sank meine Freude gleich wieder in den Keller. Monheim, Deutschland, das war für mich am Ende der Welt. Trotzdem, ein Versuch war es wert. Ich rief an.

„Ja, in vierzehn Tagen findet ein Einführungsseminar für Dance Alive statt, es sind noch Plätze frei.“ Klingt gut, dachte ich, lebendiger Tanz.

Mein Mann unterstützte mich, trotzdem waren Zweifel über Zweifel in mir. Ich konnte doch nicht tanzen, nicht sprechen, nichts spüren. Ich würde mich sicher blamieren. Vor allem waren die Kinder noch so klein; Peter war erst vier Jahre alt. Gleichzeitig wusste ich, dass ich etwas für mich tun musste, um unseren Kindern noch lange Mutter sein zu können. Das Funktionieren kostete mich immer mehr Kraft. Innen drin wurde es immer dunkler. Dieser ständige Kampf gegen das Gefühl, du bist eine Versagerin, eine schlechte Mutter. Dabei tat ich alles mir Mögliche für meine Kinder. Ich wollte eine perfekte Mutter sein, anders als meine Mutter. Es war ein Kampf gegen Windmühlen. Was immer ich auch machte, es genügte mir nicht, es war zu wenig. Und jetzt sollte ich sie auch noch alleine lassen, wenn auch nur für ein Wochenende.

Da sie auch einen Vater hatten, meldete ich mich ein paar Tage später an.

Das war der Beginn. Aus dem Überleben wurde ein Leben.

I. Teil — Friederikes Geschichte

Bei Oma und Opa

Es ist ein eisig kalter Wintertag, an dem die kleine Friederike in eine einsame Welt hinein geboren wird. Ihre Mutter freut sich auf sie. Gleichzeitig ist sie ein Teil von dem Menschen, der von der Mutter im dritten Monat der Schwangerschaft die Scheidung verlangt hatte. „Wenn du nicht einwilligst, kann ich euch alle ins KZ bringen", hatte der Vater gedroht. In ihrer Verzweiflung wollte die Mutter in den Inn springen, entschied sich dann aber, dem lieben Gott zu Liebe das Kind auf die Welt zu bringen. Und nun ist es da, das Kind, das ihrem Leben einen Sinn geben soll.

Friederike weiß von all dem nichts – oder doch? Sie ist ein stilles Kind, so ruhig, dass sie einmal einen ganzen Tag hinter dem Haus vergessen wird. Vielleicht hat sie schon damals begriffen: Weinen und Schreien hilft nichts.

Milch

In der Milchstraße werden Waisen gestillt
Die den Mutterglauben verloren
Die Nacht gibt ihnen Nahrung
Ein Wiegenlied hinter dem Mond
Stillt ihre Trauer.

Zwei Jahre wächst sie heran im Hause ihrer Großeltern und ihrer Tante. Ihre Mutter lebt in einer großen Stadt zum Geld Verdienen. Am Wochenende kommt sie, manchmal unter schwierigsten Umständen, nach Hause zu der Kleinen. Es ist Krieg und auch in den Monaten danach fahren nicht alle Züge. Nahe dem Haus sind Militärflugzeuge versteckt. Manchmal kommen die Soldaten, um die Kleine zu holen und sie im Kinderwagen spazieren zu fahren. Die Tante getraut sich nicht, nein zu sagen, sonst würden sie ihr womöglich etwas antun.

Der Krieg geht zu Ende. Friederike kann bereits laufen. Oma zieht ihr ein schönes Kleid an. „Heute kommt ein Onkel zu dir, du musst ganz brav sein und darfst nicht mitgehen. Und dass du ja nichts der Mutti sagst, die ist sonst ganz traurig." Die Kleine verspricht es. Dann: Endlich klopft es. Sie sitzt auf der Bank gegenüber dem grünen Kästchen. Die kleinen Beinchen baumeln in der Luft hin und her. Ein großer dunkler Mann steht an der Tür mit einer Tüte Süßigkeiten. „Die sind für dich."

„Die darf ich nicht nehmen, Onkel."

„So, habt ihr also verlangt, sie muss ‚Onkel' zu mir sagen?", meinte er fragend zu den Anwesenden.

Es ist eines der Bilder, die sich Friederike einprägen und sie Jahrzehnte begleiten.

Draußen geht der Winter in den Frühling über. Die kleinen Gräben in den Wiesen und neben der Straße füllen sich mit dem Wasser des schmelzenden Schnees.

Der kleine schwarze Gusseisenofen glüht, aber die Kleine friert. Es ist eine so andere Kälte als draußen, wenn sie mit den Schneeflocken um die Wette tanzt.

Sie schleicht sich aus dem Haus. Auf der Wiese zieht sie die Stiefel aus und auch die braunen wollenen Strümpfe; barfüßig springt sie über die kleinen Gräben: ein Fuß links, ein Fuß rechts, dann in die Wiese. Sie springt und merkt nicht, dass sie springt. Sie spürt nicht die Kälte, nur so ein komisches Gefühl unten zwischen den Beinen. Irgendwann setzt sie sich mit dem nackten Popo in den Schnee. Vielleicht frieren dann das Brennen und das Kribbeln der Hand ein. Mit dem kleinen Finger zeichnet das Mädchen ein Bett in den Schnee und löscht es gleich wieder. Dann zieht sie ihre Strümpfe und Stiefel wieder an und geht zu den Katzen. Fest drückt sie diese an sich.

Beim Gedanken an die Nacht, an das Bett, vergräbt die Kleine ängstlich ihr Gesicht in das Fell der Katze. „Nicht weinen, ich darf nicht weinen." Dann geht sie ins Geschäft von der Oma und klaut aus dem großen Glas eine Essiggurke.

Am Abend klemmt sie ihr Nachthemd zwischen die Beine und schickt ihren Körper auf die Reise, weit, weit fort. Nur der Kopf ist riesengroß.

Sie holt kaum Luft und stellt sich schlafend. Als sie den Boden knacken hört, schlägt das Herz bis zum Hals, als sie die Hand spürt, beginnt sie zu zählen. „Eins, zwei, drei, vier“, weiter kann sie noch nicht.

Aus dem kleinen Mädchen ist später eine Frau geworden, die sich immer wieder schlafend stellt, bis sie ihr eigenes Zimmer hat und Nein sagen kann. Nur schuldig fühlt sie sich noch immer.

Wenn das Pfeifen der Dampflokomotive ertönt, legen Bubi, der Hund, und Friederike einen Sprint hin. Bis zur Straße dürfen sie laufen. Als sie Opa daherkommen sieht, sinkt die Freude und ein komisches Gefühl kriecht hoch. Angst? Sie weiß es nicht. Er torkelt so eigenartig, im Slalom kommt er singend näher. „Na, Zwick-Zwack.“ Der Willkommensgruß an ihrem Zopf ist eine Nummer zu stark. „Bist' brav gewesen?“ Viel zu fröhlich und überdreht beginnt sie zu erzählen. Zu Hause angekommen, empfängt ihn Oma. „Hast' schon wieder saufen müssen!“

Er hört zu singen auf, stattdessen dröhnen die ersten Flüche durchs Haus. Opa zieht sich um, dann gehen sie mähen; der Hund und Friederike ziehen hinter dem inzwischen wieder singenden Opa her. Wieder zu Hause, trinkt Opa das nächste Bier und noch eins mit dem Nachbarn. Sie erinnert sich nicht an irgendwelche Auslöser, oftmals ist ja auch keiner vorhanden. Als er aufsteht, möchte sie fliehen. Er erwischt sie am Arm, dreht diesen so, dass sie auf den Boden fällt. Und dann holt er ihn, den Gummischlauch aus dem grünen Kästchen, aus der untersten Lade. Da hilft nichts. Hose runter, ob Menschen da sind oder nicht. Opa lässt seine Wut, die er auf Gott und die Welt hat, auf ihrem Popo aus. Still sein, Luft anhalten, nur nicht weinen, sonst wird es noch schlimmer.

Manchmal muss sie weinen, wenn es gar nicht anders geht. Damit sie wieder ein braves Kind wird, holt er ein Holzscheit, auf dessen Kante sie dann knien muss. „So, jetzt komm her“, sagt er später und mit „Hoppa-Hoppa-Reiter“ - Spielen auf seinen Knien will er, dass sie wieder lacht.

Oma droht Friederike, wenn sie etwas angestellt hat. „Wart nur, bis der Opa kommt.“ Nichts hilft, auch wenn sie sich noch so überstürzt beim Helfen, die Prozedur geht von vorne los.

Das Schlimmste aber ist, wenn er sie packt und mit ihr in Richtung Vorhaus geht. Dann schreit ihr ganzer Körper, ihre Seele und ihr Kopf: „Nein, bitte, bitte nicht, Opa, bitte nicht." Es hilft nichts und wenn sich die kleinen Füße noch so sehr sperren gegen diese Übermacht. Im Vorhaus ist eine Klapptüre im Boden, die man aufheben muss. Darunter ist eine Art Kellergewölbe, besser gesagt ein Erdloch, der so genannte Bierkeller: eine Stiege, Lehmboden, feuchte Wände und Dunkelheit. Friederikes Bitten ist vergeblich. Von unten hört sie, wie er eine Bierkiste auf die Tür stellt. Da sitzt sie nun, ganz still in dieser Dunkelheit: Todesangst in der kleinen Seele, die immer noch kleiner wird und sich irgendwann ganz verzieht. Wieder draußen, muss sie erst die angespannten Beinchen strecken, dann läuft sie zu ihrem Zwetschkenbaum hinterm Haus und holt sich eine von den geliebten Katzen. Um sich zu trösten, reibt sie ihr Näschen im weichen Fell.

Irgendwann werden die Schläge so normal, dass Friederike einfach nur noch lacht.

Trotz allem ist Opa der Mensch, von dem sie spürt, er mag sie. Er gibt ihr Kosenamen, singt, tanzt mit ihr und nimmt sie mit auf Feste.

Der Grundstein für die Meinung, dass Gewalt etwas fast Selbstverständliches ist und dass Gewalt und Liebe zusammenhängen, der ist in Friederikes Seele gelegt. Ebenso das Gefühl der Ohnmacht.

Sie fühlt sich immer einsamer, wünscht sich ein Geschwisterchen und erhält von ihrer Mutter eine Puppe zum Christkind.

An einem Frühlingstag nimmt Friederike die Puppe aus dem Puppenwagen heraus und legt die Katze hinein. Sie setzt sich ins Gras und lehnt sich an ihren Zwetschkenbaum. Dann schiebt sie das rosa Kleidchen von der Puppe hoch: „So, jetzt holen wir den Mama-Schreier aus dem Bauch, dann kannst du nicht mehr Mama schreien und dann tut dir die Hand am Bauch nicht mehr weh."

Sie zieht und zieht und wirft das Ding weit, weit fort. Dort wo der „Mama-Schreier" war, klafft jetzt ein tiefes Loch, mitten im Bauch. Sie deckt es mit ihrer kleinen Hand zu. Da kommt wieder dieses komische Gefühl. Friederike drückt der Puppe die Beinchen auseinander. „Gell, das tut weh. Beiß auf die Zähne, ganz fest. Augen zudrücken, es ist gar nicht wahr, das träumst du nur, eins, zwei, drei, vier.“ Aber die Puppe schaut nur auf einen Punkt und auch Friederike. Dabei drückt sie, ohne dass sie es merkt, immer fester die Beine der Puppe auseinander.

In der kleinen Seele schreit es: „Mama, Mama, hilf mir doch – es tut so weh, ich mag das nicht.“ Friederike schüttelt sich und sagt zur Puppe: „Du musst in Ohnmacht fallen.“ Sie drückt der Puppe die Hand auf den Mund und geht mit ihr zum Brunnentrog. Dort wirft sie sie ins Wasser, reißt ihr die Beine und Arme aus und taucht sie unter.

Wie im Traum geht sie zum leeren Puppenwagen zurück. Immer wieder schlägt sie ihren Kopf an den Baum, um aus dem bösen Traum zu erwachen. Aber er lässt sich nicht aus dem Kopf schlagen und bleibt als Bild in ihrer Seele zurück. Als sich Friederike wieder an ihrem Baum anlehnt, krabbeln Käfer und Ameisen über ihre Beinchen, sie sieht ihnen zu und wundert sich, dass es heute nicht kitzelt. Dann flechtet sie Zöpfe aus Gras; das sind ihre Geschwisterchen. Jetzt ist sie nicht mehr alleine.

Am Wochenende kommt die Mutter zu ihrer Kleinen. Als sie hört, was mit der Puppe geschehen ist, muss Friederike ins dunkle Zimmer. „Weil Mutter so ein böses Kind nicht mehr will.“

Friederike bittet um Verzeihung und muss versprechen, ein ganz braves Kind zu werden. Dann bekommt sie feste Schläge mit dem Kochlöffel, damit sie so was nie mehr macht. Die Schläge waren so fest, dass sie wieder etwas spüren kann.

Als Friederike vier Jahre alt ist, kommt die Mutter ein halbes Jahr lang nicht. Ob sie wohl je wieder kommt? Oma sagt nicht, wo sie ist.

Es gibt auch schöne Zeiten zu Hause. Dann, wenn der Mohn blüht, wenn sie auf ihren Bäumen sitzen, Bücher anschauen und Kirschen essen kann. Manchmal kommen die Nachbarskinder zu ihr. Dann spielen sie verbotenerweise auf dem Heuboden. Als einmal der Rauchfangkehrer auf den daneben liegenden Dachboden kommt, schreien sie ihr Sprüchlein: „Rauchfangkehrer, Suppenstierer, Boandlbeißer, Hosenscheißer.“ Mit seinem schwarzen Besen droht er ihnen. Die Buben klettern die Leiter hinunter, Friederike will nicht so lange warten und sucht nach einer anderen Fluchtmöglichkeit. Dabei fällt sie durch die Luke in den Schweinestall, direkt auf die Sau. Großes Geschrei bei den Hühnern und die Sau rast mit ihr auf dem Rücken quiekend durch die offene Stalltür im Schweinsgalopp davon. Das Mädchen kann nicht von der Sau springen, die Beinchen sind zu klein. So hält sie sich an den Ohren fest, bis das blöde Vieh endlich stehen bleibt und schnaubt, dass ihr angst und bang wird.

Wie sie hinunter kommt, weiß sie nicht mehr, nur die Erinnerung an den Bierkeller, in den sie dafür muss, die bleibt.

Im Nachbarhaus wohnt eine Frau, zu der Friederike „Zecher-Mami" sagt. Oft geht sie mit ihrem Körbchen zu ihr. Immer hat sie etwas für das Kind. Als ihr Mann aus der Gefangenschaft heimkommt, geht Friederike immer seltener zu ihr. Der dunkle, jähzornige Mann macht ihr Angst. Kurz nachdem er stirbt, kommen Polizisten und nehmen die Zecher-Mami mit. Mit ihren fünf Jahren kann Friederike überhaupt nichts verstehen. Viel später erfährt sie, dass die Frau von den Verwandten ihres Mannes beschuldigt wurde, ihn umgebracht zu haben. Erst siebzehn Jahre danach ließ man sie auf Grund berechtigter Zweifel frei. Da ist sie eine gebrochene Frau.

Kurze Zeit nachdem sie weg ist, ziehen neue Leute ein, die zwei Buben in Friederikes Alter haben. Gemeinsam gehen sie zur Schule, die zirka eine halbe Stunde von zu Hause weg ist.

Beim Nach-Hause-Gehen trennen sich ihre Wege, weil Friederike viel länger braucht, vor allem wenn der Schnee geschmolzen ist. Dann begräbt sie tote Bienen und Käfer, flicht aus Blumen ein Kreuz und beerdigt sie standesgemäß.

Manchmal sind im Wald Zigeuner mit ihren Wagen versteckt. Natürlich fürchten sich alle, aber den Nervenkitzel will sich niemand entgehen lassen. Im Dorf wird gemunkelt, „die klauen, darum haben die so viele Röcke an". Als die Leute über Friederike zu spotten beginnen wegen ihrer dunklen Haare und meinen, sie wäre wohl aus dem Zigeunerwagen hinten hinaus gefallen, geht sie nicht mehr mit. Vielleicht, denkt sie sich, stimmt es ja, ein ausgesetztes, verlorenes Kind, ich hab' ja keine Eltern.

Angst macht ihr auch der Krampus, und das nicht nur wegen dem Spruch, den man zu ihr sagt: „Friederike Schmidt, wenn der Krampus kommt, nimmt er dich mit." Er war beeindruckend mit seinem Kettengerassel, der Rute und dem Jutesack, in den er sie stecken würde. Denn da hinein kommen Kinder, die böse sind. Krampus war der Teufel und der war in der Hölle.

Als sie in der Schule von Himmel, Hölle und Fegefeuer hört, ist ihr vom ersten Augenblick an klar: Im besten Fall komme ich ins Fegefeuer.

In der Kirche ist vorne über dem Altar das Bild eines großen Auges. Das Auge Gottes, das alles sieht, Gott, der alles hört und auch die geheimsten Gedanken kennt. Natürlich bestraft er uns, wenn wir böse sind.

Schon bei der ersten Beichte getraut sie sich nicht zu sagen, dass sie manchmal etwas klaut. Sie kauft davon den anderen Kindern Naschereien, damit diese sie für ein paar Augenblicke lang mögen. Käuflich sind alle, viel gibt es noch nicht. Andere haben Eltern, die ihre Kinder lieben, sie muss sehen, woher sie ein bisschen Liebe bekommt. Eine schwere Sünde ist es trotzdem.

So geht sie zur Erstkommunion mit diesem Makel auf der Seele und noch viel mehr, was sie sich auch nicht zu sagen getraut.

Dass etwa die zwei Nachbarskinder sie zwingen, zu ihnen in die Getreidekammer zu kommen, wo sie beide mit ihr Sachen machen, die ihr weh tun. Es ging weit über das übliche Doktor-Spielen hinaus. Aber wem soll sie es sagen? Opa macht ja auch so etwas Ähnliches. Oma würde ihr nicht glauben und Mutter ist weit weg. Außerdem würde die ihr auch nicht glauben. Also schweigt Friederike.

So ist die Erstkommunion, trotz weißem Kleid und selbst gehäkeltem Täschchen, kein schönes Fest. Im Gegenteil, der Aufenthalt in der Hölle wird erst recht besiegelt, da es ja etwas ganz Schlimmes ist, mit einer Sünde zur Kommunion zu gehen.

Schon damals beherrscht Friederike es perfekt, nach außen hin so zu tun, als sei alles in bester Ordnung. Wie es in ihrem Herzen aussieht, bemerkt ohnehin niemand.

In der Schule heißt es jeden Tag: Taschentuch und Fingernägel-Kontrolle. Sind die Nägel schmutzig oder hat eines der Kinder kein Taschentuch bei sich, bekommen die Schuldigen ein Buch auf die Hand gelegt und mit der Gerte einen Schlag auf die Finger. Aber das ist ein Streichler im Vergleich zu dem, was Friederike gewohnt ist.

Immer öfter hört sie: „Sie ist so, weil ihr der Vater und die Mutter fehlt", oder „kein Wunder, dass sie so ist."

An den freien Tagen und in den Ferien muss Friederike Kühe hüten. Die Anordnung von Opa lautet, durch den Wald und nicht auf der Straße zu gehen, da könnte ja ein Auto kommen. Nicht, dass es damals schon so viele Fahrzeuge gegeben hätte, aber umso mehr wären die Kühe wohl erschrocken. Manchmal hat das Mädchen Angst, dann geht sie mit ihnen doch auf der Straße und das nächste Scheiterknien steht auf dem Programm.

In der dritten Klasse Volksschule sollte sie einen Socken fertig stricken. Stattdessen brät Friederike zusammen mit den andern Kindern Kartoffeln. Der Geruch und der Geschmack der verkohlten Schale ist etwas Köstliches!

Lachend, erzählend, jeder gibt ein bisschen an, vergisst Friederike, was sie eigentlich tun soll. Plötzlich sieht sie einen nassen Faden neben sich. „Mein Gott, meine Socken!" Da liegen sie feucht und angebissen, statt fertig gestrickt, in der Wiese. Gemeinsam suchen sie nach den fünf Stricknadeln. Zum Glück sind alle noch da. Die Arbeitslehrerin ist wütend, als sie ihr die Geschichte erzählt. Sie bekommt eine Strafe und die Prophezeiung: „Du wirst niemals etwas zu Stande bringen, schon gar keinen Socken." Nicht dieser Aussage zum Trotz, sondern weil es ihre Mutter so will, wird sie später Arbeitslehrerin und strickt noch unzählige Socken.

Im Frühjahr geht Friederike mit ihrer Tante Schneeglöckchen pflücken, an den Wochenenden mit der Mutter. Wie glücklich ist sie mit ihrem Sträußchen in der Hand! Die Nase ist gelb vom Blütenstaub, sie liebt den herrlichen Duft dieser Blumen. Es riecht nach Frühling und die Schmetterlinge würden wieder kommen.

Wie viele Blumen es gibt! Die Wiesen sind voller Vergissmeinnicht, Glockenblumen und Margeriten.

Wenn sie die Blätter zupft, fragt sie nach Vater: „Er kommt, er kommt nicht, er hat mich vergessen, er denkt an mich, er mag mich." Jedes Mal kommt etwas anderes heraus und irgendwann gerät das Spiel in Vergessenheit.

Jetzt, wo Friederike schreiben kann, setzt sie eines Tages einen Brief auf: „Liebe Mutter, bitte komme mich holen, sonst muss ich sterben." Wie man einen Brief wegschickt, weiß sie noch nicht, auch nicht die Adresse der Mutter. So findet ihn Oma und droht ihr mit Opa, der dann den undankbaren Fratz in das Erdloch steckt.

Kommt ein Gewitter näher, müssen alle in der Stube unterm Herrgottswinkel zusammensitzen. Dort befinden sich ein Kreuz, ein Marienbild und einige Sterbebilder.

Eben haben sie das Heu abgeladen, als Oma alle in die Stube ruft. Immer näher kommt das Grollen. Ein Blitz folgt dem anderen. Draußen fährt noch ein voller Wagen vorbei. Oben auf dem Heu sitzt eine Frau und deutet in den Nachbarort. Aus dem Fenster sehen sie, dass ein Bauernhof brennt. Jetzt kommen Blitz und Donner gleichzeitig. „Der Himmelvater schimpft." Friederike fragt sich, ob es daran lag, dass sie so böse war. „Vater unser...", beginnt Oma. Plötzlich ein Blitz und ein Knall. Das Bierglas reißt es vom Tisch, der Hund robbt heulend auf allen Vieren unter dem Tisch hervor. Ein Moment Totenstille, dann bricht der alte Kirschbaum vor dem Haus in der Mitte auseinander.

„Jesus, Maria und Josef." Kreidebleich sitzen alle da. Oma läuft im ganzen Haus herum, aber alles ist in Ordnung, der Blitz hat nur den Kirschbaum getroffen.

Weihnachten ist immer voller Geheimnisse. Die Engel, die Silberfäden verlieren, der Brief an das Christkind, der auf einmal nicht mehr da ist, vor allem das Kekse Backen. Omas Spezialität sind Butterstangerl. Friederike darf ihr helfen. Mindestens fünfmal muss der Teig im eiskalten Vorhaus geklopft werden. Ein wahres Ritual ist das und die Kekse schmecken herrlich!

Urgroßmutter kommt helfen. Friederike sitzt bei ihr draußen auf dem Schlitten und sie rupfen zusammen die Gans. Manchmal singt ihr die Urgroßmutter dabei Lieder vor oder erzählt ihr das Märchen vom Däumelinchen. Dann ertönt endlich das Glöckchen. „Stille Nacht", singt sie andächtig mit. Manchmal ist es sogar wirklich still, ohne Streit. Auch Mutter ist da. „Wenn du brav bist, bringt dir das Christkind etwas."

Friederike will brav sein und wünscht sich ein Geschwisterchen. Sie weiß noch nicht, wie das geht. Vielleicht kann man ja eines kaufen? Oder aus Bayern bringen's die Mücken herüber, wie die Tante sagt. Statt dem Geschwisterchen liegt wieder eine Puppe unter dem

Christbaum. Friederike ist enttäuscht und wieder einmal ein undankbarer Fratz.

Manchmal heißt es, sie sei so böse, weil sie keinen Vater habe. Dann wieder heißt es, sie sei so, weil sie ja wie der Vater werde.

Gemeinsam gehen alle bis auf Opa zur Mette. Von Ferne sieht man überall die Lichter der Laternen und hört schwach das Turmblasen. Da geht die Seele der kleinen Friederike auf, wird weit.

Aber kaum ist sie in der Kirche unter diesem Auge, verkriecht sie sich wieder.

Einmal pfeift der Wind derart stark, dass sie keine Laterne mitnehmen können. Der Himmel über ihnen ist stahlblau, eisig kalt ist es und die Sterne funkeln. Der Wind schreit richtig und bläst den frischen Schnee der letzten Tage von einer Seite auf die andere.

Schneewächten türmen sich auf, es ist gewaltig. Friederike fragt sich ängstlich, ob sie je wieder heimkommen würden.

Aber sie kommen nach Hause. Dort geht sie in den Stall, weil man in dieser Nacht die Tiere verstehen kann, wie Urgroßmutter sagt. Doch sie sagen nichts anderes als sonst auch. „Muh.“ Vielleicht versteht sie nichts, weil sie zu wenig brav gewesen ist?

Auch Fronleichnam ist so ein Tag, der sich Friederike einprägt. Wie gerne möchte sie einen Ponykopf anstelle der langen Zöpfe haben. Mutter ist dagegen. So werden ihr jedes Jahr am Tag vorher die Haare gerichtet. Die Tante ist nicht zimperlich beim Waschen und Frisieren und reißt ordentlich an den verfilzten Haaren. Friederike schreit. Vor allem im Nackenansatz gibt es immer einen verfilzten Knödel, dort tut es besonders weh. Dann werden die Haare mit Zuckerwasser befeuchtet und auf Zeitungspapierrollen gewickelt. Haarsträhne für Haarsträhne. „Ruhig sitzen, dafür bist’ morgen schön.“ Wie gerne würde sie darauf verzichten!

Dann ist es aber doch schön. Mit den Locken und dem Körbchen voller Blumen geht sie bei der Prozession mit, verstreut und sammelt Blumen und bekommt so von dem Geschehen ringsum nicht viel mit.

Wenn Friederike in all den Jahren Trost braucht, sucht sie ihn in der Natur und bei ihren Katzen. Manchmal hat sie drei davon, dann, wenn Opa nicht alle jungen Katzen findet. Sonst sieht sie ihn mit dem Sack zum Bach gehen, um sie zu ertränken.

Wenn das Mädchen böse ist, droht er ihr: „Dir gehört auch der Kragen umgedreht, wie den Katzen.“ Friederike hat Angst, der Opa würde sie eines Tages auch in den Bach werfen, zu den vielen Blutegeln. Wenn sie mit den andern Kindern dort spielt, werfen sie sich die Blutegel gegenseitig nach.

Die Katzen lassen sich fast alles gefallen von Friederike. Sie zieht ihnen Röcke an, setzt ihnen Käppchen auf, legt sie in den Puppenwagen und fährt sie spazieren. Nur eine kleine Schwarze lässt es sich nicht gefallen. So ist für sie die Einsamkeit erträglicher.

Ganz stolz ist sie, als Opa sie zu einem Feuerwehrfest mitnimmt. Sie darf für seine Gruppe die Namenstafel tragen. Als Belohnung gibt es eine kleine Bensdorp-Schokolade und das erste Cola. Ist das ein aufregender Geschmack in ihrem Mund!

Im Sommer geht man sich gegenseitig aushelfen. Die Tante und Friederike müssen bei einem Großbauern Ähren auflesen. Sind sie mit der Arbeit fertig, sitzen sie in der Stube zusammen und essen alle aus einer großen Schüssel Rahmsuppe mit Kümmel. Dazu gibt es wunderbares, frisch gebackenes Bauernbrot aus dem Ofen.

Ein anderes Mal fangen sie Ratten und stellen Fallen für Wühlmäuse auf. Für jedes gefangene Tier gibt es fünfzig Groschen – für die damaligen Verhältnisse ist das viel Geld. Damit kann sich Friederike endlich ihr geliebtes Wunderweltheft kaufen und abtauchen in eine Welt, die so anders ist als ihre.

Opas Stolz ist ein Radio. Manchmal wird ein Lied gespielt, bei dem Friederike immer traurig wird. Ihr Herz zieht sich zusammen und sie beißt sich auf die Lippen. „Wenn ein Mensch verlassen ist und er klagt und er fragt: ‚Hast du dort oben vergessen auf mich, es sehnt ja mein Herz nach Liebe sich...‘“ Friederike will wissen, wer da im Radio sitzt. Sie will den Menschen sehen, der so ein schönes Lied singt. Klettert auf die Bank, dreht das Radio herum und beginnt es mit einem Schraubenzieher zu zerlegen. Da sind viele kleine Röhren drin, wie Lampen. Weiter kommt sie nicht, denn Oma kommt herein und ihr erster Satz ist, „na warte, wenn das Opa sieht“. Er sieht es natürlich und das Mädchen landet wieder in diesem schrecklichen Loch. In ihr klingen die Worte aus dem Radio nach. Hast du dort oben vergessen auf mich?

Bei einem anderen Lied muss Oma immer weinen: La Paloma. Eines Tages fragt Friederike: „Warum weinst du immer, Oma, wenn der Mann das singt?“ Oma schluchzt noch mehr auf, zerknittert ihr Taschentuch und starrt ein Loch in den Boden. „Das verstehst du noch nicht.“

Ein paar Monate später fragt Friederike wieder. Diesmal bekommt sie ihre Antwort. „Es war das Lieblingslied von meinem Buben, das hat er mir immer auf der Ziehharmonika vorgespielt.“ Ihr Sohn wurde einige Jahre vorher von einem Freund irrtümlich erschossen. Friederike spürt, sie muss still sein und legt ihre kleine Hand auf die von Oma. „Bist eh mein Dirndl.“

Jahrzehnte später erfährt Friederike, dass ihre Mutter den Vater bei diesem schrecklichen Ereignis kennen gelernt hat.

Friederike liebt die Getreidefelder. Sie liegt am Rand und träumt davon, wie es wäre, Vater und Mutter zu haben, beobachtet die Halme, wie sie sich sanft im Wind wiegen. Voller Nervenkitzel denkt sie an die Hafergeiß. Würde sie wirklich kommen, wenn Friederike böse Gedanken hätte? Aus den Knospen der Mohnblumen formt sie kleine Ballettpuppen. In ihrer Phantasie lässt sie sie auf der Bühne tanzen.

Manchmal spielt Friederike mit den Nachbarskindern „Kaufladen“ oder „Pfarrer“. Sie schlüpft gern in alle möglichen und unmöglichen Rollen.

Bei einer dieser Gelegenheiten tritt sie in ein Wespennest, als sie Blumen für ein Begräbnis sammeln will. Über und über bedeckt mit Wespen brüllt das Mädchen wie am Spieß.

Die Tante füllt eine Wanne mit Seifenwasser. Da drinnen lösen sich endlich die Wespen, die überall an ihr hängen. Am Wochenende schimpft Mutter mit der Tante, dass sie so wenig aufgepasst hat.

Einige Wochen später geht die Mutter mit der Kleinen Brombeeren pflücken in den Wald, wo sie wieder in ein Wespennest tritt. Als Mutter mit der weinenden Friederike heimkommt, freut sich die Tante. „Hast’ zu wenig aufgepasst, auf die Kleine.“

Eines Tages, es ist Winter, bekommt Friederike arge Zahnschmerzen. Urgroßmutter kommt wie immer am Sonntagnachmittag. Sie sitzt auf ihrem Plätzchen vor dem Ofen und Friederike neben ihr. Nach einer Zeit bemerkt die Uroma, dass sich das Mädchen die Backe hält.

„Was hast’ denn?“

„Zahnweh.“

„Warum hilft denn dem Dirndl niemand?", fragt die Urgroßmutter und holt ein Säckchen mit Kamille. Sie macht es warm und legt es Friederike auf die Backe. Dazu bekommt sie Tee mit Rum.

Es ist ein einschneidendes Erlebnis. Da ist ein Mensch, der Friederike hilft, ihr glaubt. Später erinnert sich Friederike immer an dieses Erlebnis, wenn sie jemand an ihrer Seite braucht.

Leider waren ihre Begegnungen viel zu selten, aber es gab sie.

In der Volksschule wird Friederike auch einmal gefragt, wer ihr Vater sei. „Weiß ich nicht, ich habe keinen Vater."

„Blödsinn, jedes Kind hat einen Vater, du hast doch den Namen von ihm."

Friederike schweigt, ihr Herz klopft und im Bauch zieht sich etwas zusammen. „Du wirst wohl wissen, wo dein Vater wohnt?" Sie könnte heulen, wann hört die endlich mit dieser blöden Fragerei auf?

„Ich weiß es nicht, frag doch Oma."

Da lachen die andern sie aus und die Lehrerin meint, sie sei frech.

Meinen Namen verloren im Dunkel
Der Tag ist tot
Ich sammle die Tränen der Ahnen
Schreibe sie auf die Klagemauer
Den Namen such ich, der mir nicht gehört
Dem ich gehöre
Ich suche den auferstandenen Tag
Den verlorenen Tempel.

Im Internat

Mit neun Jahren kommt Friederike in die Stadt ins Internat. Noch zu Hause hört sie, wie Oma mit Mutter streitet. „Wie kannst du dem Kind das antun, das ist doch ein Gefängnis."

Und das ist es auch.

Am Abend bevor sie in dieses schreckliche Haus muss, erklärt ihr Mutter: „Ab jetzt heißt du Baumgartner, nicht mehr Schmidt."

Friederike versteht nichts mehr, hat aber schon gelernt, keine Fragen zu stellen. Sie nimmt es hin und übt den neuen Namen. Am

Anfang fühlt sie sich nicht angesprochen, meldet sich nicht, wenn sie mit dem neuen Namen aufgerufen wird und ist überhaupt unglücklich.

Das Einzige, was ihr hilft, ist, aufs Klo zu gehen und in der Enge da drinnen zu tanzen. Dort kann sie ihrer Einsamkeit, ihrer Sehnsucht nach den Katzen und Schmetterlingen Ausdruck geben. Die anderen wundern sich, was sie so lange da drinnen macht.

„Komm endlich raus, ich muss dringend!"

„Ich hab Durchfall." Ein anderes Mal hat sie Verstopfung.

Schlafen muss Friederike mit den vielen anderen in einem großen Saal, mit den Händen auf der Bettdecke, damit sie ja nichts Unanständiges anstellen können.

Die Aufsichtsschwester schläft auch hier, hinter einem Vorhang. Wenn sie heraus kommt zur Kontrolle, hat sie stets ein Häubchen auf dem Kopf. Natürlich wollen alle wissen, ob sie darunter Haare hat. So schleicht sich Friederike eines Tages schlafwandlerisch vor den Vorhang, erblickt kurze Haare und die Schwester sie.

„Was machst du, geh sofort ins Bett."

„Ich muss noch Erdkunde lernen."

Na, wenigstens einmal wird sie von den anderen bewundert für ihren Mut!

Die Lernzeiten sind genau eingeteilt. Eine halbe Stunde für Lesen ist für Friederike, die so gerne liest, viel zu kurz, dafür ist eine Stunde für das verhasste Rechnen vorgesehen. Ebenso ist der Ausgang eingeteilt. Es gibt eine A-, B- und C-Gruppe. In der letzteren sind die Schlechtesten, steht dort der Name, heißt es Ausgangsverbot. Dort findet Friederike ihren Namen oft.

In ihrem Unglücklichsein schleicht sich Friederike eines Tages bei der Pforte hinaus und marschiert auf den Schienen der Straßenbahn entlang. Immerhin weiß sie, dass Mutter sie mit der Straßenbahn hergebracht hat, mehr kennt sie noch nicht von der großen Stadt. Kaum bei der Mutter angekommen, wird sie von dieser prompt zurückgebracht und ihr Name ist wieder in Gruppe C zu finden.

Bei der Pforte ist eine Stiege, wo am Wochenende die Kinder von ihren Eltern abgeholt werden. Dort beobachtet Friederike Dinge, von denen sie wieder dieses eigenartige Gefühl im Bauch bekommt. Da kommen sie, Vater und Mutter und nehmen voller Freude ihr

Kind in den Arm. Wahrscheinlich gibt es auch andere, aber Friederike sieht das, wonach sie Sehnsucht hat. Wenn ihre Mutter kommt, ist sie allein, gibt ihr die Hand und fragt, ob sie brav gewesen sei.

Später fragt Friederike einmal: „Warum hast du mich nie in den Arm genommen?“

„Das konnte ich nicht.“ Noch im Nachhinein friert es sie.

In der Adventszeit proben sie für ein Theaterstück. Friederike darf ein Zwerglein spielen. Sie ist voller Stolz und stellt sich vor, wie Mutter sich freuen und wie sie auf der Bühne stehen würde; endlich spürt das Kind Freude in diesem Haus.

Dann werden einige aus ihrer Klasse krank, bekommen einen geschwollenen Hals und Fieber. Mumps. Sie werden wegen der Ansteckungsgefahr von den Eltern abgeholt.

Eines Morgens wacht auch Friederike auf und der Hals tut ihr weh. Sie geht in die Klasse, traut sich nichts zu sagen. Sie ist sich sicher, man würde ihr ohnehin nicht glauben. „Wer einmal lügt, dem glaubt man nicht, und wenn er auch die Wahrheit spricht.“ Ein Standardspruch, den Friederike zu Genüge kennt. Ihre Banknachbarin, sie spielt die Rolle des Schneewittchens, bekommt Angst, sie könnte sich anstecken und sagt es der Mater (so ließen sich die Schwestern nennen). Die allerdings schreit Friederike zusammen, sie solle nicht so tachinieren. Und das, obwohl sie mittlerweile aussieht wie ein Hamster mit vollen Backen.

Am Samstag kommt Mutter. Friederike kann es fast nicht fassen: Mutter glaubt ihr und nimmt sie mit! Aber zu Hause hat sie keine Zeit für sie, so muss sie zur Oma. Ein Bekannter von Mutter bringt sie mit seinem großen Auto ins Innviertel. Immer wenn sie ihn sieht, zieht es Friederike den Bauch zusammen und die Oberschenkel verkrampfen sich.

Dort im Innviertel liegt sie allein im Bett zwischen Oma und Opa. Unter dem Bild des Schutzengels, das sie so gut kennt, neben dem Fenster, durch das sie immer als kleines Kind verträumt in die Ferne geblickt hatte.

Die Tante muss ihr einen Wickel aus Lehm am Hals machen. Das eine Mal wird sie von der Tante vergessen, dann hat diese wieder keine Zeit. Auf alle Fälle tut es verdammt weh, wenn die Tante den Brei entfernt, der mittlerweile hart ist und die Haare mitreißt, die daran kleben.

Im Herbst muss Friederike wieder ins Internat. Es wird immer schwieriger für sie. Im Unterricht sitzt sie da und träumt sich in eine andere Welt. Das hat mit der Zeit schlechte Noten zur Folge.

Jeden Morgen müssen die Mädchen in die Kirche zur heiligen Messe. Friederike ist meistens müde, außerdem ist es fade, die Messen werden in Latein gelesen. Zur Ablenkung beginnt sie mit den Heiligenbildern aus den Gebetbüchern „Schwarzer Peter" mit den Sitznachbarinnen zu spielen. Der liebe Gott muss wohl lachenden Auges zugeschaut haben, jedenfalls wurde Friederike nie erwischt dabei.

Wenn eine der Schülerinnen ein neues Kleid oder eine Schürze erhält, was bei Friederike selten der Fall ist, wird alles mit einer Nummer gekennzeichnet. Dann heißt es, auf den Boden knien und probieren, ob es auch lang genug ist. Die anderen bekommen Pakete mit feinen Sachen, das ist jedes Mal eine Aufregung. Friederike steht mit sehnsuchtsvollen Augen daneben. Die Mutter ist zu arm. Sie muss so viel arbeiten, damit sie das Internat bezahlen kann, in dem Friederike gar nicht sein will.

Das Essen ist ihr ein Gräuel. An ellenlangen Tischen sitzen, schweigen, die Handgelenke auf der Tischkante, Tischgebet.

Schon beim Amen nach dem Gebet beginnt das Gerangel um das größte Brot, den Anschnitt.

Jeden Montag gibt es Linsen. Friederike kennt diesen braunen, ekelhaft aussehenden und ebenso ekelhaft riechenden Brei nicht und bringt keinen Bissen hinunter.

„Du bleibst so lange sitzen, bis der Teller sauber ist", sagt die Mater. Irgendwann erträgt sie den Geruch und die Farbe nicht mehr und erbricht sich.

Die anderen sind schon längst gegangen, Friederike muss sitzen bleiben. Ihr Wille ist längst gebrochen, aber das ist ihr nun doch zu viel. Irgendwann am Nachmittag erbarmt sich eine andere Mater und bringt den Brei mit Erbrochenem weg. Bis heute kann Friederike Linsen nicht ausstehen. Das ekelhafte Bild ist verblasst, aber der Körper erinnert sich und verweigert sich diesem Gericht. Am nächsten Tag kann sie natürlich keine Hausaufgaben vorweisen, weil sie diese ja nur zu den vorgegebenen Zeiten machen darf.

So dreht sich der Teufelskreis des schlimmen, undankbaren Kindes, das der Mutter so viel Sorgen macht, unaufhörlich weiter.

Friederike wird immer unglücklicher, selbst das Tanzen im Klo gibt sie auf. Einmal bekommt sie mit, dass eine Mitschülerin vom Internat verwiesen wird, weil sie etwas geklaut hat. So versucht Friederike es auch. Sie klaut die Bluse einer Mitschülerin. Einige Male muss sie es versuchen, da die Matern Mitleid mit der armen Mutter haben, die doch alles für dieses Kind tut. Ihre Turnlehrerin, die nicht zu den Klosterschwestern gehört, liebt Friederike. Eines Tages im Februar verkündet diese zu Beginn der Turnstunde: „Wir werden am Muttertag ein Tanzstück aufführen, dazu brauche ich vor allem einen Schmetterling." Friederike spürt ein Kribbeln, das durch ihren ganzen Körper rinnt. Jedes Mädchen darf ihren Schmetterling tanzen, die Lehrerin entscheidet. Immer weniger werden es. Am Ende sind noch zwei übrig und zu denen gehört Friederike.

Sie beginnt zu tanzen, sie ist auf ihrer Wiese, bei ihren Blumen, tanzt mit den anderen Schmetterlingen und vergisst alles rings um sich. Das Mädchen ist glückselig, riecht die Blumen, spürt den Wind und lässt sich von der Musik davontragen. „Du bist schön und du bist hold und du bist lieblich, Gänseblümchen schenk ein Küsschen..."

Die Musik ist zu Ende und Friederike merkt mit einem Mal, wo sie wirklich ist. Einen Moment ist es ganz still, dann Applaus, Bravo-Rufe von der Lehrerin und den anderen Mädchen aus der Klasse. Sie, sie ganz allein steht im Mittelpunkt, scheu, verlegen und glücklich. Sie hat etwas gut gemacht und man klatscht ihr zu!

Einige Tage später fragt sie eine Mater, wie es ihr jetzt im Internat gefalle.

„Wie in einem Gefängnis."

Internat war ja nicht nur Turnen und die eine Lehrerin, es waren vor allem die Matern. Schwupps landet sie in der C-Gruppe und aus ist der Traum vom Schmetterling. „So jemand verdient so was nicht." Das ist das letzte Wort, alle Vermittlungsversuche der Lehrerin scheitern.

Gestutzte Flügel

Du schwerelos tanzender Schmetterling,
mal hier, mal dort,
du hast die Träne in meinem Auge gesehen,
die Träne, die ich weinte, als ich begriff,
dass meine Flügel gestutzt sind.

In den Ferien darf sie wieder zu ihren geliebten Katzen und Blumen. Aber nicht zu lange, sie könnte ja verdorben werden. Da sie spindeldürr ist, wird sie vom Schularzt zur Erholung geschickt, damit sie zunimmt.

„Die schaut ja aus, als wäre sie dem Totengräber von der Schaufel gesprungen."

Das heißt auch in den Ferien keine Freiheit, keine Katzen und sie muss wieder in einem Schlafsaal schlafen. Vielleicht um sich aufzulehnen, vielleicht weil sie unglücklich ist, macht Friederike ins Bett. Am Mittag müssen sich alle, denen das Gleiche passiert ist, zu den bereits wieder gewaschenen und im Freien aufgehängten Leintüchern stellen, unter dem Gelächter der sauberen, braven Kinder.

Am ersten Tag wurden alle Kinder abgewogen, am Ende der Woche findet wieder eine Gewichtskontrolle statt. Friederike hat abgenommen anstatt zugenommen. „Was ist das bloß für ein Kind?"

Von Kinderpsychologie versteht man damals noch nicht allzu viel, zumindest nicht in diesem Kinderheim.

An den Wochenenden nimmt Mutter sie zu dem Mann mit dem großen Auto mit. Friederike will nicht, aber sie hat keine Wahl.

Mutter erledigt die Buchhaltung des Mannes, Friederike darf währenddessen lesen, hat aber immer große Angst vor ihm.

Manchmal übernachtet er auch bei ihnen, dann ist die Angst besonders groß. Weihnachten will er sie ins Innviertel bringen. Sie kommen nicht weit. Die Straßen sind verweht, der Schneesturm tobt so fürchterlich, dass sie umdrehen müssen. Für Friederike ist es besonders schlimm. Keine Katzen, keine Mette, noch dazu würde der Typ bei ihnen schlafen.

Irgendwann kommt er plötzlich nicht mehr und Mutter gibt ihr das Buch von der heiligen Maria Goretti zum Lesen. Die hatte sich lieber umbringen lassen, als ihre Unschuld zu verlieren.

Von dieser Zeit an träumt Friederike immer zwei Träume: vom jüngsten Gericht und von Bomben, die alles zerstören.

In ihr bleibt ein weiteres Bild zurück, an das sie sich viele Jahre später immer wieder erinnern wird. Aber das ist eine andere Geschichte.

Endlich schafft sie es, indem sie neuerlich klaut, dass Mutter sie zu sich nehmen muss. Aber das Glück ist ihr nur kurz beschieden.

In der Kirche soll sie zum lieben Gott beten, dass sich wieder ein Internat finde, das den undankbaren Fratz aufnimmt.

Friederike sitzt da und betet. „Lieber Gott, hilf mir, dass sie keines findet.“ Doch der liebe Gott hilft Mutter. Immer öfter hört sie den Satz: „Wenn es dich nicht gäbe, hätte ich es leichter.“ Manchmal schweigt Mutter tagelang, wie auch an diesen Tagen, bevor Friederike ins Internat muss.

Wieder einmal ist es soweit. Sie muss Koffer packen, neue Nummern an die Kleidung nähen, dann steht sie vor der neuen Schule. Nun, immerhin gibt es hier keine Schlafsäle, sondern Zimmer. Am Abend ruft die zuständige Schwester alle zusammen: „Ihr habt seit heute eine Neue, sie ist aus dem vorigen Internat geflogen, weil sie geklaut hat. Also passt auf.“ Der Boden unter Friederikes Füßen tut sich auf. Wo ist das Mauseloch, in das sie sich verkriechen kann? Da sie keines findet, hält sie den Atem an, um nichts spüren zu müssen von der Scham.

Kurze Zeit darauf kommt Geld weg. Friederike hat es nicht genommen, trotzdem fällt der Verdacht sofort auf sie. Da sie sich weigert, es zu zugeben und bei ihr auch nichts gefunden wird, verbieten die Schwestern den anderen Mädchen, mit ihr zu sprechen.

Schweigen ist Friederike gewöhnt. Trotzdem ist das hier noch einmal eine andere Einsamkeit, Verlassenheit und Verlorenheit.

Sie fühlt sich ausgestoßen und die Frage in ihr wird immer lauter:

Warum bin ich auf der Welt? Friederike will nur noch sterben. Nach außen hin lächelt sie. Eben ist sie zwölf geworden.

In ihrer Isolation weiß sie sich nicht anders zu helfen, als nun wirklich zu stehlen. Vielleicht hilft es ja. Sie nimmt einem Mädchen die Füllfeder weg und macht es so auffällig, dass man relativ schnell drauf kommt.

Um zehn Uhr nachts holt man sie aus dem Bett, schweigend natürlich, und bringt sie in ein Zimmer, in dem sich nichts als ein Barhocker befindet. Friederike fragt sich, was passieren wird. Die Gedanken rasen durch ihren Kopf. Komme ich ins Gefängnis? Hätte ich es bloß nicht getan, was machen die mit mir? Dann endlich geht die Tür auf und Mutter kommt mit zwei Schwestern. „Du undankbarer Fratz du, wie kannst du mir das antun? Wie habe ich das verdient, so ein Kind zu haben? Na warte nur!“

Die Schwestern drohen mit der Polizei, Mutter mit der Erziehungsanstalt. Zu Hause holt Mutter den Teppichklopfer. Friederike versucht den Schlägen auszuweichen, es gelingt ihr nicht.

Und dann schweigt Mutter wieder. Auf dem Schreibtisch liegen Zettel.

„Du hast mir einen weiteren Sargnagel zugefügt.“ „Du bist eine Schande für den lieben Gott.“ Friederike geht es furchtbar, warum ist sie selber bloß so? Warum macht sie es ihrer Mutter so schwer, die es ohnehin nicht leicht hat und so traurig ist und alles für sie tut.

Das Mädchen überstürzt sich im Wohnung-Putzen und sonst allem Möglichen, nur um von Mutter wenigstens ein „gute Nacht“ zu hören, immerhin muss sie neben ihr schlafen. In der neuen Wohnung hat Mutter ein Ehebett für sie beide gekauft.

Nach einigen Tagen bricht Mutter das Schweigen.

Friederike kommt in die neue Schule, diesmal eine öffentliche, und sie darf in die Jungschar gehen.

Aufgrund der vergangenen Erfahrungen ist sie natürlich sehr vorsichtig, um nicht zu sagen misstrauisch. In der Schule macht es ihr Mühe mitzukommen. Mit Nachhilfestunden in Mathematik und dem Mitleid der Lehrer ihrer Mutter gegenüber geht es so. Sie ist nicht dumm. Auch die Lehrer merken dies. „Wenn sie wollte, könnte sie ja alles, aber mit ihren Gedanken ist sie ganz wo anders.“ Ja, das war sie, meistens hatte sie Sehnsucht nach Vater. Warum habe ich keinen? Warum holt er mich nicht, er muss doch wissen, wie schlecht es mir geht.

Vater kommt nicht, dafür kommen schlechte Noten.

Instinktiv spürt Friederike all die Jahre: sie darf Mutter nicht nach Schmidt fragen. „Vater“ darf sie sowieso nicht sagen. Tut sie es trotzdem, bekommt sie immer die gleiche Antwort. „Lass mich in Ruhe, er ist ein Verbrecher, quäle mich nicht damit.“ Also ist Friederike still. Je schlechter Mutter ihn macht, desto mehr idealisiert sie ihn.

Eines Tages aber kommt Mutter und meint, sie müsse ihr etwas sagen wegen Schmidt. Der Kaplan der Jungschar werde in der Schule, wo er auch unterrichtet, über die Ehe sprechen und er habe gemeint, sie solle ihr sagen, dass sie geschieden sei und Friederike deshalb keinen Vater habe.

Friederike traut sich kaum zu atmen. Wird ihr Mutter jetzt sagen, wo er ist? „Dein Vater hat uns verlassen, er hat ganz viel angestellt. Er hat dich nicht mögen, darum ist er gegangen. Es ist besser, er weiß nicht, wo wir sind, womöglich tut er uns sonst etwas an. Aber du hast ja mich, du darfst mir halt nicht soviel Sorgen machen, musst ganz brav sein und der Mutter Freude machen."

Friederike verspricht es.

Nun kommt manchmal ein anderer Mann zu Mutter auf Besuch. Zumindest hat sie vor ihm keine Angst.

In den Sommerferien darf sie zu ihren Katzen. Sie steht gerade mit der Tante im Geschäft, als eine Frau hereinstürmt: „Wo ist die Oma?"

„Die ist in Ried."

„Ihr müsst gleich nach Ried ins Krankenhaus fahren, mit dem Opa ist etwas passiert." Die Tante wird furchtbar aufgeregt. Nervös ruft sie ihren neuen Freund an, der ein Auto hat. Gemeinsam fahren sie nach Ried, wo sie Oma am Bahnhof treffen. Friederike ist viel zu still. Alles pulsiert, sie atmet zu schnell und zu flach, weiß nicht, soll sie weinen? Denn da ist auch noch ein anderes Gefühl dabei.

Oma beginnt zu weinen. „Mein Gott, mein Gott, bitte lass ihn nicht sterben." Die Tante beruhigt sie, „wird schon nicht so schlimm sein, wirst sehen, wird schon gut werden."

Als sie im Krankenhaus ankommen, führt man sie gleich ins Zimmer, wo Opa liegt, umgeben von unzähligen Schläuchen.

Oma gibt ihm einen Kuss auf die Stirn. „Bleib da, du darfst nicht gehen." Die Tante schluchzt auf, dann sagt sie: „Schau, er lebt, er atmet ja."

Zaghaft greift Friederike nach der Hand von Opa und lässt sie sofort erschrocken los. Die Hand ist eiskalt. Nun greift auch Oma nach der Hand und schreit auf. „Nein, nicht sterben, ich brauche dich doch."

Nach einer Ewigkeit kommt ein Arzt und klärt Oma auf. „Wir haben noch versucht, ihn künstlich zu beatmen, aber es ist zwecklos, er ist tot."

Oma schlägt die Hände vor das Gesicht und ist still.

Schweigend fahren sie nach Hause.

Irgendwann sagt die Tante, „die Schwester ist fort, wir wissen gar nicht, wo sie ist, nur dass sie mit dem neuen Bekannten irgendwo im Südtirol Bergsteigen geht, da können wir sie doch nicht finden."

Die Tante lässt ihre Schwester über den Rundfunk suchen.

Das Begräbnis wird um einen Tag verzögert, mehr ist wegen der großen Hitze nicht möglich.

Opa liegt aufgebahrt zu Hause, in dem Zimmer, wo sonst immer das Christkind kommt. Friederike traut sich nicht allein hinein zu ihm, auch im Tod fürchtet sie ihn. Gleichzeitig ist sie traurig, jetzt würde niemand mehr „Zwick-Zwack" zu ihr sagen.

Es ist brütend heiß. Überall Leichengeruch im Haus, vermischt mit dem Duft der Blumen.

Viele Menschen kommen, um vom Opa Abschied zu nehmen. Mit manchen geht sie mit ins Zimmer. Ein paar Male streichelt ihr jemand über den Kopf. „Arm's Dirndl, jetzt hast auch den Opa nicht mehr." Ein anderer meint, „jetzt hast den Opa verloren, er war so ein guter Mensch".

Sie tragen den Sarg gerade aus dem Haus, als Mutter mit ihrer Halbschwester auf dem Roller gefahren kommt. „Von der Suche habe ich nichts gehört, aber ich bin so unruhig geworden", erzählt sie, „da wollte ich trotz heftigen Widerstands meines Bekannten abreisen." Als sie in Salzburg bei der Schwester vorbeikommt, steht diese in Trauerkleidung vor ihr. „Vater ist gestorben."

Der Trauerzug setzt sich in Bewegung. Jetzt muss auch Friederike weinen. Als aber Mutter sagt: „Musst nicht weinen, hast ja mich", ist sie wieder still.

Unendlich viele Menschen sind es, die, Rosenkranz betend, hinter dem von Pferden gezogenen Sarg und der Blasmusik hergehen.

„Der für uns gestorben ist." „Das ist er aber auch." „Der für uns das schwere Kreuz getragen hat." „Das hat er aber auch..."

Friederike schwitzt in ihrer schwarzen Bluse und dem Faltenrock.

Endlich sind sie bei der Kirche. Der Chor singt. Bei manchen Liedern beginnen Oma und auch andere Menschen zu schluchzen. Vor dem aufgeschütteten Grab wird es Friederike ganz unheimlich. Als sie die Erde auf den Sarg wirft, möchte sie am liebsten hinein springen, mit dem Opa mitgehen. Aber sie hat selbst nach seinem Tod noch Angst vor ihm und verspricht ihm ganz fest, das Geheimnis nicht zu verraten.

Suchen

Am selben Tag darf Friederike mit der Jungschar auf den Hochkönig in ein Ferienlager fahren. Der Freund der Tante bringt sie zum Zug. Schon beim Einsteigen lacht sie viel zu laut.

„Warum bist du denn so schwarz angezogen?"

„Opa ist gestorben, ich komme gerade vom Begräbnis." Betretenes Schweigen tritt ein, aber als Friederike wieder zu lachen beginnt, lachen die anderen befreit mit.

Das Lager ist toll! Sie gehört dazu, wird wegen ihrer Behändigkeit bewundert und von allen „s'Gemsle" gerufen. Das Singen am Lagerfeuer, die Spiele, bei denen sie immer vorne dabei ist, die Messe, bei der sie Sehnsucht nach diesem „Vater unser" spürt, wenigstens ein Vater, all das reißt sie aus ihrer Isolation.

Sie springt über Steine, schlägt sich die Lippe blutig und verspricht noch einmal: „Nein, ich werde niemandem das Geheimnis erzählen." Zu den anderen geht sie erst zurück, als die Lippe zu bluten aufhört. Sie bringt ihnen Enzian und ein Edelweiß mit, um für ihre längere Abwesenheit eine Erklärung zu haben.

In diesem Lager lernt Friederike ihre erste wirkliche Freundin kennen. Sie gehen begeistert in die Kirche, singen, spielen, erzählen sich alles Mögliche. Nur über die Einsamkeit und die Traurigkeit spricht Friederike nicht.

Die Freundin will, wenn sie größer ist, in ein Kloster und dann in die Mission gehen. Friederike ist begeistert. Das wäre auch was für sie! Dann kann sie weit weggehen und anderen helfen. „Ja, wir gehen gemeinsam nach Madagaskar!"

In der Jungschargruppe fühlt sie sich wohl. Sie geht voller Freude hin und spürt Wehmut, wenn sie wieder weg muss. Vor allem vom Kaplan fällt Friederike der Abschied immer schwer. Manchmal möchte sie den Kopf bei ihm anlehnen, aber sie traut sich nicht.

Wenn er seinen Arm um sie legt bei der Begrüßung, ist sie der glücklichste Mensch. Sie spürt genau, der tut ihr nichts. So geht sie, so oft es ihr möglich ist, in die Kirche. Geht beichten, damit sie mit ihm sprechen kann, sagt aber nie, was ihr wirklich am Herzen liegt, was sie seit Jahren mit sich herumschleppt. Nur einmal, als bei einem großen Fest auswärtige Priester kommen, nimmt sie all ihren Mut zusammen und befreit sich endlich von der Schuld. Sie ist glücklich, vielleicht muss sie nun doch nicht in die Hölle. Opas Geheimnis aber behält sie für sich.

In der Nähe der Wohnung ist eine Bücherei. Die Dame dort ist äußerst zuvorkommend, hat Verständnis für Friederikes Lust am Lesen. Sie weiß schnell, welche Bücher das Mädchen mag.

Solche, in denen Kinder ihre Eltern verlieren und im Kinderdorf oder bei anderen Eltern aufwachsen. „Trotzkopf" interessiert sie nicht. Trotzig ist etwas, was sie nicht sein darf. Sie will ihrer Mutter nicht noch mehr Sorgen machen. Da sie nicht so viele Bücher mit nach Hause nehmen darf, bleibt sie manchmal in der Bücherei und beginnt gleich ein Buch zu lesen, in der Hoffnung, dass es nächstes Mal noch da ist.

Der Wunsch, richtige Eltern zu haben oder in einem Kinderdorf mit anderen Geschwistern zusammenleben zu können, wird immer stärker. Kommt Mutter einmal später heim, denkt sie bei sich: „Vielleicht komme ich in ein Kinderdorf." Gleichzeitig hat sie Angst, es könnte Mutter was passiert sein.

Als sie einmal bei ihrer Tante ist, besucht diese mit ihr eine Freundin. „Wieso hat denn die so viele Unterhosen auf der Leine hängen?", wundert sich Friederike.

„Das verstehst du noch nicht, die hat die Regel", antwortet ihr die Tante. Friederike weiß tatsächlich mit ihren dreizehn Jahren noch nicht, was das für eine Regelung sein sollte.

Kurz darauf legt Mutter ihr ein Büchlein auf den Schreibtisch. „Ich bin ein Mädchen, ich werde eine Frau." Friederike ist der Meinung, dass da etwas auf sie zukommen würde, was ziemlich ekelhaft sein muss, traut sich aber nicht zu fragen. Als sie aber doch noch mehr wissen will, gibt ihr Mutter zur Antwort, sie solle das Büchlein genauer lesen. Dort stünde ohnehin alles drin und außerdem müsse es sein, sonst könne sie einmal keine Kinder bekommen. Als es dann wirklich so weit ist, erschreckt Friederike. „Jetzt muss ich sterben", denkt sie. Und weil sie sich schämt, überlässt sie die schmutzige Unterhose der Wasserspülung.

Sehnsucht

Vater
O mein Vater
Warum hast du mich verlassen?
Diese Frage steht noch immer im großen Raum.
Ich werde sie immer wieder hinausschreien
Bis mir die Antwort von selber einfällt.

Mit vierzehn wird die Sehnsucht nach Vater so übermächtig in Friederike, dass sie nur noch an ihn denken kann. Er muss doch kommen! Er muss sich doch melden! Mit einem Trauerflor läuft sie durch die Gegend. Drückt so ihre Trauer aus um ihn, die sonst nirgendwo einen Platz findet. Vor der Haustür oder wenn sie Bekannte sieht, zieht sie ihn schnell herunter.

Bei Friederikes Mutter ist kein Platz für die Trauer dieses Kindes um den Vater.

In ihrer Verzweiflung beginnt Friederike, wenn Mutter nicht da ist, die Wohnung nach irgendetwas von ihm zu durchsuchen. Sie weiß nicht einmal, wie er aussieht. Schaut sie ihm ähnlich? Hoffentlich! Und tatsächlich wird sie fündig. Ein Stapel Briefe, aber nirgendwo ein Foto. Wenn sie weiß, dass Mutter länger weg sein wird, beginnt sie zu lesen. „Ich will sie sehen, lass mich zu meinem Kind", schreibt er. Vorwürfe, dann Ausflüchte, weil er nicht kommen kann. Dass er nicht mehr leben will. Friederike liest und liest und versteht überhaupt nichts mehr. Auch ein Brief von seinem Vater ist dabei. Der andere Großvater, der ihn, ihren Vater, als Lügner aufdeckte.

Wer war er wirklich? Friederike sitzt da, mit so vielen Fragen. Wer bin ich, die ich ein Teil von ihm bin? Wer lügt? Es gibt niemand, von dem sie Antwort bekommen könnte.

So beginnt sie in ihrer Einsamkeit Tagebuch zu schreiben. „Liebes Tagebuch, in Ermangelung eines anderen Menschen spreche ich jetzt mit dir, ich werde dir Dinge schreiben, über die ich sonst mit niemandem sprechen kann."

Friederike bekommt immer das, was Mutter als gut empfindet. „Was der Mutter gefällt, findet auch ihr Kind schön", sagt diese jeweils zu den anderen. Und Mutter weiß immer, was ihr gefällt oder gut für sie ist.

Das ist auch beim Ballett so. „Klavierspielen ist viel besser für dich.“ Aber der undankbare Fratz findet keinen Spaß daran. Dabei gibt Mutter doch so viel Geld für sie aus, damit was wird aus ihr. Sie möchte mit den Füßen und Armen tanzen und nicht mit ihren Fingern auf den Klaviertasten. So bekommt sie wieder einmal zu hören: „Das Kind wäre so begabt, aber sie will nicht.“

Zu Bekannten sagt Mutter oft, „das tut Friederike gerne für Dich oder für Sie.“ Und Friederike tut, ob gerne oder nicht. Sie bastelt und strickt und verausgabt sich für die anderen.

Musik darf sie nur klassische hören. Alles andere ist „Tschimbumm-Musik“. „Von der wirst du nur verdorben.“

Natürlich hört Friederike Schlager, wenn Mutter nicht zu Hause ist, und das ist ja oft der Fall. Hört sie, dass Mutter die Türe aufsperrt, legt sie schnell ihr Lieblingslied aus „La Traviata“ auf.

Hat dein heimatliches Land keinen Reiz für deinen Sinn?

Friederike will mit den anderen mithalten, ein bisschen wenigstens. Die haben Taschengeld, gehen nach der neuesten Mode, schminken sich, erzählen von Abenteuern, Kinos und Reisen und sind „in“. Friederike kann nicht mitreden, es sei denn, sie erfindet einfach etwas. Manchmal zieht sie heimlich die Seidenstrümpfe von Mutter an. Es sind zaghafte Versuche, dazu zu gehören. Alles, was modern sei, habe einen schlechten Geruch und verderbe sie, sagt Mutter.

Vor dem Einschlafen oder in der Nacht, wenn sie wach liegt, sagt Friederike ihrer Mutter in Gedanken alles, was sie sich am Tage nicht zu sagen getraut. Aber wenn der neue Tag beginnt, ist sie wieder brav und angepasst und vergisst, dass sie eigentlich Wünsche hat.

Eine chronische Bronchitis schleicht sich ein, oft ist Friederike krank. Einmal merkt sie, dass ihr etwas am After immer mehr weh tut. Sie getraut sich nichts zu sagen. Nach einer Weile ist es so schlimm, dass sie kaum noch gehen, geschweige denn sitzen kann. Trotzdem beißt sie auf die Zähne und schweigt. Als ihr schon schlecht vor Schmerzen ist und sie die Stufen zum Bus kaum noch bewältigen kann, bittet sie Mutter um einen Krankenschein. Sie müsse für die Schule irgendeine Untersuchung machen. Friederike geht in die Ambulanz des Krankenhauses und weigert sich mit allen möglichen Ausreden, sich stationär aufnehmen zu lassen.

Der Arzt und die Schwester sind entsetzt über die Menge an Eiter und vor allem darüber, dass sie nicht früher gekommen ist. Als auch Haare mit dem Eiter herauskommen, fragt der Arzt, ob sie nicht glaube, dass „dies“ noch ein wenig zu früh für sie sei? Friederike lacht, sie hat keine Ahnung, was er damit andeuten will.

Mittlerweile hat sich der Bekannte von Mutter getrennt.

„Ich hab deinetwegen nicht geheiratet, damit du nicht unglücklich bist, es wäre doch schwierig, wenn du auf einmal einen Vater und mich nicht mehr allein hättest.“

Auch da weiß Mutter besser Bescheid. Friederike hat sich schon lange mit dem Gedanken vertraut gemacht und viele Vorteile darin gefunden, einen Stiefvater zu bekommen. Zu Mutter sagt sie, „ja, du hast schon Recht“, innerlich ist sie tief enttäuscht. In der Nacht hält sie Mutter in Gedanken lange Predigten und Schimpftiraden. Viel später erzählt ihr die Mutter, er habe keine platonische Ehe gewollt und das andere wäre nichts für sie gewesen. Sie wollte eine Ehe wie Maria und Josef.

So übernimmt Friederike nach und nach die Verantwortung für ihre Mutter, weil diese nicht begreifen will und kann, was mit ihr wirklich los ist. Die Last wird für Friederike immer schwerer und ihr Ich immer kleiner. Nachdem Mutter mit dem Bekannten nicht mehr fortfahren kann, nimmt sie jetzt Friederike auf ihren Reisen mit, während andere mit ihren Freunden und Freundinnen wegfahren. Es sind schöne Fahrten, interessante Reisen in Begleitung der Mutter, aber die Dankbarkeit, die Mutter dafür erwartet, ist gespielt.

Friederikes Lieblingsspruch in der Zeit ist von Eugen Roth:

Ein Mensch erblickt das Licht der Welt, doch oft hat sich herausgestellt, nach manchem trüb verbrachten Jahr, dass dies der einz'ge Lichtblick war.

Sie versteht sofort, was er damit meint.

Nach der Hauptschule wird sie von Mutter in die Fachschule für Damenkleidermachen geschickt. Ihr Lieblingsfach ist wieder einmal Turnen. In Leichtathletik ist sie so gut, dass sie in den Verein aufgenommen wird. Das lässt sogar ihre Mutter zu, da sie selber in jungen Jahren gut in Leichtathletik war. Endlich hat Friederike die Möglichkeit, völlig legitim fortzugehen. Sie übertreibt das Training und es stellen sich Herz- und Kreislaufprobleme ein.

Ständig ist sie auf der Suche nach etwas und weiß nicht wonach. Die Einsamkeit, die Ruhelosigkeit und das Gefühl, dumm und wertlos zu sein, sind kaum noch auszuhalten.

Die Mutter bekräftigt das Ganze, ohne sich dessen bewusst zu sein. „Du bist nicht mehr mein Kind, du wirst schon sehen, wie es dir geht, wenn du einmal selber Kinder hast." Friederike denkt bei sich, ich werde mit meinen Kindern anders umgehen.

Sie lebt weder in einer inneren noch äußeren Freiheit und es ist niemand da, der ihr Halt und Orientierung gibt.

In der katholischen Jugend lernt sie wieder eine Freundin kennen, die Friederike Schnecktitia nennt, aufgrund ihrer Zurückgezogenheit. Wenn es irgendwie geht, sind die beiden zusammen. Ihre Pubertät leben sie aus, indem sie in der Bücherei Bücher ausleihen, die auf dem Index stehen. Schopenhauer, Sartre,... Viel mehr Möglichkeiten, pubertär unterwegs zu sein, hat keine von beiden.

Wobei ihre Freundin wenigstens Eltern hat. Friederike hingegen kann nicht viel verlieren. Es ist ja kaum etwas da, außer dieser Sehnsucht nach Liebe und Geborgenheit und nach jemandem, der sie spüren lässt: Hey, du bist wichtig, es ist gut, dass es dich gibt. Oder zu dem sie einmal Nein sagen darf, ohne gleich die Liebe zu verlieren. Aber Friederike hat weder die Möglichkeit sich abzugrenzen, noch sich anzulehnen.

Wo sucht sie überall den Vater, ohne es zu ahnen!

Sie sitzt in der Kirche und betet „Vater unser". Aber ihre Zweifel und Schuldgefühle sind zu groß, als dass sie sich als sein Kind fühlen dürfte. Der Kaplan nimmt sich viel Zeit für sie, alle wollen, dass sie zu diesem Gott Vertrauen findet. Friederike aber spürt immer mehr die Verzweiflung und die Last, die sie tragen muss. Es ist ihr beigebracht worden, stets Ja zu sagen, bereitwillig als Opfer zu dienen. „Nimm dir ein Beispiel an deiner Mutter."

Der Kaplan sagt ihr: „Du grübelst zu viel, leider hast du auch die Zeit dazu, weil du so viel allein bist." Friederike fühlt sich zunehmend von Gott und der Welt verlassen.

Ständig ringt sie mit dem Gefühl, dass es besser wäre, es gäbe sie nicht. Sie schwänzt die Schule, weil sie sich überfordert fühlt, fälscht die Unterschrift und wieder muss die „arme" Mutter alles richten. Friederike schluckt Schlaftabletten, die aber zu wenig zum Sterben sind.

Nach der Schule für Damenkleidermachen, die sie kurz vor der Prüfung abbricht, geht sie ins Kloster, wo sie schon früher öfter auf Kurzbesuch war. Friederike will fort in die Mission.

Nach kurzer Zeit verlässt sie das Kloster wieder und beschließt, als Erzieherin nach Wien zu gehen. Die Direktorin und die Kinder sind begeistert von ihr. Nur Friederike hat das Gefühl, dass sie es nicht kann, und kehrt nach Linz zurück. Lange hält sie es aber dort nicht aus. Die Verzweiflung und die Empfindung, nichts wert zu sein, treiben sie in den nächsten Suizidversuch. Sie scheitert erneut.

Daraufhin geht Friederike wieder nach Wien und arbeitet als Erzieherin in einer Erziehungsanstalt für schwer erziehbare Kinder.

Schnell gewinnt sie das Vertrauen der Kinder. Am Anfang passiert es oft, dass die Kinder zusammenzucken, wenn sie bei ihnen vorbeigeht. Aber mit der Zeit strecken sie ihr die Hand oder den Kopf hin. Friederike streichelt sie, sie weiß, was die Kinder brauchen.

Trotzdem hat sie bei allem, was sie macht, das Gefühl, es nicht zu können. Sie fühlt sich als Versagerin, alle anderen sind besser als sie.

Der Anstaltsleiter hingegen ist begeistert von ihr. Er will ihr eine Ausbildung als Erzieherin finanzieren. Friederike lehnt das Angebot ab aus Angst, wieder zu versagen. So hört sie lieber auf, „bevor die anderen merken, wie schlecht ich bin".

Sie beginnt in einem anderen Internat als Erzieherin.

Am Wochenende fährt sie nach Linz. In einem Café lernt sie zwei Kerle kennen, die gerade beim Bundesheer sind. Als sie im Auto mitfährt, biegen sie in einen Feldweg ein. Nachdem sich der eine von ihr geholt hat, was er zu brauchen glaubt, übergibt er sie dem andern mit den Worten: „Jetzt kannst du sie haben."

Friederike weiß nicht, in welch fernem Land sie ist, während die beiden sich über sie hermachen.

Die Krämpfe in ihrem Körper vermehren sich, immer öfter treten sie auf. Das einzig Gute ist, dass sich dann wenigstens ein Arzt um sie kümmert.

In ihrer abgrundtiefen Verzweiflung schneidet sie sich die Pulsader auf und dreht den Gashahn auf. Es klappt nicht wie gedacht. Mutter kommt früher heim und anstatt Verständnis für Friederikes Hilfeschrei zu haben, ist das Kind wieder der undankbare Fratz, der nichts als Sorgen macht. Danach schweigt Mutter erneut tagelang.

Friederike sucht auch jetzt Trost in der Natur. Aber es ist nicht mehr so, wie sie es früher erlebt hat. Sie geht allein spazieren, ihre Gedanken kann sie niemandem mitteilen.

In der Jugendgruppe lernt sie einen Burschen kennen. Natürlich darf Mutter nichts davon wissen.

Über Sexualität ist Friederike so weit aufgeklärt, dass sie aufpassen muss, weil die Männer alle schlecht sind und nur Eines wollen. Und die Erfahrungen, die sie bisher gemacht hat, bestätigen ihr dies.

Mit ihrer Freundin vereinbart sie zu sagen, Friederike wäre bei ihr, wenn sie sich mit ihm trifft. Das geht einige Zeit ganz gut. Eine neue Erfahrung für Friederike, die mittlerweile siebzehn Jahre alt ist. Ein großer blonder Mann nimmt sie in den Arm und gibt ihr das Gefühl von Geborgenheit. Sie spürt, da mag mich jemand. Gleichzeitig hat sie aber auch Angst, er könnte mehr von ihr wollen.

Eines Abends, als sie etwas später heimkommt, es ist acht Uhr, steht Mutter schon im Torbogen. Vor dem Freund gibt sie Friederike eine Ohrfeige und natürlich das Verbot, ihn jemals wieder zu sehen, andernfalls würde sie ihn anzeigen.

Friederike darf in kein Kino, hat auch sonst nichts, was andere an Freiheiten haben in diesem Alter, bekommt nicht einmal Taschengeld. Heimlich sammelt sie sich die Groschen und Schillinge zusammen, geht verbotenerweise ins Kino und sieht sich Filme mit Brigitte Bardot an.

Friederike entdeckt, dass Mutter ihre Tagebücher liest. Eine Welt bricht zusammen. Ihre Begründung lautet, „ich muss doch wissen, was mit dir ist, du erzählst ja nichts“.

Abgründe

Das Mädchen will nur noch weg. Da Mutter mittlerweile genug von ihr hat, ist sie einverstanden, als Friederike diesmal selber in ein Internat will. Inzwischen hat sie eine Ausbildung zur Arbeitslehrerin begonnen, natürlich wieder in einer Klosterschule.

Im Internat gibt es fixe Ausgehzeiten, das heißt mehr Freiheit als zu Hause.

Dazwischen fährt sie zu Treffen der katholischen Jugend, wo sie eine äußerst nette Jugendführerin kennenlernt. Friederike bewundert sie. Soviel Selbstbewusstsein, so klug, so herzlich. Sie bleibt mit ihr in Briefkontakt und kann ein wenig von ihrer Einsamkeit erzählen.

Im Internat und in der Schule wird es immer enger. Mittlerweile hat sie wieder Kontakt zu ihrem Freund. Er begleitet sie von der Schule in die Nähe des Internats. Als die Schwestern dahinter kommen, wird sie vor die Alternative gestellt, ihn aufzugeben oder im Einverständnis mit der Mutter nach Baumgartenberg in die Erziehungsanstalt zu gehen. Ein schreckliches Gefühl. Sie wollen ihr den Menschen nehmen, von dem sie endlich das bekommt, wonach sie sich so sehr sehnt. In den Arm genommen werden, für das soll sie eingesperrt werden?

Sie bekommt Ausgehverbot.

Langsam wird der Gedanke, sterben zu dürfen, ihre einzige Freiheit.

Friederike schreibt ihrer Freundin nach Wien. Diese kommt mit dem Jugendseelsorger, um sie für ein paar Stunden aus dem Internat zu holen. Ein wenig Hoffnung keimt wieder auf in Friederike, sie ist nicht mehr ganz allein. Da sind zwei Menschen, denen sie wichtig ist. Nur, es ist zu wenig in dieser trostlosen Zeit.

Einige Tage später wird sie wieder mit ihm vor der Schule gesehen. Die Schwester empfängt sie mit den Worten: „Im Einverständnis mit deiner Mutter wirst du morgen in die Erziehungsanstalt überstellt, du gehst jetzt die Tasche packen."

Ohne ein Wort zu sagen geht Friederike ins Zimmer und packt ihre Sachen. Seit Wochen hat sie vorgesorgt, falls dieser Moment eintreten sollte. Aus dem Versteck holt sie ihre zweihundert gesammelten Tabletten, schluckt sie auf dem Klo und muss aufpassen, dass sie nicht alle wieder hochkommen. Dann legt sie sich nieder und murmelt „gute Nacht" zur Bettnachbarin. Adieu Leben, denkt sie. Es reicht jetzt, ich kann niemanden mehr verstehen und niemand versteht mich. Friederike spürt, wie sie allmählich hinüber gleitet und ist nicht einmal traurig dabei. „Ob ich Vater sehen werde?"

Als sie erwacht, liegt sie in einem weißen Bett auf einem Gang. Eine Ärztin und Mutter stehen bei ihr. „Wie kannst du mir das antun?"

Wie in Trance, noch immer weit weg, hört Friederike die Worte der Ärztin: „Haben Sie sich auch einmal überlegt, was sie Ihrer

Tochter angetan haben, dass sie so etwas macht? Sie können froh sein, dass sie überhaupt noch lebt."

In Friederike tobt es. „Ich will nicht leben, will nichts mehr wissen." Die Ärztin kommt öfter vorbei. Erzählt, dass es ihrer Bettnachbarin verdächtig vorgekommen sei, weil sie einen eigenartigen Seufzer von sich gegeben habe und es dann so seltsam still gewesen sei. „Als sie nachschaute, merkte sie, dass du kaum noch atmest. Nachdem wir dir den Magen ausgepumpt haben, hast du geschrien und getobt: ‚Lasst mich sterben, ich will sterben.'"

Die Ärztin fragt Friederike, ob sie nicht jemanden habe, zu dem sie gehen könne, zur Mutter solle sie keinesfalls zurück.

Sie schreibt ihrer Freundin nach Wien. Der Jugendseelsorger schreibt zurück. „Die letzten Nachrichten haben uns keineswegs enttäuscht, aber doch stark betroffen gemacht. Irgendwie verstehe ich dich auch wieder recht gut. Es ist gewiss manchmal sehr schwer zu LEBEN. Du hast aber auch gesehen, dass Gott dich am Leben hält, auch wenn du selbst einmal nicht mehr die Kraft und den Willen dazu hast, und ich freue mich wirklich, dass wir dich noch haben."

Friederike kann sich nicht freuen, aber die Worte berühren sie.

Wieder einmal packt sie den Koffer und geht nach Wien.

Sie, die mit dem Leben nicht zurechtkommt, kommt schon gar nicht in Wien zurecht. Die Zuwendung ihrer Bekannten tut ihr gut, aber es ist zu wenig zum Leben. In der Wohnung im zweiten Bezirk hat sie zu wenig Geld, um sich Kohle zu kaufen, das Wasser ist am Morgen immer gefroren.

Wien ist viel zu groß für Friederikes innere Verlorenheit. Eines Tages, gerade ist sie von ihrem letzten Job in einer Familie davongelaufen, sitzt sie ohne Geld, ohne Unterkunft in einem Lokal. Sie überlegt wieder einmal, wie sie sich umbringen muss, damit sie von niemandem mehr ins Leben zurückgeholt werden kann. Eine Frau betritt das Lokal und setzt sich zu ihr, obwohl alle anderen Tische leer sind.

„Darf ich?" Friederike zuckt mit den Schultern.

„Nicht gerade gesprächig."

Friederike wirft der Frau einen Blick zu, der ihr zu verstehen geben sollte, dass sie in Ruhe gelassen werden will.

„Was hast' denn, bist' angefressen?"

„Lass mich in Ruhe“, versucht Friederike deutlicher zu werden.

„Ich sehe dir doch an, dass du was hast?“

„Nichts hab ich, nicht einmal Geld, und schon gar keine Wohnung.“

Die Unbekannte zahlt ihr den Kaffee und nach einer Stunde hat sie Friederike so weit, dass sie mit geht.

Als sie deren Wohnung betritt, stockt ihr das Herz. Sie möchte raus! Aber die andere hat schon zugesperrt und den Schlüssel fest in der Hand. Friederikes Blick fällt auf die Wand. Ketten, Hammer und sonst noch vieles mehr. Sieht aus wie Folterwerkzeuge.

Ihr Herz rast, sie wollte sich selber umbringen, aber nicht umgebracht werden!

Nach einer Stunde kommen zwei eklige Typen in die Wohnung. Sie werfen sie aufs Bett. Friederike lacht, damit die ihre Angst nicht spüren.

Was folgt, sind Tage voller Todesangst. Sie ist eingesperrt, die Männer halten alles auf Fotos fest. Sie zwingen Friederike Dinge zu tun, vor denen sie sich zutiefst ekelt. Sie tut es, damit es, wie früher, nicht noch schlimmer wird. Wie sie aus den Gesprächen heraushört, sind es zwei Pfleger einer Psychiatrie. Am dritten Tag endlich müssen sie wieder arbeiten gehen.

Die ganze Zeit über versucht Friederike herauszufinden, wo der Schlüssel liegt, letztlich mit Erfolg. Als die Typen weg sind und die Frau aufs Klo geht, holt sie den Schlüssel aus der Lade. Sie schiebt die Pistole weg, die darauf liegt, sperrt von außen die Wohnung ab und läuft weg. Ihre Füße kommen viel zu langsam vorwärts, Friederike hat Angst und Schmerzen und wieder kein Geld. Sie fährt mit der Straßenbahn in der Hoffnung, dass kein Kontrolleur auftaucht. Sie will zu einem Bekannten, der ihr helfen soll, die Fotos aus der Wohnung zu holen. Dass es diese Fotos gibt, das ist das allerschlimmste für sie.

Als könnte sie damit alles ungeschehen machen.

Der Bekannte sitzt in seinem Stammkaffee. Friederike bittet ihn um Hilfe wegen der Bilder. Er begleitet sie, fährt aber zuerst noch in sein Hotel mit der Begründung, er müsse etwas holen. Dort verschließt er die Tür, Friederike ist wieder eingesperrt. Eine Nacht lang vergewaltigt er sie. Am Morgen ist das Laken blutig.

Friederike wird weggeschickt, seine Worte verfolgen sie. „Du bist nicht einmal fürs Puff zu gebrauchen."

Wie naiv bin ich eigentlich? Warum gerate ich ständig an Männer, die Gewalt ausüben?

Friederike weiß nicht, wie sie in das Büro der Jugendstelle kommt, wo ihre Freundin arbeitet. Die sieht sie entsetzt an. „Wo kommst du denn her?"

Friederike kann nichts mehr sagen, hat keine Worte mehr, nur noch Angst. Wenn sie den Mund aufmacht, würde sie zu schreien beginnen und nie wieder aufhören.

Die Freundin ruft einen Krankenwagen, der sie in die Psychiatrie bringt. Ohnmächtig spürt Friederike nur noch eines. Ich will nicht mehr leben.

Stereotyp wiederholt sie den Satz vor dem Arzt, der sie genau in die Psychiatrie einweist, in der die beiden Pfleger arbeiten. Gedemütigt, schweigend lässt sie die Zeremonie und die zynischen Worte der Schwester über sich ergehen. Als sie sich ausziehen soll, wehrt sie sich aus Angst, man könnte die Verletzungen sehen. „Na, sim'ma zimperlich? Aha, so eine bist du, zu denen gehörst du! Brauchst das wohl, a so a Schlampe bist du, tät ma da gar nicht zutraun." Die Schwester richtet den Duschstrahl auf die Wunden, „das magst du doch, soll ich's noch ein bisserl heißer machen?"

Danach folgt ein Gespräch mit dem Arzt. Er führt einen Monolog, sie schweigt.

Später soll Friederike ein Medikament nehmen, sie spuckt es auf dem Klo aus. Am nächsten Tag kommt Mutter und holt sie ab. Das erste Mal, dass Friederike dankbar ist, zu ihr zu dürfen.

Leben – eine Wunde im Nichtsein.

Tagelang sitzt sie auf dem Boden, kann nicht denken. Zu müde, zu kraftlos, um sich umzubringen. Manchmal tauchen Bilder auf, von den Typen, vom Hotel. Sie berühren Friederike nicht. Abgestellt, stumpf, verloren starrt sie Löcher in den Boden.

Nur eines kann sie denken: „Nie mehr, niemals mehr, werde ich Hilfe holen." Sie sitzt da und will die Bilder abstellen, aber es gelingt nicht. Würde ihr jemand etwas tun, sie spürte es nicht.

Irgendwann schafft sie es, aus diesem Zustand herauszukommen, aber Friederikes Seele ist tot.

Mutter weiß nichts von dem, was vorgefallen ist. Friederike spricht mit niemandem darüber. Da Mutter glaubt, die Tochter wolle sich wieder das Leben nehmen, schickt sie sie nach Rocco di Papa in das Zentrum der Fokolar-Bewegung zu einem Kurs, „Denn der Glaube kann Berge versetzen". So findet sie sich in der Nähe von Rom in einer christlichen Aufbruchsbewegung wieder, die sich der Geschwisterlichkeit und Einheit verpflichtet hat.

In Italien blühen die Mimosenbäume, in Friederike bluten die Wunden. Trotzdem empfindet sie die gelben, duftenden Blüten als Balsam für ihre Verletzungen. Die Begeisterung der anderen spielt sie nach außen hin mit. Nirgendwo gehört sie mehr dazu, alle sind besser. Sie allein ist schmutzig und schuldig. Nur beim Singen und Tanzen, da ist sie wirklich dabei.

Nachdem sie von Rocco nach Hause kommt, entschließt sich Friederike, die Ausbildung zur Arbeitslehrerin nochmals zu beginnen. Eigentlich würde sie lieber etwas anderes lernen, aber Mutter stellt sie vor die Alternative: Diese Ausbildung oder keine. Außerdem muss sie für die Ausbildung in die Klosterschule und nicht in die öffentliche Schule, denn dort würde sie ohnehin nur Blödsinn lernen, wie die Mutter weiß.

Das erste Schuljahr der vierjährigen Ausbildung hat schon begonnen. Der Direktor ist nach langen Interventionen der Mutter einverstanden, Friederike aufzunehmen. „Sie wird es ohnehin nicht schaffen", meint er.

Innerhalb von drei Monaten muss Friederike alle Prüfungen nachholen. Sie lernt und lernt, hat so keine Zeit, an etwas anderes zu denken und schafft alle Prüfungen mit ausgezeichneten Noten.

Zu Beginn des nächsten Schuljahres wird sie zur Klassensprecherin gewählt. Die Schule macht ihr Spaß. Es gibt keine Vergangenheit, die ist abgestellt. Friederike lebt nur noch in die Zukunft hinein.

Schwierig wird es, als sie sich auflehnt, weil man sie zwingen will, zur Kommunion zu gehen. Auch andere wollen das nicht mehr. Friederike weist auf die Religionsfreiheit hin, auf die Gesetze und so weiter. Der Direktor droht ihr: „Du bist dir schon im Klaren, dass du dir ab jetzt absolut nichts mehr zu Schulden kommen lassen darfst!"

Als eine andere Schülerin aus ihrer Klasse schwanger wird und bleiben darf, geht Friederike zum Direktor und verlangt von ihm, seine Einschränkung zurückzunehmen, dass Männerbekanntschaften einen Schulverweis zur Folge hätten. Friederike fordert gleiches Recht für alle!

Der Direktor kommt dem nach.

Deutsch und Psychologie zählen neben Turnen und Musik zu ihren Lieblingsfächern. Die beiden Schwestern gestalten ihre Stunden interessant und lebendig. In Deutsch kommt Friederike die Lust am Lesen zugute. In Psychologie beginnt sie zu begreifen, warum sich manches in ihrem Leben so und nicht anders abgespielt hatte. Aber das Wissen bringt noch keine Lösung für ihre Probleme.

Mutter hat nun ein wenig mehr Geld. In den Ferien nimmt sie Friederike mit auf Pilgerfahrten nach Lourdes und an andere Orte in Frankreich, Nevérs, Taizé, Bourges, Tolouses, Rouens. Die romanischen Kirchen, die alten Brücken – bleibende Bilder prägen sich Friederike ein.

Allein darf sie nirgendwo hinfahren, außer zu ihrer Freundin aus den Jungschar-Tagen nach Innsbruck. Von dort stoppen die beiden nach Rom zum Freund ihrer Freundin. Friederike erhält die Gelegenheit, die Stadt von einer ganz anderen Seite kennenzulernen.

Auch nach Rocco di Papa darf sie allein fahren. Dort knüpft sie mit einigen Menschen Kontakt und schreibt ihnen fleißig. Mutter macht immer wieder Briefe auf, die an Friederike gerichtet sind. „Irrtümlich", sagt sie.

Als in Psychologie das Thema „Gewalt" behandelt wird, bekommt Friederike plötzlich keine Luft mehr. Ihr ganzer Körper zieht sich krampfhaft zusammen. Nachdem sich durch eine Spritze des herbeigerufenen Arztes der Krampf wieder gelöst hat, fragt die Schwester, ob sie vielleicht schlechte Erfahrungen gemacht hätte? Das „Nein" kommt viel zu schnell. Immer wieder treten die Krämpfe in der darauf folgenden Zeit auf.

In der dritten Klasse lernt sie einen neuen Freund kennen.

Die beiden schreiben sich rührende, verliebte Briefe. Sogar Mutter ist mit ihm einverstanden und Friederike darf zu ihm nach Hause. Er will sie glücklich machen, schwört er ihr, sie sei sein „Ein und Alles". Friederike glaubt ihm. Sie ist glücklich und träumt von Hochzeit, Familie und dass sie endlich von zu Hause weggehen kann.

Aber je mehr er von ihr will, desto mehr Ausreden muss sie erfinden. Eine Umarmung ist drin, mehr nicht. Bei allem, was darüber hinausgeht, spürt Friederike nur Abwehr. In der Not und aus der Angst, ihn zu verlieren, lässt sie dann doch mehr über sich ergehen als sie eigentlich möchte und versichert ihm, was für ein toller Mann er sei.

Eines Tages, er ist beim Bundesheer, trifft ein Brief ein. Er liebt eine andere und es ist Schluss zwischen ihnen.

Friederike stürzt sich noch mehr ins Lernen und schreibt freiwillig Arbeiten in Deutsch.

In den Sommermonaten arbeitet sie als Erzieherin in einem Sommerlager für Kinder. Alle sind zwischen sechs und vierzehn Jahren und kommen aus ärmeren Verhältnissen. Schon von der ersten Begegnung an erobern sie Friederikes Herz. Sie fühlt sich wohl. Von den kroatischen Kindern lernt sie Tänze und Lieder und erreicht damit auch solche, die sonst sehr zurückgezogen sind. Mit den Größeren hat Friederike so ihre Schwierigkeiten. Um ihnen Grenzen setzen zu können, hätte es mehr gebraucht als ihr angeknackstes Ich.

Eines der Mädchen versucht ständig abzuhauen. Nach einer Weile müssen die Betreuerinnen ihretwegen einen Nachtdienst einrichten. Als sie wieder einmal beim Abhauen erwischt wird, bringt man das Mädchen zu Friederike. Die verschließt die Türe, spürt die Not des Mädchens. Es schweigt, liegt im Bett, Friederike sitzt bei ihr.

„Wie gut ich das kenne", denkt sie sich. Sie drängt nicht, ist einfach da. Signalisiert aber, dass sie bereit ist zuzuhören, wenn sie soweit ist, dass sie sich mitteilen möchte.

Um vier Uhr in der Früh beginnt das Mädchen erst zu weinen und dann zu sprechen. „Vater tut mir seit Jahren weh und wenn ich jetzt nicht zu Hause bin, macht er mit meiner kleinen Schwester dasselbe." In Friederikes Bauch zieht sich alles zusammen, im Nacken hat sie das Gefühl, als würde dort ein Krake sitzen und sie zwicken.

Viel zu schnell handelt sie, um die eigene Ohnmacht nicht spüren zu müssen. In Absprache mit dem Mädchen wird die kleine Schwester auch in das Ferienheim geholt und die Fürsorge verständigt.

Im Herbst beginnt die letzte Klasse. Für die mündliche Matura wählt Friederike Deutsch und Psychologie. Das Thema der schriftlichen Arbeit lässt ihr Herz jubeln und die Feder nur so übers Papier sausen. „Freuden sind unsere Flügel, Schmerzen unsere Sporen."

Freude, schöner Götterfunke! Friederike kann gar nicht so schnell schreiben, wie ihre Gedanken hervor sprudeln. Für die Arbeit bekommt sie ein „Gut“. Inhalt: ausgezeichnet, leider zweiunddreißig Kommafehler auf zwölf Seiten.

Am Morgen der mündlichen Prüfung ruft Mutter an und will ihr alles Gute wünschen. Friederike liegt noch im Bett, sie hat verschlafen. Hinein in das Matura-Kostüm und schnell durch den Garten in die Schule, die zum Glück gegenüber ihrer Wohnung liegt.

Sie kommt gerade noch rechtzeitig. Als sie den Prüfungsraum betritt, sieht sie der Vorsitzende an und schmunzelt. „Sie haben wohl geglaubt, sie brauchen keine Kommas machen, weil sie selber eines sind. Eine so ausgezeichnete Arbeit und so viele Kommafehler!“

Die Prüfung macht ihr Spaß, in Deutsch bekommt sie ihr Lieblingsthema: „Medea.“ Abgesehen davon, dass sie aus den Argonauten Astronauten macht, was zur allgemeinen Auflockerung beiträgt, läuft die Prüfung ausgezeichnet. Bei der Gratulation des Direktors kann sie sich nicht verkneifen, sich für seine Prophezeiung zu bedanken. Seine Aussage, dass sie es nicht schaffen würde, hat ihr geholfen durchzuhalten. Sie wollte es ihm beweisen.

Der läuft daraufhin rot an, die beiden Lieblings-Lehrerinnen drehen sich um, damit er ihr Lachen nicht sieht, und in Friederike jubelt es. „Ich hab's geschafft, ich bin endlich keine Verliererin mehr!“

Arbeit und Irrwege

Die erste Anstellung bekommt sie als Lehrerin im Hausruckviertel. Von Anfang an ist es ein Kampf gegen das Gefühl, es nicht zu können, trotz der guten Prüfung. Mit den Kindern umzugehen, sie zu verstehen, ja, aber unterrichten, das war dann noch eine andere Sache. Sie kann nur das, was sie in der Schule gelernt hat, sonst nichts.

Mutter hatte ihr nicht einmal die einfachsten Dinge beigebracht. Sie ist überzeugt, dass alle denken, sie kann nichts.

Ansonsten gefällt es Friederike ganz gut in dem Nest. Es ist überschaubar, trotzdem fühlt sie sich manchmal verloren. Bald schon lernt sie einen Kollegen kennen, der sich für Musik und Kunst interessiert. Gemeinsam fahren sie in seinem tollen Auto zu Ausstellungen. Gehen sie in die Disco, legt man für die beiden ihr Lieblingslied auf. „Hey, Jude."

Nach außen hin stets lächelnd. Innen drinnen ist Chaos und noch immer das Lieblingsgedicht von Nietzsche:

Die Welt – ein Tor
zu tausend Wüsten stumm und kalt!
Wer das verlor,
was du verlorst, macht nirgends halt.

Die Eltern ihres Freundes sprechen bereits von Heirat.

In dem Ort befindet sich auch ein Café. Friederike freundet sich mit der Tochter des Besitzers an und ist oftmals zu Gast. Eines Tages bemerkt Friederike dort einen Typ, der die ganze Zeit ins Nichts starrt. Den Blick kenne ich, denkt sie sich.

Später schimpft er sie ein konterrevolutionäres Bürgerschwein, weil sie mit ihrem Freund wegfährt, anstatt mit ihm zu diskutieren. Aber wie hätte sie sich mit ihm auseinander setzen sollen, sie fühlt sich viel zu dumm dazu. Natürlich will und kann Friederike das „Bürgerschwein" nicht so einfach hinnehmen und so setzt sie sich am nächsten Tag zu ihm an den Tisch. Schwer beeindruckt von so viel Klugheit, seiner Abgehobenheit und seinen Aussagen über die Gesellschaft, zieht es Friederike mehr und mehr zu ihm hin und von dem anderen weg, dem „Braven".

An einem Wochenende fährt sie mit dem neuen Bekannten nach Wien. Im Zug erzählt er ihr von den Wiener Aktionisten, die im Hörsaal 1 der Uni Wien eine aufsehenerregende Aktion veranstaltet hatten.

Für seine Teilnahme erntet er nach außen hin Bewunderung von Friederike, innerlich verspürt sie Abscheu. Im Moment lebt er in einer Wiener Kommune. Dort wären immer Menschen, ich wäre nicht mehr allein, denkt Friederike bei sich, würde wo dazu gehören, könnte meinen Frust endlich raus lassen.

So verlässt Friederike eines Tages die dörfliche Idylle und Abgeschiedenheit, kündigt in der Schule und zieht in der Wiener Kommune ein.

Niemand weiß ihre neue Adresse, schon gar nicht die Mutter. Sie will endlich ihr eigenes Leben leben. Weg von Mutters moralischen Sprüchen, keine Kirche mehr, kein christlicher Gott. Die neuen

Götter heißen Mao und Freiheit. Welche Freiheit sie dafür allerdings aufgibt, muss sie bald erkennen. Da finden Gruppensitzungen statt und Gruppendruck wird ausgeübt. Entweder du machst freiwillig mit oder du wirst gezwungen. Abhängigkeit ist Friederike geläufig, zu widersprechen oder einen Standpunkt zu vertreten, ist sie nicht gewohnt.

Bei der Aktion von Otto Mühl, bei der er blutige Damenbinden verwendet, ekelt sie sich, tut aber so, als ob sie beeindruckt wäre. Das kann sie gut, schließlich will sie dazu gehören.

Zum Glück steht Friederike auf Grund all der früheren Erfahrungen schon so weit neben sich, dass sie ohnehin nicht mehr weiß, wer sie ist, geschweige denn ein Körpergefühl besitzt.

Haschisch und auch Stärkeres steht auf der Tagesordnung.

Zunehmend verspürt Friederike Unruhe und Unzufriedenheit. Sie wollte sich doch politisch engagieren! Die ersten Demonstrationen setzten sich in Bewegung. Friederike schreit sich die Seele aus dem Leib. Schah, Nixon, Pentagon, USA - SA-SS. All die mitreißenden Slogans verbunden mit dem Frust und dem Schweigen Müssen der früheren Jahre treiben sie voran. Endlich kann Friederike revoltieren, endlich gehört sie dazu.

Nur bei der Griechenland-Demo bleiben alle still. Ein Schweigemarsch zum Gedenken der vielen Studenten, die beim Militärputsch in Griechenland getötet worden waren. Friederike geht in der zweiten Reihe, schweigend, wie alle anderen. Sie spürt die innere Aufruhr wegen der vielen Ungerechtigkeiten und der ungleichen Machtverteilung in der Welt. Am Straßenrand stehen Polizisten mit Schildern und Gummiknüppeln.

Als die Demonstranten zur Opernkreuzung kommen, gibt es einen Tumult. Friederike wird von einem Polizisten niedergerissen, sein Stiefel steht auf ihrer Brust. Ein paar von den Umstehenden stoßen den „Ordnungshüter" weg. Obwohl Friederike alles weh tut, rennt sie so schnell sie kann durch die kleinen Gassen. Als sie endlich niemanden mehr hinter sich hört, läuft sie in ein Kaffeehaus, wo sich auf dem dortigen Klo ihr rasendes Herz langsam beruhigt.

Einige von den Demonstranten werden wegen Widerstands gegen die Staatsgewalt angeklagt und für schuldig befunden. Das hätte auch ihr passieren können.

Der Kolumnist einer Wiener Zeitung gibt einige scharfe Kommentare über die gewalttätigen Studenten ab. Friederike hat es am eigenen Leib erlebt, wie es ist, wegen nichts zusammengeschlagen zu werden, jetzt heißt es, die Demonstranten seien die Schuldigen. Als Resultat protestiert Friederike nun noch überzeugter gegen die verlogene Gesellschaft und die Staatsgewalt.

In der Kommune wird es immer schwieriger, Friederike gibt ihr den Namen „Neuromune". Zum einen werden sie politisch immer radikaler, zum andern gehen innerhalb der Gruppe die Ideale in Ferkeleien über.

Friederike will weg, nichts wie weg. Dann stellt sie entsetzt fest, dass sie schwanger ist, trotz Pille. Jetzt will sie erst recht weg. Doch irgendwie durchschauen die anderen Friederikes Vorhaben und lassen sie nirgendwo unbeobachtet hingehen. In der Gruppensitzung wird über ihren Körper und Kopf hinweg beschlossen: Das Kind muss weg. Die Abtreibung bezahlt die Kommune, ein Arzt würde sich finden. Mit einer Eskorte von zwei Begleitern wird Friederike weggebracht. Als sie den Arzt sieht, steigt Abscheu in ihr auf. Ist das wirklich ein Arzt? Sieht eher nach einem Metzger aus, denkt Friederike bei sich. (Die Metzger mögen den Vergleich verzeihen.)

Auf dem Stuhl liegend, mit gespreizten Beinen, ist sie den Grobheiten des Arztes ausgesetzt. „Seien sie doch nicht so empfindlich, beim Kinderzeugen waren sie es ja auch nicht."

Friederikes Seele kann er damit nicht mehr verletzen, die hat sich schon lange verkrochen, trotzdem fühlt sie sich gedemütigt. Wieder erscheint ihr ein Suizid Freiheit und die einzige Lösung zu sein.

Als Friederike auf den Gehsteig hinaus tritt, warten die anderen vor der Tür. Sie kann nicht fassen, dass die Sonne immer noch scheint und die Bäume dastehen, als wäre nichts geschehen. In Friederike ist auch der letzte Halt, den es noch gab, zusammengebrochen.

Kurz darauf beschließt die Kommune wegzufahren, um „Stoff" zu besorgen. Eine Gruppe soll in die Türkei fahren, die andere nach Rom. Da endlich, als Friederike das Wort Rom hört, sieht sie einen Ausweg. Inge! Sie muss irgendwie nach Rocco di Papa kommen!

Auf dem Weg hinunter werden sie von Gendarmen in Kärnten gestoppt. „Nein, bitte nicht, lass nichts passieren", betet Friederike. Sie weiß, dass es Fotos von ihr gibt von den Demos und einige der anderen werden gesucht. Aber die Gendarmen suchen offensichtlich etwas anderes und sie dürfen weiter. Nach einem Zwischenstopp in der Kommune in Venedig geht es weiter nach Rom.

Dort erklärt Friederike den anderen, sie habe immer noch Blutungen und Schmerzen und brauche dringend einen Arzt. „Das geht nicht", heißt es zuerst. Dann kann Friederike sie überzeugen, sie kenne eine Frau, die helfen könne und die sie sicher nicht verraten werde. Alle Sachen müssen in der Kommune bleiben, inklusive Friederikes Geldbörse. Nur den Pass vergessen sie, den hatte sie schon vorher versteckt.

Friederike läuft zu ihrer Bekannten, stammelt nur: „Bitte hilf mir, ich erkläre dir nachher alles. Aber schick die Leute da unten weg."

Die fragt nicht lange, geht auf die Straße, muss aber mit der Polizei drohen, da sie ohne Friederike nicht gehen wollen. Schließlich räumen sie das Feld mit der Drohung, sie würden wiederkommen.

Friederike schämt sich und hat Angst. Ein paar Tage kann sie im Zentrum bleiben. Sie kann nicht erzählen, was wirklich passiert ist, nur dass sie von der Kommune weg und nicht nach Hause möchte. Ihre Bekannte setzt sich mit einer Kollegin in Innsbruck in Verbindung. Mit den nächsten Kursteilnehmern aus Österreich fährt Friederike Richtung Innsbruck. Im Zug bekommt sie wieder so starke Krämpfe, dass in Bozen ein Arzt geholt werden muss. Als er sie ins Krankenhaus bringen will, wehrt sich Friederike und verspricht, ganz bestimmt in Tirol sofort zum Arzt zu gehen.

Entwirrungen

Wider die Verzweiflung

Wo ein einziger Ja sagt zum Menschen,
beginnen die Wasser wieder zu steigen
feuchtet sich ein Rinnsal im Karst.

Und dann steht sie in ihrem viel zu kurzen Kleid in Innsbruck auf dem Bahnhof. Sie friert, bei einer Außentemperatur von 22°. Friederike wollte nicht abgeholt werden, nur so kann sie die Entscheidung ganz frei treffen. Ein Kampf, der vor allem im Kopf stattfindet. Es ist ihr klar, wenn sie diesen Schritt wagt, würde einiges auf sie zukommen. Andererseits hat sie nicht viele Alternativen. Der Inn oder Hedwig. Mitsamt den Schuldgefühlen, all ihrer Angst und Scham, aber auch mit einer winzigen Hoffnung, macht sie sich schließlich auf den Weg zu Hedwig. Die Beine sind unendlich schwer, wollen ständig in die andere Richtung laufen. Oder ist es das Herz?

Irgendwann landet sie vor der richtigen Tür und läutet bei dem Schild „Begegnungszentrum". Hedwig begrüßt sie freudig, zeigt ihr fröhlich das Zimmer und lädt sie auf einen Kaffee ein. Da sitzt Friederike nun dieser Frau gegenüber, die so viel Klarheit ausstrahlt. Sie zittert vor Angst und spürt so etwas wie entfernte Hoffnung: Vielleicht wird doch alles gut? Zuerst nur ein oberflächliches Annähern – „wie geht es Inge? Wie war die Reise?" Dann kommt die Frage, vor der sich Friederike so sehr fürchtet. „Jetzt erzähl einmal ein bisschen von dir, du brauchst ja nicht gleich alles zu sagen."

Da sitzt ein Mensch, der will wissen, wie es ihr geht! Zögernd beginnt Friederike zu erzählen, immer gefasst auf das Schreckliche. Jetzt wird Hedwig sie gleich wegschicken, so jemanden können sie hier bestimmt nicht brauchen. Dabei kann Friederike die schlimmsten Dinge ja gar nicht erzählen. Stattdessen fragt Hedwig, ob sie Geld brauche, um sich das Nötigste kaufen zu können.

Friederike versteht die Welt nicht mehr, diesmal im guten Sinne. Sie geht in die Stadt, kauft sich eine Zahnbürste, Zahncreme, Kamm, einen Rock, Bluse, Pulli und Unterwäsche. Voller Stolz zeigt sie Hedwig die Sachen.

Dann geht sie schlafen, in ihr keimt Hoffnung. Die Spannung hat so weit nachgelassen, dass Friederike ein paar Stunden schlafen kann. Am nächsten Morgen sitzt sie wieder mit Hedwig zusammen. Die meint, Martha habe ihr von Friederikes gesundheitlichen Problemen erzählt und sie kenne einen guten Frauenarzt. Zu ihm geht sie auch, der Arzt untersucht Friederike und ist entsetzt. „Was ist denn Ihnen passiert?"

Sie schweigt, der Arzt ist fein genug, nicht weiter zu bohren. Hedwig sagt danach, „du wirst dich jetzt erst einmal erholen, alles andere besprechen wir später. Ja, und du solltest unbedingt ein Buch schreiben! Vorerst aber schreibst du Tagebuch, du brauchst jemanden, dem du alles mitteilen kannst, worüber du nicht sprichst. Und das ist, glaube ich, eine ganze Menge."

Die ersten Zeilen im Tagebuch: „Damals als ich gerufen habe, Gott ist tot, habe ich eigentlich gemeint – ich bin tot. Heute stehe ich staunend vor meiner Vergangenheit. Welche Kräfte im Menschen bewirken ein derartiges Sinken ins Nichts, dass man gar nicht mehr existieren möchte? Wie bin ich zu einer solchen Marionette geworden? Ich habe versucht, den Faden zu durchschneiden und bin in meinem eigenen Dreck gelandet.

Ich bin ein Bürgerschwein, ein Volksfeind. Keiner von den früheren Freunden würde mir jetzt helfen. Hilfe kommt von denen, gegen die ich gekämpft habe. Sie besitzen eine stärkere Waffe, gegen die ich mich nicht wehren kann und möchte. Nur bin ich nicht mehr fähig, Liebe ohne Misstrauen, ohne Interpretationen anzunehmen."

Nach einiger Zeit rebelliert Friederikes Körper, die ersten Entzugserscheinungen treten auf. Sie kratzt sich an den Wänden die Hände blutig.

Friederike will sich von allem lösen. „Ich muss es schaffen", denkt sie, „soviel Kraft muss ich aufbringen". Aber die ständige Sehnsucht nach dem Auslöschen der Wirklichkeit und ihrer Vergangenheit, nach den vielen „Glücksmomenten", nach den Bildern, die ihr beim Anhören von Musik aus der Kommunenzeit kamen, vor allem bei den Rolling Stones, all das wird immer stärker.

Wieder schreibt Friederike: „Ich sehe die Mauern und möchte sie mit Rauschgift niederreißen. Ich bin mir auch bewusst, dass ich die Probleme so nicht lösen kann.

Immer wieder ertappe ich mich dabei, dass ich dieser großartigen Frau aus dem Weg gehe. Sie hat einen Nachteil. Sie verkörpert das Wunschbild, das ich von meiner Mutter hatte."

Friederike geht in die Stadt und kauft sich eine Rolling Stones - Platte. Aber es ist nicht wie in Wien und es tut verdammt weh, als sie die bekannten Lieder hört.

Wie groß ist der Wunsch, mit der Mutter einmal so sprechen zu können wie mit Hedwig. „Meine Mutter hat mich nach ihrem Wunschbild erzogen", denkt sie bei sich. „Hedwig sieht mich als Mensch, als Friederike."

Manchmal tut es so weh, dass sie fliehen möchte, aber dann spürt sie wieder das Vertrauen, das ihr Hedwig entgegenbringt. Mutter hatte niemals Vertrauen, die hatte Angst.

In Ermangelung anderer Drogen kauft sich Friederike Romilar, einen Hustensaft. Das Gefühl, es nicht schaffen zu können, wird schon wieder stark und damit auch der Gedanke, Schluss zu machen.

Immer wieder schreibt Friederike: „Manchmal möchte ich ihr ins Gesicht schreien: ‚Lasst mich doch gehen, ich will mir nicht helfen lassen, wenn, dann muss ich es alleine schaffen.'"

Dann wieder möchte sie zu ihr gehen und sie um Unterstützung bitten: „Ich kann nicht mehr, hilf mir."

Immer wieder taucht der Wunsch auf, in die Kommune zurückzugehen. Ihn umzusetzen käme einem psychischen und physischen Suizid gleich, das ist Friederike allerdings klar.

„Es gibt keinen anderen Weg, als den, das Leben zu leben. Ich muss mir klar sein, dass ich zwei Jahre nicht in einer Woche und auch nicht in drei Wochen von mir abschütteln kann."

Dann meldet sich in Friederike wieder die andere Stimme. „Ist doch alles Quatsch, du bist doch überzeugt, dass es nicht geht." Statt schöner Worte möchte sie schreien. „Gebt mir von dem Zeug! Ihr erreicht nichts bei jemandem, der sich selber aufgegeben hat."

Warum aber hat sie dann Angst davor, dass die sie wirklich aufgeben könnten?

In ihr Tagebuch schreibt Friederike: „Ich kann nicht schlafen. Wenn nur ein Mensch wachen könnte bei mir. Die Einsamkeit ist unerträglich, der Wunsch nach Stoff verstärkt sich. Ich denke an die Worte Nietzsches:

Wer das verlor, was du verlorst, macht nirgends Halt.

Ich gebe auf. Was ist von mir noch vorhanden? Zu was habe ich mich selber gemacht? Die äußere Nacht ist vorbei, nicht aber die Innere. Ich möchte schreien. Gott nimm diese Nacht von mir! Aber wo ist Gott?"

Irgendwann hält sie es nicht mehr aus, geht weg und besorgt sich den Stoff. Das erwartete Glücksgefühl stellt sich nicht ein, dafür am nächsten Morgen der Katzenjammer: „Warum habe ich das getan? Ich wusste doch, ich würde es nicht schaffen."

Anstelle des erhofften Höhenflugs stürzt Friederike in tiefe Verzweiflung. Sie will nicht zurück nach Wien, möchte leben, endlich ein Mensch werden. Aber die Angst und Mutlosigkeit sind stärker als der Glaube an sich selbst. Friederike kennt den tieferen Grund für ihren ständigen Drang zu entfliehen. „Gebt mir etwas! Ich will nicht länger in dieser Wirklichkeit leben, die so deprimierend ist.“ Jeder Nerv schreit nach Betäubung. „Ich will Musik hören, und glauben können wie ein Kind – das Leben ist schön. Ich wollte einen anderen Weg gehen, leben, aber ich schaffe das nicht.“

Langsam muss sich Friederike mit dem Gedanken auseinander setzen, wieder arbeiten zu gehen. Hedwig bietet ihr an, in der Kinderklinik Arbeit für sie zu beschaffen. Aber jeder Vorschlag zerschellt an Friederikes Mauer aus Angst und Aussichtslosigkeit: „Ich kann doch nichts anderes, als Menschen, die Erwartungen in mich setzen, zu enttäuschen.“

Immer wieder holt sie das Alte ein.

„Ich bin keine Marionette Maos mehr, dafür des Rauschgifts.

Warum ist Hedwig so nett zu mir? Warum frustriert sie mich nicht ebenso, wie ich sie? Wo bleiben die Vorwürfe? Ich bin nicht mehr umgeben von Menschen, die nur andere dorthin bringen wollen, wo sie sie haben wollen, wenn nötig auch mit Gehirnwäsche. Den Leuten hier geht es darum, den Menschen zum Menschwerden zu verhelfen, und ich bin so undankbar. Was nützt das ganze Durchhalten, wenn das Vertrauen zu mir selber und zu den anderen fehlt? Der Wunsch nach Gift verdrängt alles andere.“

Und weiter, ein paar Tage später: „Bin ich zu einer Masochistin geworden, dass ich die frustrierende Atmosphäre der Kommune vermisse? Gehe ich zurück, lande ich mit Sicherheit im Donaukanal oder im Gefängnis. Ich bin es nicht gewohnt, dass sich Menschen für mich in einer solchen Weise einsetzen, wie die hier. Vorher habe ich das Denken der anderen übernommen, das so völlig anders aussah, bei dem es keine Übereinstimmung mit mir selbst gab. Nun, da ich endlich auf dem Weg dazu bin, ‚Ich‘ zu werden, gebe ich auf. Muss ich, da ich zu schwach bin, mit der Einsicht leben: ‚Traurig grüßte ich den Menschen, der ich könnte sein?‘“

Friederike kämpft weiter. Sie entschließt sich dazu, in der Klinik anzufangen. Zwei Tage ist sie dort, der Anstellung wegen. „Oh, heiliger Bürokratius“, denkt sie, „du gehst mir auf die Nerven“.

Hedwig fährt ihre Schwester in Linz besuchen und nimmt Friederike mit. Dort kommt es zu einem Treffen mit Mutter. Die Begegnung findet unter dem Schutz von Hedwig statt und verläuft relativ gut. Die Tage darauf verbringt Friederike an der Oberfläche schwimmend, freut sich über das schöne Wetter. Nur nicht in die Tiefe tauchen, zu all dem Chaos, das dort herrscht.

Friederike wird zunehmend müder, erschöpfter. Oder merkt sie es erst jetzt wirklich? Der Föhn macht ihr zu schaffen, ebenso die Angst vor der Arbeit und das Verlangen nach Gift.

Würde sie heute demonstrieren gehen, dann nur um die Aggressionen loszuwerden, die sie gegen sich selber hat.

„Hinein ins Vergnügen! Das Experiment Mensch ist missglückt, aber wohin nun damit?"

Die Kommune gibt nicht auf. Sie haben Mutter angerufen und ihr alles, auch Erlogenes erzählt. So viel Gemeinheit und Skrupellosigkeit hätte selbst Friederike ihnen nicht zugetraut.

„Ich bin fertig, fertig auch mit diesen Leuten. Es bestärkt mich in meiner Entscheidung, hier zu bleiben. Keines ihrer Worte kann mich von meinem jetzigen Handeln abbringen. Ich habe die Konsequenzen aus ihren schönen Worten und Versprechungen gezogen, schon lange bevor ich aus der Kommune ging. So viel Selbstvertrauen ist noch vorhanden, dass ich mich nicht wieder zu einem Fußabstreifer von denen machen lasse."

Die Angst vor der täglichen Arbeit macht das bisschen Aufgebaute völlig zunichte. Fluchtgedanken tauchen auf. Der Gedanke an die Konfrontation mit den Kindern, der verlangte Einsatz sind Dinge, die ihr unmöglich scheinen. Friederike verwünscht diejenigen, an die sie sich durch ihr Vertrauen gebunden fühlt.

„Ich will kein Vertrauen, ich will Haschisch. Ich will mit jemandem zusammen sein, um mich über meine innere Einsamkeit hinweg zu täuschen. Wann hört endlich diese Unruhe in mir auf, das Suchen und Verlangen nach Dingen, deren Existenz für mich tabu sein sollte. Ich trauere einer Gemeinsamkeit nach, die keine war."

Dann geht Friederike doch arbeiten. Das heißt, jeden Morgen um sechs Uhr aus dem Haus gehen und eine halbe Stunde Fußmarsch zur Klinik. Von der Marionette zum Automaten. Völlig apathisch erledigt sie die ihr auferlegten Arbeiten. Sieht alle fünf Minuten auf die Uhr und wird sich immer klarer, es nie und nimmer schaffen zu können. Nie mehr?

Noch nie ist sie so vor Kindern gestanden, sie hat alles verdrängt, was in Wien war.

„In den letzten Tagen hat mich eine unsagbare Traurigkeit und Mutlosigkeit erfasst. Nichts mehr ist vorhanden als eine trostlose Leere. Die Einsamkeit ist unerträglich und ich schweige. Schweige Gott und die Welt an. Ich sehe bei Hedwig, wie schön es sein kann, in Gemeinschaft zu leben, sie hat die anderen, sie hat ihren Gott, und ich fühle mich noch mehr allein.“

Ich habe Angst vor mir
Wo sind Worte
die mir helfen
den Krieg gegen mich selbst zu gewinnen.

Die einzige Abwechslung sind die Kinder, zu denen sie mittlerweile doch Kontakt gefunden hat. Besonders zu einem kleinen Mädchen mit Down Syndrom, das nichts sieht, ein krankes Herz hat und nicht sprechen kann. Kaum hört sie Friederike, lässt sie voller Freude ihr „brrr, brrr“ ertönen. Friederike verbringt jede freie Minute mit ihr. Als das Mädchen stirbt, muss Friederike nach Hause. Sie bekommt keine Luft mehr, ihr ist übel. „Bauchgrippe“, sagt der Arzt. Friederike weiß, es ist etwas anderes.

Die Müdigkeit wird immer schlimmer. Friederike hält es kaum noch aus. Wird sie von jemandem angesprochen, muss sie gehen.

Längst ist sie nur noch ein Häufchen Elend. „Egal, mit welchen Mitteln ich es schaffe, ich muss diese zwei Monate durchhalten, dann bin ich versichert und ich kann für meinen Körper etwas tun.“

Doch schon ein paar Tage später schreibt sie: „Ich werde Hedwig sagen, ich nehme mir ein Zimmer, ich kann mich ihr nicht mehr zumuten.

Ein Mensch, wie ich, an Freiheit nicht gewöhnt, wird diese immer in einem gewissen Sinne missbrauchen. Ich habe alles versucht, aber aus diesem inneren Gefängnis kann ich nicht fliehen. Ich nehme es überallhin mit. Der Versuch, die Ketten zu sprengen, war zu abrupt. Der Anfang ist leichter, als dann mit aller Konsequenz durchzuhalten.“

„Du musst wollen“, so ein schöner Satz. Für alle Situationen findet er Verwendung. „Wenn sie doch verstehen könnten, dass ich keinen Hunger nach Essen habe, sondern nach Liebe.“ In der Nacht kratzt sie sich wieder die Nägel blutig und schlägt den Kopf gegen die Wand.

Friederike hält das Lachen der anderen nicht aus, die Fröhlichkeit tut ihr weh.

Mein Herz ist eine traurige Zeit, die tonlos tickt.

Sie hatten vor dem Klinikeingang auf Friederike gewartet. „Hurra, ich bin ein konterrevolutionäres Bürgerschwein!“ 100 Schilling bin ich wert, mehr habe ich nicht dabei. Es ist Löse- und Schweigegeld zugleich. Woher die Leute aus der Kommune wussten, wo sie arbeitet, sagen sie nicht. Den Stoff, den sie ihr anbieten, lehnt Friederike ab. Sie sagt ihnen die Meinung, hart und konsequent und ist selber erstaunt über sich.

Abgespeist mit einer Banknote gehen sie.

Langsam sieht Friederike die Notwendigkeit eines Aufenthalts im Sanatorium ein. Aus Stolz, es selbst schaffen zu wollen und um nicht in der Klinik zu versagen, hat sie bisher abgelehnt. Der Arzt, auch ein Bekannter von Hedwig, ist sich über das Risiko im Klaren und nimmt Friederike im Sanatorium auf. Er weiß um ihre Geschichte, zumindest einen kleinen Teil davon, und ist bereit, es zu versuchen, um ihr einen Psychiatrie-Aufenthalt zu ersparen. Es ist auch dort ein hartes Ringen. Der Arzt stellt entsetzt fest, in welch katastrophal schlechtem körperlichen Zustand sich Friederike befindet. „Andere würden auf dem Boden daher kriechen! Wenn sie das geschafft haben, werden wir auch alles andere schaffen.“

Die nächste Zeit ist ein ständiges Auf und Ab, ein Kämpfen und Aufgeben und Weiterkämpfen. Einmal schleicht sich Friederike davon, aber der Arzt hat Verständnis und glaubt trotzdem weiter an sie. So kann sie nach sechs Wochen das Sanatorium zumindest körperlich mit besseren Blut- und Leberwerten und einigen Kilos mehr verlassen.

Friederike entscheidet sich nun, zurück nach Oberösterreich zu gehen und ersucht um eine Anstellung als Lehrerin. Im Mühlviertel wird ihr eine Stelle zugesagt.

Sie verabschiedet sich von dem Ort, an dem sie durch eine Hölle gegangen ist und gleichzeitig eine Ahnung vom Himmel bekam.

Hier war sie mit Menschen zusammengekommen, mit denen sie völlig neue Erfahrungen machen konnte. Es ist nicht alles ausgestanden, das ist Friederike klar, aber sie hat in Hedwig einen Menschen kennengelernt, in dem sie ein Vorbild sehen kann. Das gibt ihr Halt und Orientierung.

„In ihr bin ich einem Menschen begegnet, der mir das erste Mal das Gefühl vermittelt hat: ‚Du bist jemand, du bist etwas wert.' Ein Mensch, der hinter all dem Dunklen in mir etwas anderes sieht. Vor allem das hat dazu beigetragen, dass mein Leben eine Wende nahm“, schreibt sie in ihr Tagebuch.

Die Träne

Das Licht des Abends wird verwelken.
Die Traurigkeit des Herzens wächst im Wind.
Am Rand der Nacht geht still ein Kind
und sammelt Mohn und späte Wiesennelken.

Ein jeder Abend wird uns stiller finden.
Im Herzen wohnt ein Weinen, das versiegt.
Die Nacht beginnt, die in den Adern liegt.
Und alle Anmut birgt sich in den Winden.

Die ungeweinte Träne wird Kristall,
des Herzens Widerschein in den gefrorenen Winden
und Antwort auf der Sterne sanften Fall.

Bis hierher habe ich im Namen von Friederike, meinem zweiten Vornamen, erzählt. Nun, da dieses Ich, wenn auch noch sehr schwach, geboren, gesehen und willkommen geheißen wurde, werde ich im eigenen Namen weitererzählen.

Mein Weg beginnt

So gehe ich also ins Mühlviertel als Lehrerin. Nicht nur äußerlich bin ich dünn, sondern auch in meinem Inneren. Da mich hier kein Mensch kennt, ist es auch eine Chance für mich, ganz neu zu beginnen.

Schnell komme ich mit den Kindern zurecht, nicht so mit dem Lehrkörper. Dort wahre ich Distanz, ich spüre den tiefen Abgrund, den mein Misstrauen erzeugt.

Im November kommt in der Schule das Gerücht auf, dass ich Drogen nehmen würde.

Mein erster Impuls ist Flucht. Doch Hedwig hält mich am Telefon davon ab. „Nein, du bleibst und wirst dich wehren.“

Am Morgen melde ich mich beim Direktor für ein Gespräch an. Innerlich zitternd, nach außen hin stark, frage ich ihn, was das für ein Gerücht sein soll.

„Jemand hat über viele Umwege in Erfahrung gebracht, dass du bei Hedwig in Innsbruck warst, um von den Drogen weg zu kommen. Nachdem du so schlecht aussiehst und noch dazu rauchst, klingt das sehr wahrscheinlich für mich." Ich lasse ihn nicht aussprechen, so aufgeregt bin ich. „Ich bin jederzeit bereit, ohne vorherige Anmeldung einen Test zu machen, ich nehme keine Drogen!"

„Aber du hast Drogen genommen?"

„Das steht nicht zur Debatte, es geht ums Jetzt. Sie rauchen auch, deshalb gehe ich nicht davon aus, dass Sie Drogen nehmen, oder?" Ich fühle mich immer sicherer. „Sollte ich noch einmal eine derartige Anschuldigung hören, zeige ich denjenigen an, und wenn es Ihre Frau ist!" Wie ich kurz vorher erfahren hatte, war sie die Verursacherin von diesem Gerücht.

Selber erschrocken, aber erleichtert über meinen Mut und meinen Zorn verlasse ich das Büro des Direktors. Von da an habe ich Ruhe und seinen Respekt.

Da der Ort sehr abgelegen ist und ich keine Möglichkeit habe wegzufahren, steht mir viel Freizeit zur Verfügung. So gründe ich zur Freude der Kinder und Eltern eine Theatergruppe, bastle mit den Kindern für einen Basar und studiere mit ihnen rhythmische Lieder für die Messe ein.

Bei dieser Gelegenheit lerne ich den Kaplan des Ortes kennen. Wir verstehen uns gut, sind öfter zusammen, tauschen uns aus und diskutieren.

Im Advent führe ich mit den Kindern das Weihnachtsspiel von Carl Orff auf. Die Eltern helfen mit, die Garderobe zu nähen. Das Kleid für den Engel ist bei der Generalprobe noch nicht fertig. Als dann bei der Aufführung der Engel mit seinem weißen Kleid und den Flügeln vor dem fünfjährigen Hirten steht, reißt dieser die Augen und vor allem den Mund auf und brüllt: „A Engel steht da."

Die Zuschauer trampeln vor Begeisterung. Überzeugender hätte es nicht gesagt werden können.

Ich habe Erfolg, bin beliebt, trotzdem ist in mir das ständige Gefühl des Versagens.

Was mir in dieser Zeit hilft, ist der Kontakt zu Hedwig. So oft es geht, fahre ich zu ihr nach Innsbruck.

Als ich an einem Sonntag in den Zug steige, um ins Mühlviertel zurück zu fahren, nimmt mir jemand beim Einsteigen den Koffer weg. Ich erschrecke, drehe mich um und sehe ihn in der Hand eines Chinesen. „Bitte, bitte, Madame, einsteigen, ich bringen Koffer.“ Er stellt ihn im nächsten Abteil ab. Ich, geschockt wie ich bin, setze mich brav hin, er nimmt gegenüber Platz.

Dann faltet er die Hände vor der Brust, steht auf und verbeugt sich. „Ich hoffen, alles gut gehen.“ Ich schlucke und denke, na, ich auch. Die Zeremonie wiederholt sich einige Male.

Mittlerweile schauen die Leute schon her und ich überlege, ob ich nicht das Abteil wechseln soll. Der Mann erzählt pausenlos, zeigt mir auch seine Papiere: „Ich Besitzer von China-Restaurant, wir heiraten! Ich dir schicken Flugticket nach Hongkong, du kommen Hongkong, ich schicken Flugticket nach New York, du kommen New York.“

Ich meinerseits kläre ihn auf, dass so etwas bei uns nicht so schnell geht. „Welche Blumen lieben deine Mutter? Ich bitten um deine Hand.“ Langsam wird es mir ungemütlich, wieso komme ich bloß immer wieder in solch unangenehme Situationen?

Ich gebe ihm eine falsche Adresse und kann ihn überzeugen, dass ich meine Mutter vorbereiten muss, bevor er sich ihr vorstellen kann. Das ist so Tradition bei uns.

Als ich in Linz aussteige, atme ich erst einmal tief durch. Allerdings halte ich den Atem gleich wieder an, als mich Mutter empfängt: „Wie schaust du wieder aus!“ Ich habe Hosen statt eines Rockes, und das gehört sich nicht.

Der Kontakt mit den Kollegen in der Schule intensiviert sich. Ich gehe mit zum Feiern oder Kegeln, aber das pausenlose Kontrollieren meines Verhaltens und vor allem meiner Gefühle verstärkt sich. „Es geht schon, es geht mir gut“, wird zu meinem Standardspruch. Die Vergangenheit versuche ich zu ignorieren. Nur in meiner Unsicherheit und im Mangel an lebensnotwendigen Kenntnissen, wie ich auf mich hören, mich schützen oder meine Grenzen wahren kann, schimmert sie durch.

Im Januar bittet mich eine Lehrerin, sie auf einer Fahrt zu begleiten. Ich bin zwar müde, kann aber nicht Nein sagen. In der Nacht fahren wir zurück. Es ist eine äußerst kurvenreiche Straße, dazu fällt Eisregen und die Fahrbahn ist spiegelglatt. Das Auto beginnt zu schlittern und dreht sich einmal um die eigene Achse, bevor wir die Böschung hinunterrutschen. Irgendwann bleiben wir hängen. „Du musst auf meiner Seite aussteigen", sage ich zu meiner Kollegin, als ich erstaunt feststelle, dass ich noch lebe. Es ist uns nichts passiert! Wäre sie auf ihrer Seite ausgestiegen, hätte es uns überschlagen, da das Rad schon zum Teil im Wasser hängt, wie wir beim Aussteigen bemerken. Auf allen Vieren kriechen wir die Böschung hoch, setzen uns lachend auf die Straße. Noch immer lachend läuten wir um ein Uhr nachts beim Kurbad die Glocke. „Wir hatten einen Unfall."

„Seid ihr betrunken?" werden wir gefragt. Das „Nein" kommt immer noch kichernd. „Wir haben keinen Schluck getrunken." Wir dürfen uns in die Halle setzen. Als die Schwester uns Tee und Decken bringt, beginnt es uns beide zu schütteln. Die Gendarmen kommen und fahren mit uns zur Unfallstelle. „Da habt ihr aber ordentlich Glück gehabt."

Nachdem die herbeigerufene Feuerwehr das Auto auf die Straße hochgezogen hat, wird es auf seine Fahrtüchtigkeit getestet. „So, und jetzt werdet ihr ganz langsam zurückfahren", meint ein Gendarm.

Ich denk mir nur, der hat nicht alle Räder im Kopf, das kann doch nicht sein Ernst sein. Aber er besteht darauf und so fahren wir im Schritttempo zurück. Ich muss mich beeilen, der Unterricht hat um acht Uhr begonnen. Ich gehe einfach hin und tue so, als ob nichts gewesen wäre.

Noch heute bin ich dem Gendarmen dankbar, ich wäre sonst wahrscheinlich nie wieder in ein Auto eingestiegen.

Als ich das nächste Mal in Innsbruck bin, hat Hedwig Neuigkeiten für mich: Sie plant, eine Art Wohngemeinschaft aufzubauen für Mädchen, die in Schwierigkeiten sind. Und sie möchte, dass ich mit ihr das Projekt verwirkliche! „Wir werden sie ‚Offene Wohnung' nennen", meint Hedwig, „ich habe die grauen Haare, die wir für die Behörden brauchen, und du hast die Erfahrung mit den jungen Menschen. Du weißt, wie man mit ihnen umgeht".

Warum bloß trauen mir andere immer mehr zu als ich mir selber? Hedwig kennt mich doch. „Ja, das ist eine gute Idee", antworte ich zögerlich, „aber ich hab doch kein Selbstbewusstsein, ich kann das nicht, du kennst meine Vergangenheit".

„Genau deswegen", sagt Hedwig lächelnd. „Du weißt, wie es den jungen Leuten geht und was helfen kann."

Weil ich in letzter Zeit doch mehr Boden unter den Füßen verspüre, sage ich zu. Bleibe aber, damit der Umstieg nicht so krass für mich ausfällt, noch ein Jahr in Innsbruck, als Lehrerin und Erzieherin.

Die Zeit nutzen wir, um das Konzept für die Wohngemeinschaft zu entwickeln, wobei ich auch hier das Gespaltensein in mir wahrnehme. „Ich könnte das niemals so formulieren", sage ich, mich ständig vergleichend, natürlich bevorzugt mit solchen, die wirklich gut sind, um mich damit abzuwerten.

Dennoch spüre ich auch die Hoffnung, vielleicht wird es doch gut gehen.

Dann ist es soweit. Hedwig ist bereits seit einiger Zeit in Bregenz und nun komme ich nach. Ich freue mich, es ist schön, in ihrer Nähe zu sein. Sie gibt mir etwas, das ich mir als Kind von Mutter gewünscht hatte: Vertrauen, Akzeptanz und Nähe. Dabei lässt sie mir aber meine Selbständigkeit und unterstützt mich darin.

Geplant ist, dass wir beide arbeiten gehen, eine Frau den Haushalt führt und drei bis vier Mädchen mit uns zusammen leben, die ebenfalls arbeiten oder in die Schule gehen sollen.

Hedwig hat in der Zwischenzeit ein passendes Objekt gefunden. Allerdings ist es keine Wohnung, sondern ein Haus in einer wunderschönen Lage. Da es renoviert werden muss, ist als Einzugstermin Mitte November vorgesehen.

Ich beginne in einer Haushaltungsschule zu unterrichten. Schon nach einigen Wochen verliere ich meine Stimme, bringe tagelang keinen Ton heraus. Kaum ist es besser, starte ich einen neuen Versuch zu arbeiten, aber meist schon nach kurzer Zeit kann ich wieder nicht mehr sprechen. Der Arzt warnt mich, wenn ich so weitermache, drohe ein völliger Stimmverlust. Ich bin verunsichert, sehe einen Zusammenhang zwischen meinem Stimmverlust und meinen Versagensängsten. So mache ich weiter, es muss gehen.

Nebenbei suchen Hedwig, Gerda, die Haushälterin, und ich Möbel und Vorhänge aus und alles, was sonst noch für eine Haushaltsgründung nötig ist.

Es macht richtig Spaß.

Beim Einzug helfen uns einige Mitarbeiter vom Institut. Es klappt alles reibungslos. Schon in der ersten Nacht schläft das erste Mädchen bei uns. Ich spüre meine Spannung, meine Freude und eine glückliche Aufregung.

In den nächsten Tagen kommen gleich sechs weitere Mädchen zu uns. Schnell stellt sich heraus, dass es nicht so geht wie geplant. Wir sind pausenlos beschäftigt, deshalb höre ich endgültig mit dem Unterrichten auf und bin ganz für die „Offene Wohnung" da.

Da wir sehr viel unterwegs sein müssen für Behördengänge und Schulbesuche und oft auch nach Mädchen suchen, bittet mich Hedwig, den Führerschein zu machen. Natürlich dröhnt in mir die bekannte Stimme, „das kannst du nicht, du fliegst mit Sicherheit durch". Aber das Fahren macht mir von Anfang an Spaß, ich fühle mich sicher und genieße die Zeit.

Im Mai verbringe ich im Rahmen der Freizeitbeschäftigung ein Wochenende auf der Steinhütte, einer abgelegenen Hütte im Bregenzer Wald. Leo, ein Sozialarbeiter, und der Leiter des Instituts sind dabei. Am offenen Kamin entsteht abends eine entspannte und gemütliche Atmosphäre. Die Mädchen erzählen viel, wir singen und trommeln gemeinsam. Eines der Mädchen hat ihren Kopf auf meinen Schoß gelegt, ein anderes Mädchen sitzt angelehnt bei ihrem „Papa", Leo. Es ist schön zu sehen, mit welch gesunder Distanz der Mann mit den Mädchen umgeht. Und ihnen tut es gut.

Der Leiter vom Institut schickt die Mädchen ins Bett. Leo und ich sitzen noch am Feuer und trommeln so vor uns hin, bis plötzlich ein Dialog daraus wird. Ich bekomme eine Gänsehaut. Was ist das für eine wundervolle Sprache!

Eine Ewigkeit unterhalten wir uns auf diese Weise. Dann gehen wir ins Freie, rauchen eine Zigarette. Ich spüre etwas, das ich schon seit ewigen Zeiten nicht mehr wahrgenommen habe – Schmetterlinge in meinem Bauch!

Glücklich fahren wir zurück.

Meistens besteht eine Arbeitswoche aus hundert und mehr Stunden. Kommt ein Mädchen nicht nach Hause, machen wir uns auf die Suche. Wenn wir sie bei Zuhältern vermuten, gehen wir immer zu zweit. So auch, als H. eines Abends nicht nach Hause kommt. Wir fahren zu ihrem Lieblingslokal. Hedwig wartet oben im Auto, ich gehe in den Keller. Vor dem Klo stehen betrunkene Zuhälter, die sich drohend vor mir aufbauen. Ich sag mit möglichst fester Stimme: „Gebt mir das Mädchen raus oder ich rufe die Polizei! Dann seid ihr fällig, es ist euch doch klar, dass sie noch unmündig ist, oder?“

„Vielleicht will sie gar nicht mit dir mit!“, meint der eine der Männer.

„Dann soll sie mir das selbst sagen“, verlange ich. Sie postieren sich neben mir, einer links und einer rechts. Obwohl ich Angst habe, sie könnten mein klopfendes Herz hören, sage ich: „Ihr wisst genau, wenn ich in fünf Minuten nicht oben bin, ruft Frau G. die Polizei.“ Endlich lenken sie ein und holen das Mädchen. H. tut es leid. Sie weiß nicht, wie sie immer in solche Situationen kommt. Ich weiß es und kann sie verstehen. So versuche ich mit ihr darüber zu sprechen, wir überlegen gemeinsam, wie sich vielleicht in Zukunft solche Situationen vermeiden lassen.

Auch wenn das Gespräch dem Mädchen gut verlaufen ist, bleibt bei mir das Gefühl, ich müsste viel mehr wissen. Es genügt nicht, was ich tue.

Eines Tages fehlen zwei Mädchen, die eine besonders gute Beziehung zu mir haben. Ich bitte Hedwig, mich fahren zu lassen, weil ich mir sicher bin, dass die beiden in München sind. „Wenn du willst, dann fahre, nimm aber Leo mit, der soll dich begleiten.“

Den ganzen Tag sind wir auf der Suche. Mein Mut und meine Zuversicht nähern sich dem Nullpunkt, ich will noch einen letzten Versuch starten. „Komm, schauen wir nochmals beim Bahnhof vorbei.“ Leo fährt hin.

Als wir auf den Parkplatz einbiegen, traue ich meinen Augen nicht, da stehen die beiden! Ich steige aus, bremse mein Tempo aus Angst, sie würden weglaufen. Aber an ihrem Blick ist gleich zu erkennen, wie froh sie sind, uns zu sehen. „Wollt ihr mit, wir haben euch gesucht?“ Die beiden schauen mich groß an.

„Ja, ja bitte, dürfen wir denn wieder zurück?“

Immer wieder fragen die Mädchen, „warum tut ihr das für uns?“

Vieles habe ich getan, weil ich es mir früher selber gewünscht oder gebraucht hätte. So spüre ich auch jetzt auf der Heimfahrt neben dem beglückenden Gefühl, die Mädchen gefunden zu haben, Traurigkeit. Warum hat sich früher nie jemand um mich in dieser Weise gekümmert? Wie gern hätte ich dieses Gefühl erfahren, etwas wert zu sein, für jemanden wichtig zu sein.

Im Frühjahr, gleich nach Beendigung der Militärregierung in Griechenland und noch vor der Begegnung mit Leo, habe ich gemeinsam mit Bekannten aus dem Mühlviertel eine Reise nach Rhodos gebucht. Ich will die Reise nicht rückgängig machen, trotzdem fällt es mir schwer, von Leo wegzugehen.

Als wir in Rhodos durch die Passkontrolle gehen, nehmen sie mir den Pass weg. Da stehe ich, innerlich wieder einmal zitternd und sage den anderen: „Falls sie mich mitnehmen oder sonst irgendetwas machen, ist es wegen der Demonstrationen in Wien, dann holt mich auf alle Fälle raus!"

Während wir warten, erfahren wir, dass uns das gebuchte Hotel nicht aufnimmt: es ist schon voll. Meine Hoffnung steigt, gleich wieder zu Leo zurückfliegen zu können. Die anderen schlagen vor, nach einer Unterkunft zu suchen. Ich lehne ab, habe jedoch keine Chance und außerdem meinen Pass noch immer nicht wieder. Nach endlosen drei Stunden bekomme ich ihn kommentarlos zurück. Meine Fragen werden von den Zöllnern ignoriert. Untergebracht sind wir schließlich in einem Hotel, in dem wir am Abend den Zahnbecher unter den Wasserhahn stellen müssen, um am nächsten Morgen wenigstens Wasser zum Zähne Putzen zu haben. Zum Essen müssen wir in ein anderes Hotel gehen. Ich zähle die Stunden, bis ich endlich wieder bei Leo bin.

Trotzdem beeindruckt mich dieses Land. Bei einem Ausflug mit einem Mietauto verfahren wir uns und landen irgendwo auf Schotterstraßen in einer wunderschönen Gegend. Als wir in einem Dorf nach der Straße zurück nach Rhodos fragen, laden uns die Menschen ein, Platz zu nehmen. Ich bin überrascht, wir sind immerhin fünf Leute und den Frauen sieht man an, dass sie nicht gerade mit viel Geld gesegnet sind.

Dann stellen sie einen kleinen Tisch auf den Platz und laden uns ein zu griechischem Salat, Brot und Wein. Wie ist mir zumute! Wir wagen fast nicht zuzugreifen. Aber es schmeckt herrlich! Und die

Frauen freuen sich. Mittlerweile kommen immer mehr Menschen aus dem Dorf zusammen, reden zumeist griechisch auf uns ein. Manche können ein paar Worte Deutsch, andere ein wenig Englisch. So werden die wichtigsten Informationen ausgetauscht. „Auf alle Fälle müssen wir bleiben... abends Fest... tanzen... alle zusammen."

Welche Menschen, welche Freude!

Abends tanze ich ausgelassen meinen ersten Sirtaki und Zeybekikos.

Viele Jahre danach lese ich von der schönen Tradition der Gastfreundschaft bei den Griechen. „Xenos" heißt Gast und Fremder gleichzeitig. Wenn die Griechen einem „Xenos" etwas geben, bringt ihnen das Glück. Leider wurde, wie ich später oft erfahren musste, gerade dieser Brauch von Touristen missbraucht. Mir hat er unter anderem die Liebe zu diesem Land gebracht.

Beim Rückflug geht alles gut und als ich in Innsbruck in den Zug nach Bregenz umsteigen will, steht Leo auf dem Bahnsteig!

Ich bekomme Herzklopfen und ein Glücksgefühl, das kaum aushaltbar ist.

Bei der Heimfahrt ist alles so wunderschön! Das Grün ist viel grüner, der Himmel scheint blauer und die Schmetterlinge in meinem Bauch flattern aufgeregt.

Zu Hause steht mir die Fahrprüfung bevor. Gegen Ende des Fahrtests verlangt der Prüfer von mir, bergauf und rückwärts in eine schmale Lücke einzuparken. Den ersten Teil meiner Gedanken möchte ich nicht wiedergeben, beim zweiten Teil überlege ich kurz, dann sehe ich mich scheitern. „Wissen Sie was", sage ich zum Prüfer, „einen solchen Parkplatz nehme ich erst, wenn ich schon viel Fahrpraxis habe."

Der Fahrschullehrer neben mir hält die Luft an. Gespanntes Schweigen herrscht im Auto, dann ertönt die Stimme des Prüfers: „Sie haben Recht, suchen sie sich einen anderen Parkplatz." Ich fahre ein Stück weiter und parke gekonnt ein. Mit den Worten, „es ist gut, seine Grenzen zu kennen", gratuliert er mir zur bestandenen Prüfung.

Wenn ich bloß immer meine Grenzen erkennen würde!

Kurz darauf bin ich stolze Besitzerin eines weißen Käfers! Mein Gott ist das eine Freude. Ich sprudle vor Energie und Seligkeit. Ich bin verliebt, habe die Prüfung geschafft und eine Arbeit, die mir

Spaß macht, und habe Menschen um mich, bei denen ich mich wohl fühle. Niemals hätte ich gedacht oder zu hoffen gewagt, dass sich mein Leben so ändern kann.

Die Freude gibt mir genug Kraft, um für die Mädchen da zu sein. Manche von ihnen bringen sehr schlimme Erfahrungen mit, mehrfachen Missbrauch zum Beispiel, eine andere war an zwölf verschiedenen Pflegeplätzen, wieder andere haben Misshandlungen erlebt. Wir fragen uns immer wieder, wie es soviel Gewalt geben kann? Meine eigenen Erfahrungen helfen mir über alle Zweifel hinweg.

Mit den Schulabgängerinnen mache ich einen Ausflug nach Linz. Die Mädchen sind aufgeregt, reden, lachen und erzählen. Ich bin in Spannung. Wie wird es werden?

Zwei der Mädchen laufen seit Wochen mit Hakenkreuzen auf der Hand herum. Von Linz aus, wo wir bei meiner Mutter wohnen, mache ich mit ihnen einen Ausflug nach Mauthausen. Beim Hinfahren erzähle ich den Mädchen, worum es geht. Dort angekommen, lasse ich ihnen Zeit für sich selber und bleibe einfach in der Nähe. Immer stiller werden sie, am Ende gehen die beiden hinaus zum Brunnen und waschen sich die Bemalungen von den Händen.

Die restlichen Tage gehen auch gut und wir landen schließlich wohlbehalten und voller neuer Eindrücke in Bregenz.

Ab Anfang November sind Hedwig und ich damit beschäftigt, Gedichte für den Nikolaus zu machen. Jedes Mädchen bekommt ein eigenes Gedicht. Das braucht Zeit und Kreativität, nicht nur beim Vorlesen, schon während des Dichtens gibt es viel Gelächter!

Die Tage sind ausgefüllt mit zuhören, auf die Probleme der Mädchen eingehen, eine neue Hose bewundern, Erfolge loben und Ausgangszeiten ausdiskutieren, bei den Aufgaben helfen und noch vielem mehr.

Am Abend finden gemeinsame Aktivitäten statt, wir diskutieren über Fragen, die die Mädchen selber stellen. Zum Beispiel, was Gesellschaft heißt, was wir unter Liebe verstehen. Wir gehen Minigolf spielen, Boot fahren, Eis laufen, wir basteln, gestalten Collagen, machen selber Musik und vor allem tanzen wir. Gerade dabei spüre ich, dass ich so manche Mädchen, die sonst zurückgezogen sind, erreichen kann.

So manches Gesicht hellt sich bei der Trommelmusik auf, die eine oder andere kann ihre Wut heraus stampfen, die sie sonst gegen sich selbst richtet.

Ich erlebe aber auch manchmal, dass es mehr brauchen würde, irgendwo ist eine Grenze.

Nach Weihnachten fahren Leo und ich für ein paar Tage nach Linz. Ein Kollege von Leo lädt uns zum Essen in ein China Restaurant ein. Die von mir bestellten acht Schätze schmecken mir absolut nicht. So lasse ich nach einigen Bissen den Teller stehen. Am nächsten Tag muss ich das Treffen mit einem gemeinsamen Bekannten von Hedwig und mir absagen. Mir ist entsetzlich schlecht, ich habe Magenkrämpfe, Durchfall und muss mich erbrechen. War das die späte Rache des heiratswilligen Chinesen?

Einigermaßen geschwächt kehre ich nach Bregenz zurück.

Wenige Wochen später informiert uns der Bekannte aus Linz am Telefon, dass das Lokal gesperrt wurde, da man Mülltonnen voller Hundefutterdosen im Hinterhof gefunden hatte.

Da durchschnittlich zwölf, manchmal sogar vierzehn Mädchen bei uns sind, stellt Hedwig noch eine Erzieherin ein.

Im Dezember kommen zwei Mädchen direkt aus Amsterdam zu uns. Die eine hat wunderschöne lange, blond gelockte Haare. Allerdings sind sie voller Läuse. Es dauert nicht lange, bis immer mehr Hände kratzend Richtung Kopf wandern. Wir starten eine große Säuberungsaktion, aber alle Versuche, die Läuse mit chemischen Mitteln zu vernichten, scheitern. So nehme ich mir an meinem freien Sonntag ein Mädchen nach dem anderen vor. Mit den Fingernägeln ziehe ich ihnen die Nissen aus den Haaren. Und das von zehn Uhr morgens bis fünf Uhr nachmittags. Ich spüre meine Finger nicht mehr, aber mir ist klar, dass alle drankommen müssen, sonst geht es wieder von vorne los. Unsere Haushälterin wäscht in der Zwischenzeit die gesamte Bettwäsche. Die Mädchen helfen mit, die Polstermöbel zu säubern. Endlich ist alles sauber und wir sind erschöpft.

Ich traue meinen Ohren nicht, als die andere Erzieherin hereinkommt und von mir verlangt, das Abendessen herzurichten. Ich bin völlig k. o. und nach all der Arbeit möchte ich nicht auch noch das Essen zubereiten. Sie, die eigentlich im Tagesdienst eingeteilt war, hat sich an keiner der Säuberungsaktionen beteiligt.

Es reicht mir endgültig. Schon seit sie da ist, habe ich immer wieder Probleme mit ihr. Bis jetzt habe ich mich nicht getraut, etwas zu sagen. In meinem Zorn sage ich zu Leo: „Schreibe mir die Kündigung, ich kann nicht mehr Maschine schreiben mit meinen Fingern, außerdem kannst du es besser formulieren."

Leo weigert sich, bleibt aber bei mir.

Irgendjemand hat mir einige Wochen vorher einen Whisky geschenkt. Da ich kein Fan von dem Getränk bin, biete ich ihn Leo an. Der nimmt das Angebot an, trinkt ein Glas und wir beginnen zu diskutieren. Dann trinkt er noch eines und beginnt zu erzählen. Er, der sonst nicht gerade der Gesprächigste ist, erzählt und erzählt immer mehr von sich, von seiner Vergangenheit. Ganz still bin ich. Im vollen Bewusstsein, dass sich diese Gelegenheit nicht mehr so schnell bieten wird, bin ich ganz Ohr. Hin und wieder schenke ich ihm leise nach, um seinen Redefluss nicht zu unterbrechen. Um drei Uhr morgens bin ich dann aber doch so müde, dass ich zaghaft anfrage: „Leo, meinst du nicht..." „Sei still, unterbrich mich nicht immer", meint er nur und redet weiter. Als wir um vier Uhr ins Bett gehen, ist mein Zorn auf die Kollegin verraucht. Am nächsten Morgen hat Leo einen gewaltigen Kater.

Als Hedwig nach ein paar Tagen von einer kurzen Reise zurückkommt, kann ich ihr endlich alles über meine Probleme mit der Neuen erzählen. Wir beschließen, gemeinsam Supervision zu machen, die Zusammenarbeit bessert sich von da an.

Manche Mädchen haben sich so weit stabilisiert, dass sie in die Familie entlassen werden können oder in eine eigene Wohnung ziehen. Aber immer wieder kommen sie ihren „Heimathafen" besuchen. Im Februar fahren Leo und ich für vier Tage nach Südtirol zum Skifahren. Nachdem ich schnell feststellen muss, dass ich auf Skiern eine Gefahr für die anderen Skifahrer bin, bestaune ich stattdessen lieber Leos Fahrkünste und die wunderschöne, verschneite Landschaft.

Es tut gut, bei meiner intensiven Arbeit in der Wohngemeinschaft immer wieder einmal eine Pause einzulegen, einfach wegzufahren.

Am dritten Tag werde ich allerdings so unruhig, dass ich Leo bitte, mich heim zu fahren. Ich bin mir sicher, dass irgendetwas mit S. nicht stimmt, auch wenn ich nicht sagen kann, was. Als unsere Haushälterin die Tür öffnet, frage ich überstürzt: „Was ist mit S.

los?“ Sie schaut mich groß an. „Wieso weißt du es?“ S. hatte einen Suizidversuch gemacht und war für kurze Zeit im Krankenhaus.

Für sie, die zwölf Pflegeplätze hinter sich hat, war die Angst vor dem Verlassenwerden zu groß. S. ist glücklich, dass ich zurück bin und gespürt habe, dass es ihr nicht gut geht.

Manche Zuhälter arbeiten mittlerweile mit uns zusammen. Einer von denen, die mich im Lokal bedroht hatten, ruft an und fragt, was er mit N. machen soll. Sie steht am Bahnhof und will abhauen. Er unterhält sich so lange mit ihr, bis wir kommen.

Auch die Polizei geht meist sensibel mit unseren Mädchen um. Wegen der Nachbarn kommen sie sogar in Zivil.

Manchmal schläft eines der Mädchen bei mir im Zimmer, wenn es ihr nicht gut geht; so erfährt sie Schutz und Nähe. Nie jedoch nutzen sie dieses Privileg aus, indem sie es durch Provokation zu erhalten versuchen.

Es ist eine aufwendige und äußerst intensive Arbeit, aber sie trägt Früchte. Die Mädchen erfahren oftmals das erste Mal in ihrem Leben, wie es ist, nicht mehr allein zu sein. Es wird ihnen geglaubt und sie fühlen sich wichtig.

Wir Betreuerinnen können auf keine Erfahrungen anderer Wohngemeinschaften zurückgreifen, da es solche noch nicht gibt. Wir leisten Pionierarbeit und so ist es nicht möglich, mit geregelten Dienstzeiten zu arbeiten. Aber es lohnt sich, wir sind sicher, dass der Erfolg auf unseren Einsatz zurückgeht. Wobei der Erfolg vielleicht nicht immer den Kriterien der Gesellschaft entspricht. Es sind die kleinen Schritte von Mädchen, die Anerkennung gefunden haben.

Familie

Nach zwei Jahren Arbeit überlege ich, doch einmal länger Urlaub zu machen. Als Leo und ich beschließen, ins Tessin zu fahren, höre ich in den nächsten Tagen von zahlreichen Bekannten, dass es auch ihr Reiseziel sei. Wir sind nicht gerade begeistert, da wir eigentlich allein sein wollten.

Einige Tage später sitze ich beim Zahnarzt. Wie üblich habe ich Angst. Um mich abzulenken, blättere ich gedankenverloren in den Heften, die herumliegen. Da sehe ich ein paar wunderschöne Fotos.

Finnland – mein Gott, ist das schön! Mit ein wenig schlechtem Gewissen reiße ich die Seiten heraus und bringe sie Leo mit. „Wäre schon schön." Leo lässt sich begeistern, aber als wir im Atlas die Entfernung sehen, schütteln wir beide den Kopf. Trotzdem lassen uns die Bilder keine Ruhe. Am nächsten Tag gehe ich ins Reisebüro. „Nein, es gibt noch keine Prospekte von Finnland, da es als Urlaubsland nicht gefragt ist."

Aber ein Bekannter der Beraterin hat ihr einen Prospekt gegeben von einer finnischen Agentur, die Sommerhäuschen vermietet. Leo und ich sind begeistert. Ein Holzhäuschen ganz für uns, das ist doch ein wunderschöner Traum!

Aus dem Traum wird Wirklichkeit und zwei Wochen später sitzen wir in Leos VW-Käfer und fahren Richtung Stockholm. Unterwegs übernachten wir in einem alten Herrschaftshaus in Mittelschweden. Abends gehen wir am Seerosenteich spazieren, als ich eine Schlange sehe. Einen Moment erschrecke ich, meine Angst vor diesen Tieren ist ziemlich groß. Hoffentlich gibt es in Finnland nicht zu viele davon!

In Stockholm schlafen wir bei einer Freundin von mir und in der folgenden Nacht fahren wir mit der Fähre nach Finnland weiter. Die Sonne geht über den vielen Inselchen auf. Innen und außen herrscht eine wunderbare Stimmung, als wir in Turku anlegen.

Wir haben Hunger und halten bei einer Raststätte. Die Speisekarte können wir nicht lesen, da alles in schwedisch und finnisch angegeben ist. Ich entscheide mich für „Kottböller", das klingt so unmöglich, dass ich neugierig bin. Sie schmecken herrlich!

Bei der Weiterfahrt sehen wir links und rechts kleinere Teiche voller Seerosen, dann werden die Seen immer größer, bis wir in Lappenranta eintreffen, wo wir im Reisebüro die Wegbeschreibung und die Schlüssel zum Ferienhäuschen abholen. Endlich kommen wir bei unserem Holzhaus an, das direkt am See liegt. Die Einrichtung ist einfach, es gibt nur Petroleum-Licht. Eine Sauna und ein Ruderboot gehören dazu.

Es folgen Tage voller Stille, die wir mit Rudern, Lesen, Spielen und anderem verbringen. Eine einzigartige Idylle. Ich sehe zu, wie Leo am Sandufer Dämme baut.

Einmal fahren wir mit dem Boot in ein Tanzhaus, das sich auf dem gegenüberliegenden Seeufer befindet. Im Raum gibt es keine

Stühle, Bänke oder Tische. Die jungen Leute kommen herein, legen ihre Jacken in der Mitte einer Gruppe ab und tanzen um diese herum. Ich bin fasziniert!

Viel zu schnell gehen die Tage vorbei.

Zurück geht es mit der Fähre von Helsinki nach Travemünde. Nach der finnischen Stille und dem ruhigen, stresslosen Fahren auf Finnlands Straßen ist es ein richtiger Schock, als wir auf der deutschen Autobahn Richtung Bregenz fahren.

Zu Hause erwarten mich die Mädchen und viel Arbeit.

Im Herbst muss ich ständig husten, der linke Arm tut mir weh und das Herz brennt. Ich denke an eine Grippe, doch der Arzt stellt eine leichte Myocarditis fest, eine Herzmuskelentzündung. Ich solle Ruhe geben, im Bett liegen und Medikamente nehmen. Lange halte ich das allerdings nicht aus. Die Mädchen sitzen bei mir und erzählen pausenlos. So ist es zwar erträglicher, aber ich stehe trotzdem auf.

Bald darauf erwartet eines unserer Mädchen ein Kind. Ihr Freund sitzt im Gefängnis. Sie will unbedingt noch vor der Geburt des Kindes heiraten. Hedwig versucht ihn für die Hochzeit auf Freigang zu bekommen und hat tatsächlich Erfolg! Leo und ich sind Trauzeugen. Am Morgen hole ich noch schnell einen Hochzeitsstrauß für die Braut. Als ich heimkomme, ist ihre Fruchtblase bereits geplatzt und sie spürt leichte Wehen. Es ist zehn Uhr fünfzehn. Um elf Uhr soll die Trauung stattfinden und das Mädchen ist nicht von ihrem Vorhaben abzubringen.

Hoffentlich schaffen wir das noch!

Vor dem Standesamt finden wir keinen Parkplatz. Ein Polizist, der in der Nähe steht, hat Verständnis für die Situation und erlaubt uns, das Auto im Parkverbot abzustellen. Er würde es so lange bewachen. Langsam bekomme ich ein anderes Bild von Ordnungshütern.

Das Mädchen sitzt auf einem mitgenommenen Kissen und ich sitze auf Nadeln. Der Standesbeamte lässt sich nicht beirren und hält eine aufgesetzte Rede, die völlig an der Situation vorbeigeht.

Vom Standesamt fahren wir direkt ins Krankenhaus, wo sie nach einer Stunde ein gesundes Mädchen zur Welt bringt.

Lachen und Weinen und die unmögliche
Wahl haben
und nichts ganz recht tun
und nichts ganz verkehrt
und vielleicht alles verlieren

Doch mit Ja und Nein und Für-immer-vorbei
nicht müde werden
sondern dem Wunder
leise
wie einem Vogel,
die Hand hinhalten.

Am 10. Januar beschließen Leo und ich, im Frühjahr zu heiraten. Wir einigen uns auf den 1. Mai, den „Tag der Arbeit", das passt zu uns! Außerdem ist es an diesem Tag Leos Bruder, der Priester ist und viele Termine hat, möglich, uns zu trauen.

„So", sage ich, als wir uns auf den Termin festlegen, „dann ist das meine letzte Zigarette." Niemand kann es so recht glauben, immerhin rauche ich circa vierzig Zigaretten am Tag. „Ich will nicht erst aufhören, wenn ich schwanger bin, und ich möchte ganz schnell Kinder bekommen", sage ich bestimmt. Die Tage nach meinem Entschluss sind schwierig. Die Mädchen bieten mir ständig unabsichtlich Zigaretten an. „Oh, Entschuldigung", höre ich dauernd und weiß nie, wohin mit meinen Händen. Es ist vor allem das Ritual und das Manuelle, das mir fehlt, weniger das Nikotin. Unsere Haushälterin füttert mich mit Schokolade.

Hedwig sieht meine Familienplanung mit gemischten Gefühlen. Sie hat sich vorgestellt, dass ich einmal die „Offene Wohnung" weiterführen werde und sie ein neues Projekt für Prostituierte starten kann.

Das dachte ich ja anfangs auch. Als mich Hedwig damals nach meiner Mitarbeit fragte, war mir klar, dass ich auf mein Privatleben verzichte, wenn ich zustimme.

Aber der Mensch dachte und Gott lachte. Und es ist ja nicht so, dass sich Hedwig nicht freut mit uns.

Die Zeit ist ausgefüllt damit, für die Mädchen da zu sein, nach einer Wohnung zu suchen und Hochzeitsvorbereitungen zu treffen. Gerda fährt mit mir Stoff kaufen für das Hochzeitskleid. Zu dritt nähen wir das Kleid. Gerda und die andere Erzieherin helfen mir. Leo kümmert sich um die Hochzeitseinladungen, er entwirft sie selber.

Immer wieder muss ich die aufgekratzten Mädchen beruhigen, die fast aufgeregter sind als ich. Dann endlich ist es soweit.

Den Vorabend und die Nacht verbringt Leo traditionsgemäß im Elternhaus. Schlafen kann ich natürlich nicht in dieser Nacht.

Am Morgen findet das große Auto-Schmücken statt. Die ersten Gäste kommen mit Blumen, Geschenken und Gratulationen. Die Mädchen ziehen ihre schönsten Kleider an. Als Leo feierlich gekleidet erscheint, fahren wir in einer hupenden Autokolonne Richtung Bregenzer Wald. In einer kleinen Kirche in Reute feiern wir unsere Hochzeit. Leos Bruder und sein Firmpate, der ebenfalls Priester ist, lesen die Messe, die Mädchen aus der Wohngemeinschaft singen.

Am Vorabend hat es noch geschneit. Heute strahlt die Sonne vom wolkenlosen, blauen Himmel. Nach der Messe werden wir von Gratulanten bestürmt und die Kinder sagen Gedichte auf. In einem davon verspricht mir der fünfjährige Neffe: „Und wenn'st amol an Husfreund bruchst, denn denkscht a mi."

Die Wälderinnen sind in ihrer wunderschönen Tracht gekommen, allen voran Leos Mama. Was für ein Tag!

Dann gibt es Kaffee, später Abendessen und Tanz. So viel Glück auf einmal, ich kann es kaum fassen! Schon den ganzen Tag habe ich Halsweh. Es stört mich nicht. Aber als wir gegen Morgen, mit vielen Geschenken beladen, von zwei Brüdern Leos in unser neues Zuhause gebracht werden, bin ich total heiser.

Da wir nur fünf Tage Zeit haben, fahren wir gleich am nächsten Mittag los, Richtung Südtirol. Als wir in Males Pause machen, liegt überall Schnee und es ist eiskalt. Mit heiserer Stimme versuche ich Leo zum Weiterfahren zu überreden. „Fahren wir doch einfach weiter nach Süden, da ist es wärmer als hier." Dass ich nach Rom möchte, werde ich ihm erst später sagen. Wir steigen also wieder ein und fahren, bis wir müde sind. In der Nähe von Modena übernachten wir in einem Hotel. Nach ein paar Stunden Fahrt kommen wir am nächsten Tag in Rom an, wo ich meine Freundin anrufe.

„Du, ich bin mit meinem Mann auf Hochzeitsreise da", überrasche ich sie. Sie kann es erst nicht glauben, sagt aber sofort: „Dann müsst ihr bei uns wohnen." Sie hat inzwischen ihren römischen

Freund geheiratet und nach der Geburt des ersten Bambino wurde sie auch von seiner alteingesessenen römischen Familie akzeptiert.

Mittlerweile hat sie schon zwei Bambinos.

Die früheren Besuche in Rom kommen mir jetzt zu Gute. Ich zeige Leo die verborgenen Schönheiten der Stadt. Beinahe wie ein alter Römer lenkt er sein Auto millimetergenau auf der Piazza Europa durch das Chaos und erntet meine Bewunderung. Einmal werden wir von hinten angeschoben. Schnell aussteigen, ein kurzes „fa niente“, im Übrigen alles o.k. und weiter schieben, bis wir endlich dem Chaos entrinnen.

Am vierten Tag fahren wir wieder nach Bregenz zurück.

Es ist ein eigenartiges Gefühl, nicht mehr in der Wohngemeinschaft zu übernachten. Anfangs habe ich fast ein schlechtes Gewissen, aber ich gewöhne mich schnell daran.

Da uns Finnland so sehr beeindruckt hat, entschließen wir uns einige Monate später, noch einmal dorthin zu fahren.

Vorher gehe ich noch zum Frauenarzt, da sich mein Kinderwunsch bisher nicht erfüllt hat.

„So wie es aussieht, werden Sie wahrscheinlich keine Kinder bekommen können“, meint der Arzt nach der Untersuchung. In mir bricht alles zusammen. Das gibt es nicht, das darf nicht wahr sein! Der Arzt will, dass ich gleich ins Krankenhaus gehe. „Vielleicht kann man doch noch etwas richten, zuerst muss auf alle Fälle eine Curettage gemacht werden.“

„Nein, wir fahren erst fort“, entgegne ich ihm, „außerdem muss ich mir das überlegen“.

Ich traue mich kaum, es Leo zu sagen. Doch der tröstet mich voller Verständnis. „Wir werden eine Lösung finden.“

Unsere Reise rückt näher und ich bekomme meine Periode nicht. Das ist mir nicht ganz geheuer, da ich noch unter dem Schock der Aussage vom Arzt stehe.

„Im Institut hat gerade eine neuer Frauenarzt begonnen, gehe doch zu ihm“, rät mir Leo.

Ich rufe an und schildere ihm meine Situation. „Wann fahren sie?“

„Morgen.“

„O.k., dann kommen sie heute noch vorbei.“

Als ich die Praxis betrete, zittern meine Knie, mein Mund ist trocken. Der Arzt begrüßt mich freundlich und nimmt mir damit die erste Angst. „Na, dann schauen wir einmal“, meint er mit ruhiger Stimme. Ich ziehe mich aus und lege mich mit gemischten Gefühlen auf den Stuhl. Voller Unruhe schreie ich innerlich, „so sag doch was!“ Die Spannung ist kaum mehr auszuhalten. Als ich wieder angezogen bin, lächelt der Arzt und meint: „So, wie ich das sehe, sind sie zu 95% schwanger. Da der Abstand zur letzten Regel noch etwas kurz ist, kann ich es nicht zu 100% sagen, ich gebe euch aber einen Schwangerschaftstest mit, den könnt ihr dann in Finnland machen.“

Ich fliege förmlich nach Hause, fliege Leo direkt in die Arme.

„Du wirst Papa!“

Dann plötzlich erschrecke ich fürchterlich. „Stell dir vor, ich hätte die Curettage machen lassen, wie mir der erste Arzt geraten hat!“

Ich rufe schnell Hedwig an und teile ihr die frohe Botschaft mit. Sage ihr zwar, dass es noch ein Fragezeichen gebe, aber für mich ist es mittlerweile ein Ausrufezeichen.

In der Nacht fahren wir los. Schon in Ulm drückt mich die Blase. Ich, die sonst so selten aufs Klo gehen muss, kann nicht mehr warten.

Als wir vom Parkplatz wieder wegfahren wollen, streikt das Auto. Wir müssen anschieben, dann geht es weiter. Keine dreihundert Kilometer schaffen wir und schon brauche ich wieder eine Pause. Leo lacht: „Du bist schwanger, kein Zweifel.“

Bei der Überfahrt nach Finnland herrscht ziemlich hoher Wellengang. Leo trinkt einen Wodka gegen die Übelkeit, ich merke nichts.

In Finnland fahren wir zum Mökki, wie die Finnen ihr Sommerhäuschen nennen. Ein einsamer kleiner See ganz für uns allein!

Am fünften Tag machen wir den Schwangerschaftstest. Wir können es nicht erwarten und öffnen ihn zu früh, so dass wir wieder keine Sicherheit haben.

Für Leo habe ich ein Glas Essiggurken mitgenommen. Ich selber bin schon lange kein Freund mehr davon. Als Leo vom Fischen heimkommt, sitze ich mit seinen Essiggurken auf der Stiege und ich finde sie herrlich! Dabei dachte ich früher bei Erzählungen von solch schwangerschaftsbedingten Essgelüsten immer an Einbildung. Am Samstag halte ich es nicht mehr aus. Ich brauche einfach Fleisch zum Essen! Aber so etwas in der Einöde der finnischen Wälder zu finden, ist nicht einfach. Leo fährt mit einer Engelsgeduld und Verständnis für seine schwangere Frau eineinhalb Stunden durch die Gegend, bis ich endlich zu meinem Kotelett komme. Es kann keine Einbildung mehr sein!

Zu Hause ist mein erster Weg zum Arzt, um mir bestätigen zu lassen, was ich eigentlich schon sicher weiß: Ich werde Mama.

Eigenartig, wie viele Kinderwagen es plötzlich in Bregenz gibt und erst wie viele schwangere Frauen! Bis jetzt war mir das gar nicht aufgefallen.

Mitte Februar nehme ich Abschied von der „Offenen Wohnung", mit dem Versprechen, ganz oft vorbei zu schauen. Die freie Zeit verbringe ich damit, Vorbereitungen zu treffen, Babysachen zu besorgen, selber welche zu nähen, zu stricken und zu häkeln und mich über Babyerziehung zu informieren.

So schnell vergehen die Wochen und doch viel zu langsam. Trotz der Wehmut bei dem Gedanken, dieses kleine Wesen dann nicht mehr in mir zu tragen, kann ich die Geburt kaum erwarten.

Geburtstermin ist der Ostermontag, doch in meinem Bauch ist alles völlig ruhig. „Machen wir eine kleine Wanderung", schlage ich vor. Beim Spazierengehen sehe ich mein Lieblingstier, eine Eule. Wenn das kein gutes Omen ist! Mittwoch morgens geht es dann endlich los. Ich warte eine Weile, bis die Wehen in kürzeren Abständen kommen, dann bringt mich Leo ins Krankenhaus. Die Wehen sind nicht gerade angenehm.

„Das Köpfchen sieht man schon", höre ich die Hebamme sagen.

Und dann der erste Schrei. Es ist ein Mädchen! Eine glückselige Fassungslosigkeit erfasst mich, als das winzige Wesen auf mir liegt. Mein Kind, unser Kind!

Alles ist dran, es ist so unglaublich.

Leo, der draußen warten muss, darf ausnahmsweise kurz hereinkommen. Da man die Babys während des Aufenthalts noch von den Müttern trennt, will ich so schnell wie möglich nach Hause. Ich möchte da sein, wenn Klein-Barbara schreit.

Zu Hause ist für unsere Ankunft alles vorbereitet. Mutter ist auch da. Als wir am Abend zusammen sitzen, fragt sie mich: „Wo kommen eigentlich die Kinder heraus?" Ich traue meinen Ohren nicht. „Du hast mich doch auf die Welt gebracht!"

„Das habe ich doch schon alles vergessen“, murmelt sie.

Ich kann es nicht glauben.

Unsere erste Tochter schläft und schläft. Ich warte ständig, bis sie endlich erwacht. Wie oft stehe oder sitze ich vor ihrem Bettchen und bestaune das Wunder.

Eine meiner Bekannten bekommt ein paar Wochen später ihr Kind. Telefonisch tauschen wir unsere Unsicherheiten aus. „Meine hat heute so oft in die Windel gemacht, ist das normal?“ Gegenseitig beruhigen wir uns. Zu meiner Mutter kann ich mit solchen und anderen Fragen nicht gehen.

Alles wird mit Stolz und Freude registriert: Das erste Lächeln, das erste Wort, die ersten Gehversuche. Es gibt so viele „Das-erste-Mal“.

Gehe ich mit Barbara spazieren, will sie immer auf dem Bauch liegen, das Köpfchen erhoben, damit ihr ja nichts entgeht. „Da, da, da“, brabbelt sie vor sich hin.

Die ersten Krabbelversuche folgen, weg von mir und wieder zurück zu Mama. Als müsste sie sich immer wieder versichern, dass Mama noch immer in der Küche steht.

So geht die Zeit dahin.

Ein Jahr später ist es wieder soweit. Ich bin wieder schwanger, wir freuen uns. Im dritten Monat bekomme ich plötzlich Blutungen. „Ruhig liegen bleiben“, sagt der Arzt. Am nächsten Tag spüre ich ein starkes Ziehen im Bauch und die Schmerzen werden immer schlimmer. Wir bringen Barbara zur Nachbarin. Leo fährt mich zum Krankenhaus, er muss aber gleich in die Schule zurück. Bei der Untersuchung stellt sich heraus, dass ich einen Abortus habe und in den Operationssaal zur Curettage muss. Wieder zurück im Zimmer breche ich in Tränen aus. Warum, warum immer ich?

Der Arzt meint, vielleicht hätte ich von den Hormonen her bei einem Mädchen weniger Schwierigkeiten. Wir sollten beim nächsten Mal beim Termin darauf achten, falls es uns egal wäre, ob es ein Mädchen oder ein Bub wird.

Uns ist es egal, Hauptsache ein Kind.

Zu Allerheiligen beschließen Leo und ich spontan mit Barbara, die inzwischen schon überall herumläuft, nach Südtirol zu fahren.

Wir finden einen sehr schön gelegenen Bauernhof inmitten von Weinbergen und verbringen ein paar Tage in der herbstlichen Gegend bei Ritten.

Bald darauf merke ich, dass ich wieder schwanger bin. Diesmal ist alles in Ordnung. Voller Stolz wächst meine Freude und mit ihr mein Bauch. Barbara übt mit ihrer Puppe Windeln wechseln und Fläschchen geben. Immer wieder legt sie ihr Köpfchen auf meinen Bauch, „Baby hören", meint sie dann.

Bei einer der letzten Kontrolluntersuchungen stellt der Arzt fest, dass mit dem Fruchtwasser etwas nicht in Ordnung ist. Er muss die Geburt einleiten. Doch die Wehen lassen auf sich warten. Am Abend ist noch alles ruhig. Erst gegen drei Uhr morgens setzen die Wehen ein. Da die Väter inzwischen bei der Geburt dabei sein dürfen, ruft die Hebamme Leo an. Unsere zweite Tochter hat es plötzlich furchtbar eilig. Leo kommt gerade noch rechtzeitig, um mir bei den Presswehen beizustehen und Elisabeth in Empfang zu nehmen. Als Leo das kleine Mädchen auf meine Brust legt, sprengt es mir vor Freude fast das Herz über dieses kleine Wunder. Haut an Haut atmen wir gemeinsam in die Zukunft hinein.

Barbara will immer „Schwesterchen schauen" und überall dabei sein. Wie oft erklärt sie ihr, „ich bin Barbara, deine Schwester."

Elisabeth weint in den ersten drei Monaten fast den ganzen Tag. Stundenlang trage ich sie durch die Wohnung, singe ihr und Barbara Lieder vor.

Während ich Elisabeths Bäuchlein streichle, spiele ich mit Barbara. Wenn Leo abends nach Hause kommt, nimmt er mir das weinende Kind ab. Ich bin schon völlig verunsichert. Was fehlt ihr bloß? Meine Gedanken rotieren, „hoffentlich hat sie nicht..., ist sie nicht..., habe ich etwas falsch gemacht, hat sie etwas Falsches gegessen vielleicht?" Die vielen Ratschläge von rundherum verunsichern mich noch mehr. Vielleicht holt Elisabeth ja nur die zwei Wochen nach, die sie nicht mehr in meinem Bauch verbringen konnte.

Im dritten Monat fällt mir plötzlich auf, dass etwas fehlt. Es ist so eigenartig still! Erschrocken laufe ich zum Kinderbettchen, doch Elisabeth atmet ganz ruhig. Ich beobachte sie eine Weile, dann endlich ein kleiner Quäker, es klingt eindeutig nach Hunger. Elisabeth trinkt, dann ist sie wieder ruhig. Vorbei ist das Weinen, was auch immer der Grund war. Die Erfahrungen mit Barbara helfen mir bei

Elisabeth. Inzwischen bin ich sicherer geworden. Kein Vergleichen mehr mit den Büchern: Ist mein Kind normal entwickelt, entspricht es dem Vorgegebenen? Die beiden sind jedoch immer vorne mit dabei, was es leichter macht.

Barbara singt mittlerweile ihrer kleinen Schwester Lieder vor, dann werfen sie sich aber auch die Bauklötzchen nach oder streiten um ein Kuscheltier. Barbara bereits mit Worten, Elisabeth mit Tönen, dafür um so lauter.

Nichts ist vor der Neugier der beiden sicher. Am liebsten räumen sie Küchenkästen aus, schlagen auf Kochtöpfen herum und marschieren nur mit Papas Hut und viel zu großen Schuhen bekleidet durch die Wohnung.

Als Barbara gerade ihren Familiennamen lernt, wünscht sie sich von mir das Lied „Fuchs, du hast die Gans gestohlen“. Ich zögere einen Augenblick bei der Stelle „sonst wird dich der Jäger holen...“, da singt das Kind in die Stille hinein: „...die Jäger Barbara holen, mit dem Schießgewehr.“ Ich muss lachen, immer denke ich viel zu viel!

„Is des?“, fragt Liesi. Barbara erklärt: „Weißt du, das ist ein Auto,... ein Käfer, ein Blatt.“

Sie ihrerseits löchert mich mit Fragen: „Mama, warum schmilzt die Schneeflocke auf meiner Hand? Warum ist meine Hand warm?“

Im Sommer fahren wir nach Grado, Italien. Mutter hat uns eingeladen. Liesi ist ein Jahr alt und hat gerade laufen gelernt.

Am Strand stehen die beiden Mädchen bald im Mittelpunkt. Barbara in ihrer stillen Art ist ständig umringt von italienischen Studenten, die mit ihr im Sand Figuren malen und Burgen bauen.

Liesi steht gebückt am Rand des Meeres und wartet auf die Wellen, die manchmal sehr hoch sind. Kaum ist die Welle über sie hinweg, richtet sie sich auf, schüttelt sich ab und wartet unter dem Gelächter ihrer Beobachter und Bewunderer wieder in der Hocke auf die nächste Welle. Ein Bild, wahrlich für Götter!

Zwei Jahre später spüre ich wieder etwas in mir. Ja, es stimmt, das dritte Kind! Der Arzt fragt mich beim Ultraschall, ob ich wissen will, was es ist. „Nein, sage ich bestimmt, Hauptsache, es ist gesund.“

Von Anfang an habe ich Schwierigkeiten. Immer dieses Ziehen im Bauch, dann wieder habe ich leichte Blutungen. Wenn ich das Kind nur nicht verliere!

Ich muss viel liegen. Die beiden Kinder turnen im Bett auf mir herum. Ich kann sie doch nicht immer bremsen! Liegend spiele ich mit ihnen oder lese ihnen vor, damit sie auch ja bekommen, was sie brauchen.

Vom fünften Monat an habe ich ständig Wehen. Die Blutungen hören nicht mehr auf. Wenn es in meinem Bauch über längere Zeit ruhig ist, bekomme ich sofort Angst. Hoffentlich ist nichts! Wenn Leo abends seine Hand auf meinen Bauch legt, beginnt es sich meist wieder zu bewegen. Auch die beiden Mädchen wollen natürlich immer „Baby spüren".

Wenn die Wehen zu stark sind, muss ich mich zwischendurch ins Krankenhaus begeben. Jedes Mal dränge ich bald wieder nach Hause. „Wenn etwas ist", sagt mein Arzt, „kommen sie aber sofort! Sollte ich nicht da sein, lassen sie keine Untersuchung machen, das könnte schon zu viel sein!"

In der Mitte des sechsten Monats werden die Wehen stärker. Ich rufe den Doktor an. „Gehen sie gleich ins Krankenhaus", sagt er, „ich komme am Abend und keine Untersuchung!"

Als ich auf die Station komme, will mich der Assistenzarzt untersuchen. Ich weigere mich und sage ihm, was mir mein Arzt, der auch Oberarzt der Station ist, gesagt hat. „Das ist mir egal, jetzt habe ich Dienst", antwortet mir der Assistenzarzt. „Dann gehe ich wieder heim, ich lasse mich nicht untersuchen", versuche ich mich zu wehren. Doch die Schwester und er fahren mich in den Untersuchungsraum und ich muss es über mich ergehen lassen, unter Spannung und Tränen. Als Leo kommt, weine ich noch immer. Er geht sofort ins Dienstzimmer und sagt den Anwesenden die Meinung. In dem Moment kommt der Oberarzt. „Jägerlein, was ist denn passiert?" Kurz danach höre ich ihn, wie er den Assistenz-Arzt anbrüllt. „Sollte die Frau das Kind verlieren, dann können sie sich auf etwas gefasst machen!" Und außerdem dürfe er sich bei mir nicht mehr blicken lassen.

Da sich die Wehen verstärkt haben, folgen ein paar Tage mit bangem Warten. Dann tritt endlich wieder Ruhe ein. Zwei Tage nach dem errechneten Geburtstermin platzt am Morgen die Fruchtblase.

Aufgeregt, ängstlich, doch voll freudiger Erwartung fährt Leo mich ins Krankenhaus. Bei der Untersuchung ist alles in Ordnung. Der Vormittag zieht sich dahin. Die Wehen kommen in immer kürzeren Abständen, werden heftiger, dann lassen sie wieder nach. Warum dauert es bloß so lange?

Nachdem um 17 Uhr die Herztöne des Kindes immer schwächer werden und auch meine Kraft nachlässt, entschließt der Oberarzt sich, mich an einen Wehentropf anzuhängen. Bis jetzt habe ich mich gewehrt, aber nun sehe ich die Notwendigkeit ein.

Endlich, um 22 Uhr, werden die Wehen wieder stärker. Ich werde in den Entbindungsraum geschoben, Leo ist zum Glück dabei. Er unterstützt mich, seine Anwesenheit und seine Hände tun mir wohl. So schlimm die Presswehen sind, bin ich froh, dass sie da sind, da ich kaum mehr Kraft habe.

Und dann ist er endlich da, der kleine Kerl. Es dauert eine Weile, bis er einen kleinen ersten Schrei hören lässt. Ich bin zu müde um zu fragen, was los ist. Warum schreit er nicht, warum legt ihr ihn nicht auf mich?

Aber er ist da und alles ist gut. Manchmal lässt er einen Seufzer hören. Der Arzt gratuliert uns noch und geht, nachdem alles in Ordnung scheint.

Jetzt legt mir jemand Peter in den Arm.

Aber irgendetwas stimmt nicht. Immer schwächer werde ich. Dann hab ich das Gefühl, als kämen nochmals Presswehen. Ich bekomme doch keine Zwillinge? Da ich Peter vor Schwäche und Schmerz nicht mehr halten kann, bitte ich Leo, ihn zu sich zu nehmen. Die Schmerzen sind unerträglich und jetzt sieht die Hebamme, was los ist. Sie drückt auf meinen Bauch und ein Schwall Blut kommt heraus. Ich kann nicht mehr. „Pressen Sie, Frau Jäger, Sie müssen pressen“, fordert mich die Hebamme eindringlich auf. Ich versuche es ja, doch ich kann nicht mehr.

Die Stimmen hören sich immer entfernter an, die Schmerzen weichen, ganz leicht fühle ich mich. Wo bin ich? Wo gehe ich hin? Sterbe ich?

Ich habe keine Kraft mehr zu kämpfen. Was ist das für ein Trichter und was für ein wunderschönes, warmes helles Licht am Ende? Immer näher komme ich diesem Licht. Mitten in die Stille hinein auf meinem Weg zu diesem Licht höre ich aus weiter Ferne plötzlich einen Schrei. Mein Gott, Peter! „Jetzt kommt sie wieder“, höre ich die Schwester sagen.

„Pressen Sie, Frau Jäger!“ Endlich wird es leichter und sie können mich ins Zimmer bringen. Jetzt erst wird mir bewusst, wie nahe ich dem Tod war.

Erschöpft schlafe ich ein. Nach zwei Stunden beginnt sich der Bauch wieder aufzublähen. Ich bin zu schwach zum Läuten. Doch die Nachtschwester, die in kurzen Intervallen kommt, sieht sofort, was los ist. Da ich keine Kraft mehr zum Pressen habe, kniet sie sich auf meinen Bauch und befreit mich auf diese Weise von dem schon wieder aufgestauten Blut.

Als sie mir Peter zum Füttern bringen, spüre ich neben dem Glücksgefühl über meinen kleinen Burschen ein unbeschreibliches anderes Gefühl. „Wenn du Kerlchen wüsstest, dass du mich vor dem Tod bewahrt hast!“ Doch er ahnt nichts von allem und trinkt wie ein Weltmeister.

Damit ich wieder zu Kräften komme, werde ich an Infusionen angehängt und bekomme wegen des starken Blutverlustes Transfusionen. Bei der dritten Transfusion reagiere ich mit Schüttelfrost und hohem Fieber. Es reicht mir, ich will das Zeug nicht mehr und möchte, so schnell es geht, nach Hause.

Mein Arzt kennt mich gut genug und entlässt mich.

Die beiden Mädchen überstürzen sich darin, mir zu helfen. Beim leisesten Piepser ihres Bruders laufen sie um die Wette. Wer darf ihm den Schnuller in den Mund stecken? Am liebsten möchten sie ihn die ganze Zeit herumschleppen. Nach ein paar Tagen normalisiert sich ihr Interesse und sie gehen auch wieder ihren Lieblingsspielen nach.

Langsam kehrt der Alltag wieder ein und meine Kraft zurück. Die Kinder bringen ihre Freunde und Freundinnen mit, es ist immer viel los bei uns.

Die Geburtstage von Barbara und Liesi werden mit einem besonderen Fest gefeiert.

An den Wochenenden und in den Ferien fahren wir mit den Kindern auf unsere Hütte in den Bergen. Stundenlang spielen die beiden Mädchen bei jeder Witterung draußen, bauen im Wald Ställe und Alpen, fangen Käfer und Frösche, suchen Blumen und kochen aus Lehm Knödel.

Da unsere Wohnung zu klein ist, müssen wir umziehen. Liesi sitzt auf dem Wagen und singt laut: „Mutter sleppt die Möbel auf den

Wagen, Vater muss die Wasmaschine tragen und die Liesi sleppt die Bügelteisensnur."

Wir sind noch nicht lange in der neuen Wohnung, als mir öfter schwarz vor den Augen und schwindlig wird. Mein Herz rast und mir fallen die Haare aus. Da ich keine Lust auf eine Glatze habe, begebe ich mich zum Arzt.

Beim Nuklearröntgen stellen sie einen Knoten auf der Schilddrüse fest. Ich bin nicht weiter beunruhigt. Als sich aber die Symptome nach zwei Monaten verschärfen und ich innerhalb kurzer Zeit einige Kilos abnehme, gehe ich nochmals zum Arzt. Gleich als er mich sieht, sagt er: „Sofort operieren, jetzt wird nicht mehr hinausgezögert!" Mit großer Angst und Widerstand gehe ich ins Krankenhaus. Die Operation verläuft gut. Leo ist da, als ich aufwache. Mit tut zwar alles weh, aber ich bin froh, dass ich es ohne Komplikationen überstanden habe. So bald wie möglich gehe ich zu meinen Kindern nach Hause.

Erste Therapie

Ist diese Müdigkeit
die mich plötzlich überfällt
der Mantel über alle Tränen
meiner Kindheit?

Sind diese Schmerzen
die mich quälen
eine Aufforderung
noch einmal zurückzugehen?

Ist diese Gleichgültigkeit
die ich spüre
wenn andere leiden
die Angst davor
zu ihnen zu gehören?

Ich halte mich
mit aller Gewalt
gegen mich selbst
aufrecht.

Zwischen Leo und mir kommt es immer öfter zu Spannungen. Wir sind es beide nicht gewohnt, über Schwierigkeiten zu reden, uns auszusprechen oder mitzuteilen. Immer warten wir, bis einem von uns der Kragen platzt.

In mir tobt ständig der Anspruch, ich muss es alleine schaffen, ich brauche niemand. Dabei werde ich immer müder.

Die Mauer in mir wird größer. Ich kapsle mich ab, kann nicht mehr essen und nur noch wenig schlafen. Zunehmend wird der Alltag zum Überlebenskampf. So entschließe ich mich am Ende eines zermürbenden Tages dazu, eine Therapie zu machen.

Ein Bekannter gibt mir die Adresse eines Therapeuten. Voller Herzklopfen rufe ich dort an und bekomme auch gleich einen Termin. Angsterfüllt, aber auch hoffnungsvoll, fahre ich zur ersten Stunde. Auf dem Weg dorthin spüre ich die Enttäuschung über mich, ja, Verachtung für mich. Ich wollte es doch alleine schaffen, jetzt brauche ich Hilfe! Ich bin ein Schwächling. Soll ich nicht lieber doch umdrehen, überlege ich auf der Hinfahrt, noch ist es nicht zu spät. Aber wenn ich an meine Kinder denke, weiß ich, dass ich etwas tun muss.

Meine Angst um die beiden Mädchen ist in den letzten Wochen immer schlimmer geworden. Ständig fürchte ich, es könnte ihnen etwas passieren, sie könnten irgendwo allein sein, nach mir rufen und ich würde sie nicht hören.

So läute ich schließlich bei dem Therapeuten und beginne meine erste Therapie.

Als mir der Therapeut die Tür öffnet, möchte ich am liebsten davonlaufen.

Die erste Stunde geht so dahin. Ich erzähle, wie es jetzt ist, dass ich seit Monaten nicht mehr essen und schlafen kann und immer kraftloser werde und dass ich eine glückliche Kindheit hatte.

Auf seine Frage, was einmal auf meinem Grabstein stehen würde, kommt ganz spontan meine Antwort: „Leben wäre eine prima Alternative gewesen.“

Da ich suizidal bin, verlangt der Therapeut, dass ich einen Vertrag abschließe.

Ich muss unterschreiben, dass ich mit meinem Leben erst dann Schluss machen darf, wenn das jüngste Kind achtzehn Jahre alt ist.

Ich weigere mich, schließe aber nicht aus, dass ich ihn nach einiger Zeit unterschreiben werde.

Nach Hause fahre ich mit starken Zweifeln, Bedenken, aber auch Hoffnung.

Schon in der zweiten Stunde wird es schwierig. Ich bringe meinen Mund nicht auf, spüre nur Spannung und Abwarten und ein Nichtwissen warum und worauf.

Ich besuche einige Selbsterfahrungsseminare, die der Therapeut leitet.

In einer der Gruppen kratze ich mir bei einer geleiteten Geburts-Phantasiereise die Hände blutig. Nehme dies aber erst gar nicht wahr. Ich kann nicht sprechen, schon gar nicht in der Gruppe, und werde von den anderen massiv angegriffen, besonders von einer bestimmten Frau.

Ich bin still, schlucke und lächle. Beim Heimfahren komme ich mir vor wie eine saure Tanne. Ich schlucke immer und faule von innen heraus. Nur dass die Tanne sich nicht wehren kann.

Der Schutzlosigkeit und Ohnmacht ausgeliefert, frage ich mich, warum ich mich nicht wehren kann. Warum habe ich das Gefühl, ich sollte vielleicht doch aufhören mit der Therapie?

Mein Körper und meine Seele weigern sich, Nahrung aufzunehmen. Der Therapeut verspricht, mit mir essen zu gehen, also versuche ich es. Er löst sein Versprechen ein, aber kurz danach ist wieder alles zu.

Langsam wächst das Gefühl, noch kränker zu werden.

Eigentlich ist es ja paradox: Erst machen sie dich kaputt, dann musst du dafür bezahlen, dass jemand für dich da ist und dir hilft, die Müllhalden weg zu räumen.

Langsam tauchen Bilder aus der Vergangenheit auf, gepaart mit der Frage: War die Kindheit doch nicht so glücklich? Habe ich mich mit der Erinnerung an die Katzen und die Natur nur aufrecht gehalten?

Ich kann nichts heraus lassen, nicht sprechen darüber. Einmal beginnt der Therapeut, während meiner Stunde Zeitung zu lesen. Ich vermute, er tut dies, um mich zu provozieren. Es hilft allerdings auch nichts. Im Gegenteil. Ich sitze da mit dem Gefühl, auch er hat kein Interesse, ich bin ihm gleichgültig, er hilft mir nicht.

Ich habe Angst, den Schmerz in mir zu spüren und kann nicht essen, obwohl ich will.

Ich bin nicht traurig, ich bin die Traurigkeit selbst. Ich bin nicht in der Hölle, ich habe die Hölle in mir. Ich habe die Liebe gesucht, aber die, die ich wollte, bekomme ich nicht.

In meiner Verzweiflung rufe ich den Therapeuten an und sage ihm, in mir sperre sich alles gegen das Essen und ich wisse nicht mehr, was ich tun solle.

„Rufst du deshalb an, weil du mir das mitteilen willst?"

Ich verstumme, bin sprachlos und lege den Telefonhörer auf. Wieder frage ich mich, ob ich nicht besser aufhören sollte und das Geld statt für die Therapie für die Kinder und Leo verwenden?

Aber von Zeit zu Zeit gibt es auch gute Stunden.

Die Müdigkeit wird immer schlimmer. Ich spüre mein „Zu-Sein", bin wie gelähmt, möchte liegen bleiben, nichts mehr hören, nichts mehr sehen, nicht mehr sprechen müssen. Ich kann nicht leben, kann aber auch nicht sterben.

Das Einzige, was mich weitermachen lässt, sind meine Liebe und das Verantwortungsgefühl den Kindern gegenüber.

Als ich eine Absage für einen Kurs erhalte, an dem ich teilnehmen wollte, und sehr enttäuscht bin, hüpft Peter auf meinen Schoß und sagt fröhlich: „Macht doch nichts, Mama, hast' ja mich." Dieser Sonnenschein von einem Kind! Ich spüre die Liebe zu ihm und zu den Mädchen. Dies ist die einzige Kraft, die ich noch habe.

Manchmal setze ich mich hin, spiele auf der Gitarre und singe mir die Traurigkeit von der Seele. Wenn die Kinder dazu kommen, wollen sie meistens mit mir ihre Lieblingslieder singen. Barbara wünscht sich, „Katharina, mach' mir Mut", Peter will die „Rübe" hören, Liesi das „Nackedei" und sonst noch alles Mögliche.

Am Abend höre ich im Fernsehen zufällig das Gedicht „Wie lange noch" von Peter Turrini:

Wie lange noch
werde ich alles hinunterschlucken
und so tun
als sei nichts gewesen?

Wie lange noch
werde ich auf alle eingehen
und mich selbst
mit freundlicher Miene
vergessen?

Wie lange
müssen sie mich noch schlagen
bis dieses lächerliche Grinsen
aus meinem Gesicht fällt?

Wie lange noch
müssen sie mir ins Gesicht spucken
bis ich mein wahres
zeige?

Wie lange
kann ein Mensch
sich selbst nicht lieben?

Es ist so schwer
die Wahrheit zu sagen
wenn man gelernt hat
mit der Freundlichkeit
zu überleben.

Die Zeilen sprechen mich an, erreichen mein Herz, meine Verzweiflung. Wenn es dem Turrini so schlecht geht, darf es mir auch schlecht gehen.

Auch mein Mann hat Probleme, gesundheitlich und psychisch. So überspiele ich meinen Zustand weiter. Ich will und muss stark sein für ihn.

Es scheint mir, als hätte ich irgendwann in meinem Leben einen Vertrag geschlossen: Bleibe immer fröhlich nach außen hin, in allen Lebenslagen! Meine Freundin sagt mir, sie kenne keine bessere Schauspielerin als mich.

In einer Therapiestunde eröffnet mir der Therapeut, dass ich in Zukunft in seine Gruppe muss. Er macht dazu noch eine Aussage, die mich bis ins Innerste trifft: „Mitleid tötet." Das ist doch oftmals die einzige Empfindung, die ich habe!

Mitempfinden, Mitleid, deswegen muss ich doch nicht gleich das Leid der anderen annehmen. Aber ich lege mich nicht mehr an mit ihm und schweige.

Feuer
brannte ein Loch
in die Welt
weltweit

Im Loch
leben wir

halten uns fest
am Rande aus Wurzeln

Noch
nähren sie uns.

Langsam beginnt es mich aber doch zu interessieren, was wirklich in meiner Kindheit und Jugendzeit gewesen ist. Es fehlt mir so vieles, vor allem die Gefühle.

So bitte ich Mutter, mir die Tagebücher zu schicken, die ich zu Hause zurückgelassen habe, als ich in die Kommune ging. „Das kommt überhaupt nicht in Frage, da steht ohnehin nur Blödsinn drin! Außerdem hat sie deine Tante verbrannt." Ich kann es nicht glauben und spüre, wie sich der Abgrund wieder auftut.

Bevor ich hineinfalle, rufe ich den Therapeuten an. Was er mir sagt, stößt mich fast endgültig hinein. „Ich glaube dir nicht, dass du dich ändern willst, das musst du mir erst beweisen." Und weiter: „Stinke ich etwa, dass du blockierst in den Stunden?" Außerdem würde es keine „Schweigestunden" mehr geben. Nach dem nächsten Schweigen bekäme ich keinen Termin mehr.

Ich frage mich, warum er so viel Macht hat über mich.

Leere, Leere, nichts als Leere, angefüllt mit Angst und Spannung, dem Gefühl, nicht leben zu können und nicht sterben zu dürfen. Ein Gefühl, als würde ich im luftleeren Raum hängen.

Seit Tagen drängt immer wieder Verschiedenes hoch. Ich würde am liebsten vor mir selber davonlaufen. Vielleicht hat er ja doch recht? Bilder tauchen auf, die irgendwie weh tun. Ich möchte schreien können, vor allem Mutter anschreien: „Warum hast du immer für die verlorene Tochter gebetet, statt ihr Schutz und Umarmungen zu geben?"

In der Therapie wiederholt sich alles. Luft anhalten als Überlebensmechanismus, allein weitermachen, nicht weinen.

Ich beginne wieder Tagebuch zu schreiben. Diesmal brauche ich wenigstens keine Angst zu haben, dass es jemand liest.

Mutter ruft an und macht mir Vorwürfe. Sie ist krank, weil sie so viel arbeiten musste wegen mir. Und wieder gelingt es ihr: Ich fühle mich schuldig.

In den letzten Nächten habe ich wieder zu träumen begonnen. Grauenhafte Träume, voller Gewalt und voll von toten Kindern.

So bringt mir in einem Traum jemand ein Kind, es ist tot. Ich lege es auf einen Tisch. Plötzlich versucht es die Augen zu öffnen. Ich erschrecke und sage: „Mein Gott, die sagten doch alle, du seist tot." Daraufhin sagt das Kind: „Ja, schon, aber mein Hirn konnten sie nicht kaputt machen, das ist noch funktionsfähig." Das Kind steht auf, als ich es an der Hand nehme, beginnt es entsetzlich zu weinen und schreien.

In der Therapiestunde soll ich eine Szene nachspielen und mich auf den Boden legen. Ich kann nicht, alles in mir weigert sich. „Willst du nicht?", fragt der Therapeut. Daraufhin wieder Schweigen meinerseits.

Meine Gefühle kommen nur heraus, wenn ich nach der Stunde im Auto sitze und alleine bin. Sinnlos verrinnen die Sitzungen und das Geld. Äußerlich wahre ich die Fassade, als müsste ich dem Therapeuten etwas beweisen. Ich bin stark, werde alleine fertig damit.

Einmal, als er von Geborgenheit spricht, breche ich innerlich fast zusammen. Mein Leben lang habe ich sie gesucht, heute bekäme ich sie und kann sie nicht annehmen. Ich will reden, ihm meine Gedanken mitteilen, heraus kommt wieder nur verzweifeltes Schweigen.

Die Heimfahrt gleicht einer Geisterfahrt. Zu Hause stehe ich auf dem Balkon. Soll ich springen? Der Aufprall tut wahrscheinlich weniger weh als das Erwachen der verlorenen Kindheit.

Alles erfordert Mühe. Das Aufstehen, das Weitermachen, das Funktionieren. Jede Faser meines Körpers ist niedergeschlagen, trostlos.

Die Ohnmacht verstärkt noch das Bewusstsein, ich bin ein Nichts, eine schlechte Mutter. Ich rede mir ein, ich müsse viel mehr tun, und das, obwohl ich jede freie Minute mit den Kindern verbringe. Ich versuche, es ihnen so schön wie möglich zu machen, ihnen eine andere, eine stärkere Mutter zu sein, als es mir meine war.

Ich organisiere Kinderfeste, immer dürfen die Kinder Freunde und Freundinnen mitbringen. Für mein Gefühl ist trotzdem alles zu wenig. Ich kann tun, was ich will, niemals wird es mir reichen. In mir wird es zunehmend stiller. Obwohl der Widerstand gegen die Therapie immer stärker wird, fahre ich weiter hin.

Meine Freundin rät mir, dem Therapeuten einmal meine Meinung zu sagen. Endlich schaffe ich es. „Letztlich ist vieles hier nichts anderes als die Fortsetzung von dem, was ich jahrelang erlebt habe. Es kommt nichts von der anderen Seite zurück!"

So ist es auch in dieser Stunde. Es ist nichts, außer einer Aufgabe, die er mit gibt: Ich solle aufschreiben, was ich an mir mag.

Nichts, nichts, nichts und wieder nichts mag ich an mir.

Beim Nach-Hause-Fahren denke ich die ganze Zeit: Ich beweise es ihm, ich mache Schluss.

Aber als ich meine Kinder zur Begrüßung im Arm halte, weiß ich, dass ich weitermachen muss. Ich gehe in die Küche und backe ihnen einen Kuchen.

Auch in der nächsten Stunde kann ich die Blockade nicht lösen. Mir ist einzig möglich, ihm einen Traum zu erzählen.

„Ein älteres Mädchen muss mit einem kleinen Kind fliehen. Wir hetzen am Haus von Opa vorbei. Als ich ihn sehe, erschrecke ich. In meiner Verzweiflung rufe ich jemanden an, ob er mir nicht helfen könne, doch der lehnt ab. Wir kommen zu Bahnschranken. Die gehen in diesem Moment herunter. Das große Mädchen hält mich zurück.

Als die Schranken hochgehen, rennen wir weiter und müssen durch eine Halle laufen. Dort schwimmen überall tote Babys im Wasser. Nach der Halle laufen wir über einen Friedhof und kommen dann zu einem Haus. Dort müssten wir durch einen Spalt, aber der ist so schmal, dass wir nicht hindurch kriechen können. So müssen wir hinein in ein Labyrinth. Aber hier finden wir keinen Ausweg mehr. Da kommt eine Klosterschwester. Das große Mädchen will sie fragen, wo die Kapelle ist. Dort muss es doch einen Ausweg geben. Doch die Kleine will nicht, sie ist zu misstrauisch."

Als der Therapeut fragt, „wie alt waren die Kinder in der Leichenhalle?“, zieht sich in mir alles zusammen. „Zwei bis zwölf Jahre“, gebe ich zur Antwort. Dann gibt es einen Knall in meinem Körper: Das ist die Zeit, in der ich mit Opa zusammen war!

Ich bekomme einen Krampf in den Beinen, kann nicht weinen, nichts sagen und steige beim Heimfahren ständig zu stark aufs Gas.

Ich weiß nicht, wie viele Schutzengel mit mir fliegen, auf alle Fälle müssen es viele sein. In der Nacht wache ich auf mit einem Bild und dem Gefühl von ausgetrockneter, verbrannter, aufgerissener Erde. Das einzig Lebendige: Rauchwolken. Die Sonne brennt unerbärmlich und erstickt jeden Schrei, der sich den Rissen der Seele entwinden möchte.

Dann kommt ein Anruf von Mutter. Oma liegt im Sterben. Ich fahre mit meiner Mutter zu ihrer Mutter.

Im Zug erzählt sie mir, dass sie damals in den Inn springen wollte, als ihr mein Vater sagte, er verlange die Scheidung. Gespannt höre ich zu, schwankend zwischen Entsetzen und Mitleid. Sie hatte es sich dann anders überlegt. Dem lieben Gott zu Liebe wollte sie das Kind auf die Welt bringen. Es ist das erste Mal, dass Mutter von sich aus etwas erzählt.

Oma ist rührend. Lange hält sie meine Hand. Sie ist so dünn, schaut so weit in die Ferne. Als sie sagt, „die Kleine soll nicht gehen“, weine ich beinahe.

Einige Wochen später stehe ich am offenen Grab, in dem auch schon Opa liegt. Noch immer spüre ich dieses Unheimliche, Bedrohende, das von Opa ausgeht.

Der Kommentar des „Zeitungslesers“, so nenne ich inzwischen insgeheim den Therapeuten, ist verachtend. „Da gerade von einer anderen aus der Gruppe die Großmutter gestorben ist, kann ich dir das nicht glauben. Das gibt’s wohl nicht, dass von Zweien, die sich kennen, zur gleichen Zeit die Großmutter stirbt.“

Er glaubt mir nicht, und ich schaffe es immer noch nicht, wegzugehen.

Nach der Stunde laufe ich ohnmächtig verzweifelt durch die Gegend und komme mit einer Zecke heim.

Am nächsten Tag bekomme ich Kopfweh, Fieber und Genickstarre, deshalb gehe ich zum Arzt. Verdacht auf Meningitis. Im ganzen Land ist kein Impfstoff zu bekommen, sie schicken es mit dem

Zug aus Innsbruck. Um halb sechs Uhr morgens kommt der Arzt und verabreicht mir die Spritze. So kann das Schlimmste abgewendet werden.

Eines Tages ist es soweit. Der Therapeut teilt mir in der Stunde mit, dass ich nur noch sieben Einzelstunden hätte. Ich fahre bei Rot über die Kreuzung. Unter dem Druck schwemmt es mir die Bilder nur so hoch.

Ich reagiere körperlich. Es gibt in meinem Körper keine Lymphdrüse, die nicht geschwollen ist. Ich habe furchtbare Schmerzen und Fieber und weigere mich, ins Krankenhaus zu gehen. Auch zum Arzt gehe ich nicht mehr. Mein Mann bittet mich, doch wenigstens einen Heilpraktiker aufzusuchen.

Das tue ich dann. Nach einigen Wochen ist es wieder besser.

Der Therapeut rät mir, mich mit dem Thema Sexualität auseinander zu setzen. Es sprudelt nur so aus mir heraus: „Das ist für mich gleichbedeutend mit Hass, Dreck, Gewalt, Ekel, Abscheu. Der Hass, der sich gegen meinen Körper richtet."

Ich sehe plötzlich die geöffnete Badezimmertür vor mir, Bilder von Wien tauchen auf.

Die Vergangenheit muss reden und wir müssen zuhören. Vorher werden wir und sie keine Ruhe finden.

Doch ich kann noch nicht wirklich hinhören.

In der Nacht werde ich wach, die Knie zittern, als würge mich jemand, und ich bekomme keine Luft. Als es mir endlich gelingt, die Bilder weg zu drängen, kommt ein unglaublicher Hass auf meinen Körper hoch. Am Morgen mache ich das Frühstück, als wäre nichts gewesen.

Vormittags setze ich mich an die Nähmaschine, um mich abzulenken. Nur etwas tun, um nicht nachdenken zu müssen.

Das Telefon läutet, ich stehe auf, rutsche aus und stoße mir eine Häkelnadel durch die Zehe im linken Fuß. Wie in Trance nähe ich mit der Nadel im Fuß eine Viertelstunde weiter. Dann erst beginnt es weh zu tun. Ich rufe Barbara vom Spielplatz hoch, sie ist erschreckt, überfordert. Ich telephoniere meinem Mann, er soll mich bitte ins Krankenhaus bringen. Dann gehe ich mit der Nadel im Fuß die drei Stockwerke hinunter.

Als Elisabeth von der Schule kommt, fragt sie mich: „Warum hast du keinen Krankenwagen gerufen?"

Ich war nicht auf die Idee gekommen.

In der Ambulanz sind sie erst ratlos.

Ich lache mein übliches Lachen und scherze noch. „Hätte ich eher zum Klempner gehen sollen?“ Nach einigem Hin und Her und Beratungen gelingt es den Ärzten, mich vom Haken der Nadel zu befreien. Der Haken in der Seele bleibt.

Dance Alive

Nun beginne ich mit meiner Suche nach einer Tanzausbildung, die mich zum „lebendigen Tanz“ führt.

Ich fahre zu meinem ersten Seminar von Dance Alive. Trotz aller Scheu und Minderwertigkeitsgefühlen, bin ich begeistert vom Erlebten. Das ist genau das Richtige für mich! Ich bin erstaunt, wie gut ich in der Gruppe ankomme. Aufgetankt mit neuer Hoffnung fahre ich nach Hause.

Beim zweiten Seminar legt mir der Psychologe in seinem Unterricht drei Mal hintereinander das Stück „Europa“ von Santana auf. Endlich kommen mir die Tränen und ich spüre zum ersten Mal so richtig den Hass auf meine Mutter. Schon davor hatte eine andere aus der Gruppe in mir Hassgefühle ausgelöst, aber der Leiter kann mit der Projektion umgehen und ermöglicht es mir, den Hass dorthin zu bringen, wo er hingehört.

Am Ende des Unterrichts fragt er mich, ob ich nicht eine Therapie machen will. „Ich bin in einer Therapie“, antworte ich ihm. „Ja, ist das denn nie zum Ausdruck gekommen?“

„Nein, und vieles andere auch nicht, aber ich bin selber schuld, ich habe so viel geschwiegen.“ Er fragt etwas genauer nach und gibt mir den Rat, so schnell wie möglich den Therapeuten zu wechseln.

Durch das viele Bewegen beim Tanzen ist auch etwas anderes in mir in Bewegung gekommen. Vor allem erlebe ich bei den beiden Ausbildnern, wie Therapie auch sein kann.

Nun bin ich endlich so weit, Konsequenzen zu ziehen.

In der nächsten Gruppe des „Zeitungslesers“ sage ich, als ich an der Reihe bin: „Das ist heute meine letzte Sitzung, an der ich teilnehme, ich werde aufhören.“ „Warum, was ist der Grund?“, fragen die anderen Teilnehmer.

„Ich habe erlebt, wie Therapie auch sein kann", antworte ich ihnen. Daraufhin gibt mir der Therapeut den Rat, endlich aufzuhören, meine Mutter zu beschuldigen. „Du hast es ihr schwer genug gemacht."

Dann erzählt er der Gruppe von Dingen, die ich überhaupt zum ersten Mal einem Menschen – ihm – erzählt hatte. Fassungslos höre ich zu, unfähig, ihm das zu sagen, was ihm gebühren würde.

Beim Heimfahren begleiten mich wieder mehrere Schutzengel, gleichzeitig spüre ich aber auch Erleichterung: Endlich hatte ich den Mut, zu tun, was ich eigentlich schon lange Zeit gespürt habe.

Nach der Erfahrung mit dem Zeitungsleser ist mir wieder einmal eines klar. Besser du machst es alleine, du hilfst dir selber. Dabei bröckelt die Stärke, mit der ich mich aufrecht halte, immer mehr in sich zusammen. Sie bricht mir fast das Rückgrat.

Beim Dance Alive erlebe ich, wie gut mir die Ausbildung tut. Einmal frage ich die Ausbildnerin, ob für mich überhaupt die Chance bestehe, in die Tanztherapie - Ausbildung aufgenommen zu werden. Ich möchte weitermachen.

„Warum nicht", sagt sie, „versuch es, aber du musst eine Therapie machen".

Je konkreter der Wunsch nach der Ausbildung wird, desto stärker beginnt sich das Mühlrad der Versagensängste zu drehen.

So mache ich mich auf die Suche nach einer Therapeutin. Nur bloß keinen Mann mehr. Ich höre mich um, lasse mir Empfehlungen geben und treffe eine Entscheidung. Obwohl mich eine Bekannte mit einer Information über die Therapeutin gleich wieder verunsichert, verläuft die erste Stunde relativ gut. Wenigstens setzt sie mich nicht unter Druck, wenn ich sprachlos bin. Doch schon nach kurzer Zeit kommt Angst hoch. Sie will bestimmt Ruhe haben, braucht zumindest eine Pause von mir, ich bin ihr lästig, bin ihr zu viel. Aber ich kann es aussprechen. „Das ist eine Übertragung", meint die Therapeutin. Aber wie löse ich diese wieder auf?

Zwischendurch fahre ich zum Ausbildungsseminar für Dance Alive. Auf der Bewegungsebene werde ich viel schneller mit meinen Verhaltensweisen konfrontiert als auf der verbalen Ebene.

Das alte Muster wird sichtbar, ich übernehme Verantwortung für andere und lenke damit von der Verantwortung mir gegenüber ab. Was aber, wenn ich das nicht mehr kann?

Dass ich für andere da bin, gibt mir doch die Lebensberechtigung!

Wieder zu Hause, will ich in der Therapie nochmals darauf zurückkommen. Der Satz, „ich bin nicht wichtig", taucht auf. Ich begreife den Zusammenhang im Kopf, aber die Gefühle bleiben aus.

Das Alte verbindet sich immer mehr mit dem Jetzt. Schon ein Satz der Therapeutin genügt, um alle anderen Sätze wach zu rufen, die seit der Kindheit in mir schlummern. So auch die liebevolle Aufforderung der Therapeutin: „Schau mich an." Etwas in mir wehrt sich, diese Worte zu hören, obwohl es mir klar ist, dass sie in mein ganzes Leben hinein wirken.

„Schau mich an! Hast du gehört, du sollst mich anschauen, du undankbarer Fratz, na warte, wir werden dir schon helfen, so ein verstocktes Kind! Du bist eine Schande für den lieben Gott." Sogar die Stimmen erkenne ich.

Die Sätze passen so gar nicht in mein Bild von der glücklichen Kindheit.

Auch körperliche Erinnerungen tauchen auf. Als würde mich Mutter heute noch am Kinn packen, mich zwingen, sie anzuschauen. Damals sah ich in ihren Augen nur Leid, Ablehnung, Vernichtung. Ich las den Satz darin, den ich so oft hörte: „Mein Gott, womit habe ich das verdient, ich hätte es viel leichter, wenn du nicht wärst."

Die Stimmen sind lauter, die Augen stärker als die der Therapeutin. Nach den Stunden geht es mir oftmals sehr schlecht. Soll ich diesen Stimmen nachgeben? Wäre es nicht wirklich besser, es gäbe mich nicht? Nein, die Kinder brauchen mich, ich will sie nicht allein lassen! Es ist doch heute anders. Aber ich mache so vieles falsch.

Es ist ein ständiges inneres Hin und Her.

Hätte ich wenigstens einen Raum, wo ich alleine wäre, mich fallen lassen könnte. Zum ersten Mal wird die Sehnsucht spürbar, in den Arm genommen und getröstet zu werden. Der Wunsch nach jemandem, der zu mir sagt: „Es ist gut, es wird gut werden, du brauchst keine Angst haben."

Aber die Barriere ist zu groß, diese Sehnsucht zu äußern, geschweige denn sie zuzulassen. So löst sie eine immer größer werdende Resignation in mir aus.

Vor meinen Freundinnen spiele ich die Starke, die Harte, die niemanden braucht, die immer gut aufgelegt ist.

Ins Tagebuch schreibe ich: „Ich bin so weit weg von mir. Manchmal habe ich den Eindruck, das bin nicht ich, die da spricht. Heißt Erwachsensein für mich: nichts spüren, so tun als ob?“

Allein fertig werden ja, aber nicht Verantwortung übernehmen für das, was ich will, was ich brauche.

„Wer ist der Starke?“
Fragte plötzlich der Baum.
„Der, der mitten in der Nacht allein geht. Auch, wenn er sich vor der Dunkelheit fürchtet.
Der, der auf dem Berghang auf die Wölfe wartet. Auch, wenn er zittert wie ein Hase, während er ihr Geheul hört.
Der, der ausrutscht, auf die Knie fällt, vom Schlamm bedeckt wird. Der bis zum Hals im trüben Fluss steckt. Und auf einmal, mitten in diesem Chaos, breitet er seine eisigen Hände aus, pflückt gelbe Margeriten und schmückt sein Haar. Das ist der Starke.“

Wieder einmal sitze ich im Zug nach Monheim, diesmal auf dem Weg zur Aufnahmeprüfung für die Tanztherapie. Noch in Köln überlege ich, ob ich nicht doch besser absagen sollte? Die Chance, bei so vielen Bewerbern aufgenommen zu werden, ist doch gleich Null. Alle anderen sind doch viel besser als ich, denke ich.

Mir ist elend zu Mute. In der Nacht schreibe ich Seite für Seite: „Ich schaffe es, ich schaffe es...!“ Doch die Gegenstimme brüllt in mir und lacht. „NIEMALS.“

Bei den Übungen überlege ich ständig, was sie von mir wollen könnten. Wie wollen es die Prüfer, was erwarten sie? Mache ich es richtig?

Vergleiche ich mich mit den anderen, kommt nur eines dabei heraus: Chancenlos. Die Spannung in mir ist kaum aushaltbar. Noch dazu sagt meine Partnerin nach einer Übung, ich hätte feuchte Hände gehabt. Ich bin zu feige um zu sagen, es seien die ihren gewesen. Man würde ja doch ihr glauben. Wenn ich etwas nicht kenne, ist es schwitzen, nicht einmal in einer solchen Situation.

Bei der Aufgabe, einen Clown zu spielen, stelle ich einen dar, der seine Tränen in die Hände nimmt und sie schluckt.

Kurze Zeit später stehe ich wieder auf dem Kölner Bahnhof, alleine mit meiner Angst vor dem Heimkommen. Ich schäme mich vor meiner Familie, vor den anderen, ich bin sicher, versagt zu haben.

Zwei Wochen später liegt ein großes Kuvert im Briefkasten. Das sind sicher die Unterlagen, die ich zurück bekomme!

Noch im Stiegenhaus mache ich das Kuvert auf. Das erste Wort, das ich lese ist „Gratuliere..." Nein, das gibt es nicht! Und doch ist es so. Ich bin in die Tanztherapie-Ausbildung aufgenommen!

Um sie finanzieren zu können und vor allem, weil ich das bisher Gelernte anwenden möchte, gebe ich meinen ersten Kurs in Dance Alive und biete Kreistänze an. Eine Bekannte, die ich kurz vorher kennen gelernt habe, unterstützt mich dabei.

Nach jedem Kurs gehe ich mit dem Gefühl nach Hause, vieles falsch gemacht zu haben, aber auch mit der Freude über die Aussagen von den Frauen. Es gefällt ihnen gut, zum Teil sind sie richtig begeistert.

So sind die Tage ausgefüllt mit den Kindern, Haushalt, Vorbereitung für den Kurs, Kurs halten und das alles so perfekt wie möglich zu machen. Nebenher nähe ich Kleider für die Kinder, stricke Pullover für sie und mache die Weihnachtsgeschenke selber, um Geld zu sparen.

In der Therapie geht nichts vorwärts. Nach wie vor kämpfe ich gegen Suizidgedanken. Nur wenn die Therapeutin weg ist, geht es mir besser. Dabei bemüht sie sich wirklich. Aber mit ihrer Unberechenbarkeit habe ich zunehmend Probleme. Zuerst sagt sie, ich dürfe sie anrufen und ich bekomme zwei Stunden in der Woche. Dann entzieht sie mir wieder die zweite Stunde und schränkt das Telefonieren ein. Aber wahrscheinlich bin ich selber schuld, warum bin ich so lästig!

Dann kommt dazu, dass ich wegen der Tanztherapie-Ausbildung um sechs Uhr morgens in die Krankenpflegeschule zu den Vorlesungen „Anatomie und Physiologie" gehen muss.

Auf dem Weg zum nächsten Ausbildungswochenende überlege ich bereits im Zug, was ich in der Eingangsrunde sagen könnte. Wenn ich erlebe, wie leicht es den anderen fällt, über sich zu sprechen, komme ich mir als Versagerin vor.

Schon während der Übung überlege ich, was ich nachher sagen werde. Nehme ich etwas wahr, denke ich, es ist falsch, stimmt nicht, die andere sagt sicher etwas ganz anderes als ich. So fühle ich mich in der Gruppe zunehmend als Außenseiterin. Unsere Ausbildnerin schlägt eine Übung vor, bei der ich versuchen soll, in den geschlossenen Kreis der Gruppe zu kommen. Ich stehe da, denke ans Internat und spüre nur eine kaum zu bewältigende Mauer in mir.

Irgendwann gelingt es mir, in den Kreis zu kommen und ich muss erkennen, dass ich es bin, die dieses Gefühl in sich trägt. Alles andere sind Projektionen meinerseits. Die anderen schließen mich nicht aus. Trotzdem bleiben Zweifel in mir. Ist es wirklich so? Sind sie auch ehrlich?

An einem anderen Ausbildungswochenende sollen wir uns fallen lassen. Ich habe keine Mühe, die anderen aufzufangen und bin mit meiner ganzen Präsenz dabei. Als ich an der Reihe bin, wehrt sich etwas ganz vehement in mir. Zum Glück gelingt es mir wenigstens vom Technischen her, mich fallen zu lassen. Ich will nicht aus der Rolle fallen und frage mich nachher, wie viele Rollen ich eigentlich wirklich spiele?

Dass ich mich nicht zur Tanztherapeutin eigne, davon bin ich schon lange überzeugt, aber ich will für mich selber weitermachen. Ich erlebe, wie viel sich durch die Bewegung bei mir verändert. Bin ich zu Hause, ist das Neue allerdings schnell wieder weg.

In den letzten Monaten habe ich immer wieder Zwischenblutungen. Schon in den vergangenen Jahren hatte ich einige Myome, die mir der Arzt gleich in der Praxis entfernen konnte. Diesmal verstärkt sich der Eindruck, es ist irgendwie anders. Da die Blutung und der Schmerz stärker sind als früher, bittet mich der Gynäkologe, in die Ambulanz zu kommen.

Zur vereinbarten Zeit ist er allerdings verhindert, daher werde ich von seinem Stellvertreter untersucht. Der Untersuchungsstuhl löst nach wie vor Abwehr in mir aus. Der Arzt macht nicht sehr hoffnungsvoll klingende Bemerkungen, nachdem er meinen Gebärmutterhals sieht.

Dann lädt er mit einer Handbewegung die hinter ihm stehenden Ärzte ein, in meinen Gebärmutterhals zu schauen. Einer nach dem anderen. In mir zieht sich alles zusammen, auch mein Mund.

Dass Turnusärzte lernen sollen ist wichtig, das sehe ich ein. Es ist die Art und Weise, die mich schockt. Ich schäme mich und fühle mich ausgeliefert.

Der Arzt, der mich sonst behandelt, entschuldigt sich später für das Benehmen seines Kollegen. Er habe ihm schon öfter gesagt, dass es so nicht gehe. Er macht mit mir einen Termin für die nötige Operation aus. Der Gebärmutterhals ist in einer solch bedenklichen Weise verändert, dass Krebs nicht ausgeschlossen werden kann. Außerdem sitzen die Myome an einer Stelle, von der sie nur operativ entfernt werden können.

Wie in Trance gehe ich nach Hause. In mir wehrt sich alles.

Der Termin für die Operation rückt näher. Ich habe große Angst und sage unter einem Vorwand ab.

Als ich auch den nächsten Termin verschieben will, ruft mich der Arzt an. „Egal, ob sie die Periode haben oder nicht, sie kommen und wenn ich sie persönlich holen muss." Ich habe natürlich keine Periode, packe meine Sachen, und mein Mann fährt mich ins Krankenhaus. Am Abend kommt der Arzt zu mir: „Was ist los, wovor haben sie solche Angst?"

„Ich weiß es nicht, weiß es wirklich nicht."

Er klärt mich über die Operation auf, fragt, ob er die Gebärmutter gleich entfernen solle, wenn das Gewebe eindeutig auf Krebs hinweist oder ob ich eine zweite Operation wolle. „Ich habe volles Vertrauen zu Ihnen, dass Sie nur schneiden, wenn es unbedingt sein muss. Für den Fall machen Sie es gleich", antworte ich ihm.

Am Morgen der Operation bleibt er so lange bei mir, bis ich bei der Narkose nicht mehr zählen kann und in den Tiefschlaf falle. Beim Aufwachen steht er wieder neben mir. „Es ist alles in Ordnung, Sie haben Ihre Gebärmutter noch. Ich habe auch gleich Ihren Mann verständigt."

Daraufhin schlafe ich beruhigt meine Narkose aus. Am Nachmittag will ich aufstehen und aufs Klo gehen. Plötzlich sehe ich nur noch schwarz und falle um. Jedes Mal aufstehen heißt gleichzeitig stürzen. Da hilft auch mein eiserner Wille nicht mehr. Es muss doch gehen!

Der Arzt ist völlig irritiert. „Was ist los mit Ihnen, ich habe doch nichts falsch gemacht?" Mehr, als dass der Kreislauf schuld ist, weiß niemand. Die einzige Frage, die ich mir stelle: Hat es etwas mit meiner Vergangenheit zu tun?

Nach einer Woche kann ich, gestärkt und stabilisiert durch Kreislauftropfen, auf wackligen Beinen nach Hause gehen.

Zu Hause stürze ich mich gleich wieder in die Arbeit.

Eine Freundin erzählt mir bei einem Besuch von „Rütte", der Existential-psychologischen Bildungs- und Begegnungsstätte in Todtmoos-Rütte, einem Ort im Schwarzwald, wo es ein therapeutisches Angebot gebe. Sie fragt mich, ob ich nicht dorthin gehen wolle. Ich hatte zwei Jahre zuvor ein Buch über Rütte gelesen und schon damals gedacht, das wäre genau das Richtige für mich. Aber es macht mir nach wie vor zu viel Angst.

„Ich habe jetzt einfach nicht das Geld dafür."

Zwischen meinem Mann und mir werden die Spannungen immer größer. Schon wenn er mich in den Arm nimmt, ist die Angst da, er würde mehr wollen. Wie ein Kind wünsche ich mir, von ihm gehalten zu werden. Weitergehen darf er nicht.

Vielleicht hängt meine Abwehr ja mit Vater zusammen? Damit, dass ich nie einen hatte? Wäre es besser, wenn ich wüsste, wer und wo er ist? Vielleicht finde ich ihn ja!

In der Nacht werde ich wach, ich dachte, Peter habe geschrien. Doch der liegt selig schlummernd im Bett. Da erst wird mir bewusst, es war ein Traum! Peter lief darin verzweifelt und immer wieder „Papa, Papa" rufend im Zimmer herum, aus dem er keinen Ausweg fand.

So setze ich mich hin und schreibe verschiedene Stellen und Institutionen in Deutschland an. Doch von allen Ämtern bekomme ich abschlägige Antworten. Niemand weiß, wo sich mein Vater aufhält.

In der Ausbildung sagt die Leiterin zu mir, „du bietest keine Angriffsfläche, bist zu gut, setzt keine Grenze und hast Angst vor Aggressionen." Ich höre nur, „du bist schlecht", obwohl sie es ganz anders meint. Ich mag sie trotzdem oder gerade deshalb, weil sie so klar ist. Sie sagt mir Dinge, für die ich bis jetzt keinen Namen hatte, bringt es auf eine Weise herüber, dass ich es annehmen kann – über alle negativen Gedanken hinweg.

Trotzdem wachsen meine Insuffizienz-Gefühle immer mehr. Ich bin schlecht, schwach und sowieso sind alle anderen besser.

Zu Hause merke ich plötzlich, welche Rolle das Thema „Aggression“ oder „Grenzen setzen“ in meiner Beziehung zu Leo spielt. Sage ich „Nein“ zu ihm oder sonst etwas Konfrontierendes, ist es immer mit der Angst verbunden, er würde mich wegschicken, er würde mich bestrafen. Manchmal tauchen danach sogar Suizidgedanken auf. Lieber gehe ich, als dass er mich verlässt.

Um nicht auf dumme Gedanken zu kommen, stürze ich mich ständig in Aktionen, nur keine Ruhe geben.

Je näher die Abschlussprüfung für Dance Alive rückt, desto stärker werden die Versagensängste in mir. Dass ich mit Sicherheit durchfliege, davon bin ich überzeugt, dennoch gibt es auch einen Funken Hoffnung in mir. Vielleicht könnte ich es doch schaffen.

Und dann bestehe ich doch tatsächlich die Prüfung! Beim praktischen Teil habe ich keine Schwierigkeiten, aber beim Gespräch bin ich furchtbar aufgeregt.

Die Freude ist ein wenig gedämpft, weil die Teilnehmerin, mit der ich heimfahre, bei der Prüfung durchgefallen ist.

Im Rahmen der Tanztherapie-Ausbildung müssen wir verschiedene Therapie-Methoden kennen lernen. So belege ich einen Gestalttherapie-Kurs mit dem Titel: „Väter und Töchter.“

Schon bei der ersten Übung taucht bei mir Widerstand auf: Wir sollen uns einen Begleiter oder eine Begleiterin wählen. „Ich brauche keinen Begleiter, ich werde alleine fertig damit.“ Doch der Gruppenleiter verlangt es. Um keine Abfuhr zu bekommen warte ich, bis jemand zu mir kommt. Natürlich ist es prompt jemand, bei dem ich mich nicht wohl fühle. Ich habe nicht den Mut, Nein zu sagen.

Bei der Arbeit der einzelnen Teilnehmerinnen denke ich mir immer wieder: „Lieber Gott, bin ich froh, keinen Vater gehabt zu haben.“ Gleichzeitig merke ich aber, wie die Mauer in mir immer höher wird. Ich weiß nicht, wie oft ich die Luft anhalte.

Am Ende des Kurses kommt der Leiter zu mir: „Wie geht es Ihnen, Sie haben überhaupt nichts gesagt?“

„Gut geht es mir, ich bin froh, keinen Vater gehabt zu haben, so konnte mir nichts passieren.“

Zu Hause verstärkt sich das Gefühl, niemand kann mir helfen. Das, was ich brauchen würde, kann mir niemand geben. Bin ich alleine, spüre ich abgrundtiefe Traurigkeit. Bin ich mit den Kindern zusammen, erlebe ich Fröhlichkeit. Auf sie bin ich stolz, mit ihnen kann ich lustig sein.

Im Alleinsein kommt die Sehnsucht nach Wärme, der Wunsch, im Arm gehalten zu werden. Und nichts kann ich mitteilen. Dieses verdammte Schweigen in mir und vor den anderen.

Mein Schatten

Vor meiner Haustür in der Sonne
mein mitternächtiges Ich.
Ich rufe es nicht
es folgt mir
bis ans Ende der Erde.
Unbeirrbar
mein lautloses Echo
entkörpertes Ich.

Im Sommer fahre ich zu einem Rhythmikkurs.

Schon zu Hause entscheide ich mich, von dort aus den Ort meiner Kindheit zu besuchen.

In der Nacht habe ich einen Traum.

Ich stehe auf einem Friedhof, vor einem offenen Grab. Neben dem Grab steht eine Frau, die so groß ist wie ich. Sie nimmt einen Kindersarg heraus. Ich erschrecke furchtbar und denke, da ist ja ein Kind gestorben. Dann sehe ich noch einen kleineren Sarg darunter und einen Mann in einem großen Sarg. Ich schaue den Mann an und sehe plötzlich, dass er tief Luft holt und nur scheintot war.

Es ist eine Ewigkeit her, dass ich länger als ein paar Stunden in dem Haus war, wo ich aufgewachsen bin.

Erst im Zug kommt mir ins Bewusstsein, wie sehr ich eine Begegnung mit diesem Ort vermieden habe.

An mir ziehen die Getreidefelder vorbei, in den Füßen spüre ich das Gefühl des barfüßig Laufens auf der Wiese.

Gleichzeitig nehme ich ganz tief in mir drinnen, wie unter einer Betonplatte, Ohnmacht, Hilflosigkeit und angespannte Unruhe wahr. Sofort will ich diese unguten Gefühle zudecken. Es gelingt mir nicht ganz.

Ich steige aus, und mein Weg führt mich erst zum Friedhof. Ich gehe die Mauer entlang bis zu der Stelle, von der ich geträumt habe.

Als ich von hier aus den Gang hinunter gehe, stehe ich vor Opas Grab. Mir wird heiß und kalt. „Nein, nein!“, es war ja zum Glück nur ein Traum.

In der Kirche schaut noch immer das Auge Gottes auf die Anwesenden herunter, vor dem ich mich als Kind so sehr gefürchtet hatte.

Dann gehe ich zum Haus von Opa. Meine Tante erzählt mir, dass mein Onkel einmal meinem Kinderwagen einen solchen Stoß versetzt habe, dass dieser weit hinausfuhr, an einen Leitungsmasten stieß und ich in hohem Bogen hinaus gefallen sei. Ich sei ein so stilles Baby gewesen, dass sie mich einige Male den ganzen Tag hinterm Haus vergessen haben.

Sie erzählt weiter, welche riesengroße Angst sie vor dem Opa hatte. Einmal, als er mit einem großen Messer auf mich losgehen wollte, habe sie mich schnell unter die Bank gestoßen. Damals war ich vier oder fünf Jahre alt.

Wo ist meine Angst vor Opa? Ich weiß auch von ihm nur Gutes, oder? Die Schläge und das „Scheiterknien“, an dies erinnere ich mich. Das war ja nichts Schlimmes, aber Angst vor ihm? Nein!

Die Tante hört nicht mehr auf zu erzählen.

Ich kann nicht schlafen, in meinem Kopf surrt es, ich bekomme Krämpfe in den Beinen. Am nächsten Tag fragt mich die Tante, wie ich geschlafen habe. „Oh, gut.“

Ich kann es kaum erwarten, diesen Alptraum wieder verlassen zu können.

Im Zug atme ich tief durch.

Beim Kurs vergesse ich wieder, was gewesen ist, vergesse aber nicht, mich ständig zu vergleichen. Nur um festzustellen, dass alle anderen besser sind. Ich bin erstaunt, wie sehr die anderen Berührungen genießen können.

Kurz nach dem Kurs fahren wir mit den Kindern und einer befreundeten Familie in die Bretagne. Die Kinder sind glücklich und rennen gleich am ersten Tag eine Mauer um, die von den Vätern fachgerecht repariert wird. Mit dem Geschirrspüler kennt sich niemand aus, wir wundern uns nur, dass das Geschirr wieder schmutzig herauskommt. Später kommen wir darauf, dass wir statt Spülmittel Salz verwendet haben!

Wir machen ausgedehnte Spaziergänge am Meer, gehen die romantischen Klippen entlang und betrachten die hohen Wellen.

Zunehmend spüre ich, dass ich mich lieber zurückziehen möchte. Ich bin so müde, bleiern müde. Das Lachen der anderen tut mir weh, trotzdem lache ich mit. Ein Abgrund aus Einsamkeit tut sich in mir auf. Ich weiß gar nicht mehr, wie mir zu Mute ist. Die Enge in der Brust wird immer schlimmer. Könnte ich doch bloß durchatmen!

Vor den anderen spiele ich trotz allem die Fröhliche. Kaum bin ich allein, bricht alles in mir zusammen und ich habe nur noch einen Gedanken: Sterben. Wie kann ich mich bloß gegen diesen entsetzlichen Gedanken wehren?

Wieder zu Hause, wird es durch die Arbeit ein wenig besser.

Ich beginne mein erstes Praktikum. Bis auf meine üblichen Zweifel macht es mir richtig Spaß, mit dem Jungen aus dem Kinderdorf zu arbeiten.

Kurze Zeit darauf fahre ich wieder zur Ausbildung.

In der Nacht reißt der Wind meine Zimmertüre auf. Schweißgebadet sitze ich aufrecht und zitternd im Bett. Sofort fällt mir die Badezimmertür in der Wohnung meiner Mutter ein, aus der ihr Bekannter nackt herausgekommen ist. Jahrelang trage ich dieses Bild schon in mir, dann reißt der Film.

Ist doch nur Einbildung! Ich kann nicht mehr schlafen. Diesmal erzähle ich in der Eingangsrunde, wie es mir in der Nacht gegangen ist. Meine Ausbildnerin fragt mich: „Was täte dir jetzt gut?"

„Rennen, laufen, so schnell ich kann."

„O.k., dann komm", meint sie und läuft mit mir durch zwei Räume. Das Laufen tut gut, die Spannung löst sich in Weinen auf. Ich bin inmitten der Gruppe und die Leiterin stimmt ein Lied an. Beim nächsten Ausbildungswochenende beginnen meine Füße zu stampfen, sie stampfen lauter, als die Stimmen in mir sagen: „Das tut man nicht, na warte."

Zorn! Zorn! Das erste Mal, dass ich Zorn empfinde.

Im letzten Jahr der Ausbildung müssen wir ein supervisorisch begleitetes Praktikum machen.

Ich entscheide mich für die Lebenshilfe und arbeite dort vor allem mit autistischen Kindern.

Die Supervision bringt mir selber sehr viel. Ich fühle mich von der Supervisorin akzeptiert, kann allerdings nicht verstehen, dass sie meine Arbeit gut findet. Ich mache doch nur Fehler!

Da es mir in der Therapie immer schlechter geht und die Therapeutin für sich überlegt, eine längere Pause einzulegen, beende ich das Ganze, bevor sie es tut.

Die Abschlussprüfung rückt näher. Zu Hause heißt das lernen, zusätzlich zu allem anderen, und Fachbereichs-Arbeiten schreiben. In Psychologie wähle ich das Thema Suizid für meine Arbeit. Auf diese Weise stelle ich mich meinen eigenen Schwierigkeiten. Beim Lesen der Fachliteratur kann ich immer wieder nur zustimmen und erschreckt feststellen, wie alles auf mich selbst zutrifft.

Die Prüfung bestehe ich. Danach bin ich so angespannt, dass ich mich nicht wirklich freuen kann. Erst als mich die Kinder und mein Mann so liebevoll und voller Stolz, mit Zeichnungen und Blumen empfangen, kommt auch in mir etwas Freude auf.

Zusammenbruch

Da es in der Supervision immer mehr ins Persönliche geht, ich dann aber mit meinen Gefühlen allein bin, rät mir die Therapeutin, eine Therapie bei ihr zu beginnen und die Supervision zu beenden. Da ich mich bei ihr aufgehoben, verstanden und gesehen fühle, bin ich froh über das Angebot.

Doch auch nach den therapeutischen Stunden drängen die Suizidgedanken hoch: „Ich werde es tun, es soll ihr leid tun."

Warum bei ihr, die so vieles für mich tut? Ich halte diesen Schmerz in mir nicht mehr aus! Woher kommt er bloß?

„Er gehört zur Mutter – sie soll um dich weinen", meint die Therapeutin.

„Das würde sie niemals tun, sie würde um sich selbst weinen. Sie ist die Arme, sie hat doch alles für mich getan, wie sie immer sagt", antworte ich.

Ich spüre, wie gefährdet ich bin und wie gefährlich für mich selbst.

Je schlechter es mir geht, desto mehr werde ich zur Schauspielerin. Nur bei meiner Therapeutin kann ich so sein, wie mir ist, darf ich die Verzweiflung zeigen. Langsam begreife ich, dass es bei ihr anders läuft. Dafür werden meine Wünsche umso stärker spürbar.

Wie gerne möchte ich bei ihr sein! Sie soll mich halten, ganz fest. Aber gleich folgt die Antwort in mir, „verdammt, du bist doch kein Kind mehr!"

Die nächste Zeit ist ein ständiges Hin und Her zwischen Trauer, nichts Spüren, nichts Zulassen und ohnmächtiger Wut gegen mich selber.

Die Therapeutin fragt mich: „Was hätte denn das Mädchen gebraucht?"

„Schutz und jemand, der es versteht und ihm glaubt." Aber ich schweige, kann es nicht aussprechen.

Beim Heimfahren nach der Stunde tut mein Nacken weh, der Magen und die Nieren schmerzen. Ich könnte heulen und tue es nicht. Die Gewalt richtet sich gegen mich, gegen den Teil, der ohnehin voller Not ist. Ich könnte das Kind in mir erschlagen, dann würde es keinen Ton mehr von sich geben.

Spreche ich das Wort Opa aus, bekomme ich Todesangst. Ich möchte schreien, den Panzer in mir sprengen.

Am Abend sehe ich im Fernsehen den Film „Missbrauch". Alles in mir beginnt zu brüllen. Ich empfinde abgrundtiefen Hass für die Mutter dieses Kindes. Sie sieht immer weg.

Als der Psychiater in einer Szene die Frau fragt, warum sie wisse, welche Gefühle das Kind hatte, halte ich die Luft an, um nicht schreien zu müssen. Am Schlimmsten ist die Stelle, bei der ich in den Augen dieses Kindes die Angst sehe und spüre, wie ausweglos seine Situation ist. Bei der „Hoppa-Hoppa-Reiter - Szene" bin ich schließlich so aufgewühlt, dass ich zwischendurch aus dem Zimmer gehen muss.

Opa – nein, nein, nein.

In der Nacht träume ich, dass ich in einem alten Haus aus dem Fenster schaue, als das Haus plötzlich zu beben beginnt. Da sehe ich, dass der Schlot der gegenüber liegenden Fabrik explosionsartig schwarze Wolken ausstößt. Ich denke noch, „jetzt geht die Welt unter" und laufe aus dem Haus, komme aber nicht vorwärts, da ein furchtbarer Sturm tobt.

Auf der anderen Seite steht ein verlassener Kinderwagen. Mir zieht es etwas im Bauch zusammen, aber ich muss weiter.

Plötzlich wird es ruhiger und ich befinde mich in der Herrenstraße und biege in die Wurmstraße ein. Da steht die Mutter mit mir. Ich bin circa elf Jahre alt und weigere mich, weiter zu gehen, da mir der Fuß so weh tut. Da schaue ich (im realen Alter) nach und sehe, dass der Kleinen der Schuhriemen ins Fleisch gewachsen ist.

Das Kind gibt keinen Ton von sich, hat nur einen unendlich traurigen Blick.

Die Suizidgedanken sind so drängend, dass ich mich manchmal aus Angst, ich würde den Föhn hineinwerfen, nicht in die Badewanne traue.

Es ist keine Todessehnsucht. Ich möchte nicht sterben, nur anders leben.

Bin ich bei der Therapeutin, spüre ich den Kontakt. Kaum bin ich weg, habe ich schon wieder den Faden verloren, fühle mich verlassen und allein.

Ich arbeite den ganzen Tag, leite einige Kurse an verschiedenen Orten. Überall sind die Teilnehmer begeistert, nur ich kann nicht verstehen warum. Ich fühle mich schlecht und brauche dennoch ihre Anerkennung. Kritik würde mich in den Abgrund stürzen.

In der Therapie taucht immer öfter Opa und die Badezimmertür auf. Die Bauchschmerzen sind kaum noch aushaltbar.

Wieder habe ich ein Myom in der Gebärmutter.

Mein Mann darf mich nicht mehr berühren. Alles in mir zieht sich zusammen.

Für Mai melde ich mich zu einer Familienrekonstruktion auf der Insel Elba an.

Vorher muss ich noch Daten einholen. Meine Tante erzählt viel, gibt mir Auskunft. Mutter schimpft, ich solle doch endlich aufhören mit dieser blöden Therapie. Es gibt kein einziges Familienfoto!

Mein Mann und die Kinder bringen mich nach Mailand, von dort fahre ich mit dem Zug durch die liebliche Landschaft der Toskana! Die Felder sind übersät mit Mohn, in den Reisfeldern stehen Silberreiher.

Welch anderes Bild bietet sich mir am Bahnhof, wo ich noch einen Kaffee trinke. Ein Arrestwagen fährt vor. Polizisten führen soeben Menschen, offensichtlich Flüchtlinge, in Ketten ab. Ein junger Mann weint, er wehrt sich dagegen, in den Wagen geschoben zu werden. Die Grobheit und Unmenschlichkeit mit der die Uniformierten mit den Männern umgehen, erschüttern mich. Bilder von Wien tauchen auf, wo ich bei einer Demo von Polizisten niedergeworfen wurde. Ich spüre die Ohnmacht dieser Männer und meine eigene Ohnmacht von damals.

Außerdem habe ich Angst vor dem Kurs. Angst, ich würde im Nichts versinken, würde verrückt werden.

Mit der Fähre fahre ich nach Elba. Da ich, dort angekommen, noch ganz alleine bin, gehe ich durch die Macchia. Die anderen treffen später ein. Immer wieder raschelt es. Überall kriechen Schlangen auf dem Boden, hängen von den Felsen herunter, liegen im Gebüsch oder direkt am Weg. Wie sehr ich diese Tiere hasse! Wieso kann ich aber auch nicht auf einem normalen Weg gehen. Dann ein Lachen. „Ich bin doch alleine hier?" Ängstliche Blicke darundherum, nichts ist zu sehen außer drei großen Möwen. Kurz darauf das gleiche Spiel. Es sind Lachmöwen, na, gibt es denn so was!

In der Gruppe spüre ich gleich den Druck, Kontakt aufnehmen zu müssen, um ja nicht zur Außenseiterin zu werden.

Wie muss ich sein, damit die anderen mich mögen?

Als wir uns zu einer Triade zusammenfinden sollen, kommen genau die Zwei auf mich zu, denen ich lieber ausgewichen wäre. Ich traue mich nicht, Nein zu sagen. Wie schaffe ich das bloß immer? Soll ich nicht besser gleich wieder heimfahren? Was will ich überhaupt hier, wenn ich so feige bin?

In meiner Rekonstruktion ist es mir nicht möglich, den Schmerz zuzulassen, den ich spüre.

Mit dem Schlussbild von Vater und Mutter zusammen kann ich nicht viel anfangen. Es stimmt für mich nicht, dennoch spüre ich etwas Gutes darin. Es kommt heraus, dass mein Vater ein lebenslustiger Mensch war, Mutter hingegen das Leid gewählt hat, und das wollte Vater nicht.

Vieles im Kurs beeindruckt mich, vor allem, wenn ich selber in verschiedene Rollen schlüpfe, Bilder sehe und manches spüre, was ich nicht wissen kann. Es gibt auch viele schöne Begegnungen.

Kaum zu Hause, geht der Kampf in mir weiter.

Hilfe annehmen heißt für mich immer noch, mich auszuliefern. Es geht nicht anders, ich muss es allein schaffen, muss versuchen, mich selber zu trösten!

Die Therapeutin fragt mich eines Tages in der Stunde, ob sie mit einem Arzt sprechen dürfe. Also doch, ich habe recht gehabt, habe zu viel erwartet, bin eine zu große Belastung!

Zwei Stimmen sprechen in mir. Die eine, die sagt, „gib dich nicht auf, mach weiter, es wird sich ein Weg finden". Die andere, die sagt, „kommt nicht in Frage, jetzt ist Schluss". Letztere ist die gleiche Stimme, die mir das Weinen verbietet.

Sehe ich mich aus der Distanz an, sehe ich eine Frau vor mir, die „zu" ist, die abgeschlossen hat. Nichts und niemand erreicht sie mehr. Sie ist fertig mit dem Leben, erwartet nichts mehr, niemand darf sie berühren. Würde jemand sie schlagen, sie würde sich nicht wehren.

Die Ruhe ist gespenstisch.

Die Therapeutin fährt mit mir zum Arzt, einem Psychiater. Wir stehen vor seiner Tür, warten. Im Hof blüht der Rhododendron, in mir ist es schwarz. Doch die warme Stimme von dem Arzt gibt mir Mut, lässt mich Hoffnung schöpfen. Wir vereinbaren einen Termin. Als die Therapeutin in der Stunde dann zu mir sagt, „Es wird doch in deiner Nähe einen Menschen geben, von dem du etwas Wärme bekommen kannst", fällt in mir eine Türe zu und ich nehme nur noch Enge wahr.

Erbarme dich
Herr
meiner Leere

Schenke mir
ein Wort
das eine Welt
erschafft.

Ich kann mich nicht mehr mitteilen, es ist eine sprachlose Traurigkeit. Traurigkeit, die sprachlos macht.

Es ist einfach aussichtslos, ich werde nirgends das bekommen, was ich brauche. Sprachlos gehe ich aus der Stunde und schlucke Tabletten. Als ich an die Kinder denke, versuche ich alles zu erbrechen, was mir auch gelingt. Wenigstens ist die Spannung dadurch leichter geworden.

Danach spüre ich nur noch Einsamkeit, einen Schmerz in der Brust und Tränen, die nach innen laufen.

Die Verzweiflung hängt mit einem Wunsch zusammen, aber mit welchem?

Mit den Kindern habe ich keine Berührungsängste, wir kuscheln, raufen, und ich bin für kurze Zeit abgelenkt von mir. Ich esse immer weniger, bin ein Meister darin, es zu verbergen.

Einmal hab ich eine wunderschöne Therapiestunde. „Mit dem ständigen ‚Nein' zu dir, dem Nicht-Sein-Dürfen, wird das Loch nicht kleiner."

Ein Verstehen blitzt auf und so kann ich mich für das Gefühl des Angenommenseins öffnen. Als sie meine Hand hält, bekomme ich zwar fast einen Krampf, aber es ist schön. „Nicht-Kontakt macht abhängig, Trennung ohne das Wissen um Wiederkehr führt zum Loch", sagt die Therapeutin.

Ich dachte immer, Kontakt macht abhängig, wobei ich natürlich gleich an Mutter denke. Dort heißt Kontakt nur eines: Mich gibt es nicht, ich muss tun, was SIE will, ich muss so sein, wie SIE mich will.

Trotzdem fahre ich mit den Kindern zu ihr. Die Kinder haben mit meinem schlechten Verhältnis zur Mutter nichts zu tun. Sie haben ein Recht auf ihre Oma. Aber schon beim ersten Dialog möchte ich davonlaufen.

„Ich weiß nicht, soll ich mitfahren in die Stadt oder nicht? Sag du es."

Ich: „Das musst du schon selber entscheiden."

Mutter: „Dann willst du nicht, dass ich mitfahre."

Auch in ihren weiteren Aussagen ist nur Negatives. Alle Menschen, außer die Angehörigen der Kirche, sind böse, schlecht, nutzen andere aus, tun einem weh.

Ich kann sie nicht mehr hören. Ihre Eifersucht ist kaum auszuhalten, wenn ich mit jemand einen Satz mehr spreche als mit ihr.

Wo ist das Kind, das ich gewesen,
wohnt es in mir oder ist es fort?
Weiß es, dass ich es nie geliebt hab
und es mich auch niemals gemocht?
Warum sind wir denn dann so lange
gewachsen – nur um uns zu trennen?
Warum sind wir nicht beide gestorben,
als meine Kindheit wegstarb?

Und wenn der Mut von mir gesunken,
Warum bleibt mein Skelett bei mir?
Warum liest der Falter,
was auf seinen Flügeln im Flug geschrieben steht?

Wieder zu Hause, funktioniere ich weiter, bin fröhlich, tue so, als ob nichts wäre.

Innerlich gehe ich immer mehr auf einen Suizid zu.

Es gibt keinen einzigen Menschen mehr, dem ich sagen könnte, wie es mir wirklich geht. So schreibe ich dem Arzt und der Therapeutin einen Brief, in dem ich ihnen mitteile, dass ich die Therapie abbreche.

Ich kann mich nicht für das Leben entscheiden. Die Möglichkeit des Suizids ist mein Leben lang die einzige Freiheit gewesen, die ich hatte, so auch jetzt in dieser Enge.

Ich hasse diese Maske, die ich trage. Lasse ich das Gefühl zu, „es gibt mich", fühle ich mich schlecht und ich will mich gleich zum Verschwinden bringen.

So stehe ich in meiner Verzweiflung an einem Abhang und überlege: „Soll ich springen?" Es würde aussehen wie ein Unfall. Doch die eingebaute Sicherheitsschranke, der Gedanke an die Kinder, sie funktioniert auch in diesen dunklen Minuten.

Als ich weitergehe durch die blühenden Wiesen, spüre ich einen tiefen Schmerz. Das Leben außerhalb geht weiter, in mir ist alles tot. Ich kann keine Freude am Erblühen der Natur empfinden. Wie anders war es früher, selbst in der größten Not als Kind konnte ich mich daran erfreuen.

Jetzt stehe ich da, fühle mein inneres Totsein und meine Fragen: „Wer bin ich, was bin ich, was tue ich?"

Alles ist weit fort: Mutter, die Sehnsucht nach Vater. Hat es die Sehnsucht überhaupt jemals gegeben? Gewalt, Missbrauch, das gehört nicht zu mir.

Wenn der Winter

Blumen hören auf
JA zu sagen
wenn der Winter ihnen mit Schnee
den Mund verstopft

Eisiges NEIN.

Das Niemandsland, die Leere in mir werden immer größer. Mutter, die da hinein anruft: „Du bist diejenige, mit der man nicht sprechen kann! Wenn du anders tätest, wäre ich auch anders, es liegt an dir."

Kein Zorn, kein Aufschrei, Schweigen als Antwort.

Ich weiß nicht, wie es weitergehen soll, geht es überhaupt weiter? Wird es jemals eine Zeit geben, in der ich nicht daran denke, Schluss zu machen?

Die Therapeutin und der Arzt rufen an, nehmen Kontakt auf. Ich stoße sie zurück und bin gleichzeitig froh, dass sie da sind. Meine Ambivalenz wird mir durch die Zuwendung der beiden noch bewusster. Dank dem, dass sie die Verbindung aufrecht halten, gehe ich wieder hin.

Ich bin so am Ende. Selbst beim Arzt bringe ich kein Wort mehr heraus.

Er spürt, wie es mir geht und möchte, dass ich im Krankenhaus bleibe, doch ich lehne ab. Als er am Fenster steht und weint, schafft er es durch alle Mauern hindurch, etwas in mir zu erreichen.

Beim Abschied berührt er meinen Arm: „Tun Sie es nicht, Frau Jäger." Die Worte gehen mir durch und durch.

Er lässt mich gehen, dafür schätze ich ihn und bin ihm dankbar.

Ein bisschen Druck wäre schon zu viel gewesen.

Die Einsamkeit ist grenzenlos, die Nacht so dunkel. Nur ein kleiner Schritt, aber da ist die Hand, da sind die Worte. „Tun Sie es nicht."

Dann fahre ich mit meiner jüngeren Tochter und meinem Sohn auf den Peloponnes. Sonne, Licht, das Zirpen der Zikaden, das Rauschen des Meeres, das Streicheln des Windes, und ich kann es nicht erleben. Ich sage mir, wie schön es ist, aber begreife es nicht.

Nur die Freude der Kinder, wenn sie im Wasser herum tollen, dringt ein bisschen in mein Herz.

Immerzu warte ich auf ein Glücksgefühl. Was ist los mit der sogenannten Sonnentherapie?

Die Kinder sind schon im Bett. Ich habe Sehnsucht danach, allein zu sein und gehe am Meer spazieren.

Es ist fast kitschig. Der Mond hinterlässt auf dem Wasser einen Silberstreifen, hinter mir der feuerrote Abendhimmel. Die Wellen plätschern über die Steine und ich möchte mit meiner Traurigkeit ins Meer gehen, endlos weiter, bis zum Mond. Vielleicht zu Vater?

Was soll ich bloß machen? Lasse ich die Sehnsucht zu, kommt Verzweiflung und Ohnmacht, stecke ich sie weg, wird es eng. Warum gibt es nichts dazwischen?

Abschied nehmen von hier heißt, wieder zu den Erwartungen zurückzukehren, auf die Zähne zu beißen und zu lächeln.

Mutlosigkeit erfasst mich. Die Tage sind so voller Angst, ich bekomme keine Luft.

Ich bin diejenige, die kaputt ist in unserer Ehe.

Nach wie vor macht mir das Essen Schwierigkeiten. Eine Seite sagt, du musst essen, fit sein für die Kinder, für die Kurse. Die andere Seite ist stolz, wenn ich nichts esse.

Als mir eine Teilnehmerin aus meinem Kurs sagt, sie sei Schwester in der Psychiatrie, in der auch eine Tanztherapeutin arbeitet, gerate ich noch mehr unter Druck.

Einige Tage später erzählt mir mein Arzt in der Stunde: „Als jemand sich in einer Sitzung über unsere Tanztherapeutin beschwerte, die vor allem sprach, aber kaum tanzte, sagte eine Schwester, sie mache bei einer Frau Jäger einen Kurs. Die habe einfach losgelegt und ab ging die Post."

Zuerst Freude, dann Zweifel bei mir, er könnte meinen, ich sei zu schnell vorgegangen, zu wenig sensibel gewesen.

Er: „Nein, Sie haben die Leute in Bewegung gebracht und nicht die ganze Zeit herumgeredet." Sein Wohlwollen tut mir gut.

Als er mich fragt, ob ich überhaupt wisse, was Geborgenheit sei, zieht es mir den Boden weg.

In Wellen geht es mir gut, dann wieder schlecht. Als würden aus meinem Bauch, wie aus einem Vulkan, giftige Dämpfe aufsteigen, die sich im Kopf entladen. Die Frage löst eine Eruption in mir aus.

„Es wird gehen", sagt er, „auch das mit den Minderwertigkeitsgefühlen. Sie wissen ja, bei Missbrauch taucht dieses Gefühl ganz stark auf. Sie werden sich erinnern können, wenn es Zeit dazu ist."

Seine Zuversicht geht auf mich über. Kein Druck, einfach Verständnis.

„Sie haben als Kind so viele Situationen erlebt, die sie wehrlos machten, jetzt fühlen sie sich als Erwachsene immer wieder wehrlos."

Er bietet mir an, mit den Ärzten in der Psychiatrie ein Seminar zu machen, damit ich sehen würde, was ich kann. Beim Gehen sagt er noch: „Geben Sie der anderen Seite eine Chance."

In der Nacht träume ich von einem Kinderkrankenhaus. Mehrere Kinder und Jugendliche liegen darin, zum Teil mit sehr schlimmen Verletzungen. Ich bin auch dabei, als Jugendliche. Ein Mädchen hat am ganzen Körper entsetzliche Wunden, sie sagt aber nicht, wovon oder wodurch. Es sieht nach Verbrennungen aus. Ein ganz kleines Kind liegt wie tot im Bett, es atmet kaum. Eine Schwester kommt, schüttelt das Kind ein wenig, dann sagt sie: „Um Gottes Willen, das Kind muss kotzen, es erstickt daran." Aber die Schwester kann ihm nicht helfen, sie kann kein Erbrochenes riechen, sonst muss sie sich selber übergeben.

Das erste, was mir in den Sinn kommt, ist Opa und der Typ, der nackt aus dem Badezimmer kam.

Mir ist, als würde es in meiner Brust brennen. Etwas drängt hoch, bleibt stecken und löst das Gefühl von Aussichtslosigkeit aus.

So stürze ich mich wieder einmal in die Arbeit, um die Aussichtslosigkeit nicht spüren zu müssen.

Das erste Mal seit der Zeit der Kommune fahre ich nach Wien zu einem Seminar. Ich sitze im Zug, könnte ewig so dahin fahren, unterwegs sein und niemals ankommen.

Gerade lese ich einen Satz von Bulgakow:

...dass er in seinem Leben nichts mehr ändern, nur noch vergessen konnte.

Ist das die Lösung?

Als ich durch die Straßen von Wien gehe, ist alles weit, weit weg.

Ich versuche mich zu erinnern und bringe nichts mehr zusammen.

In der Guggenheim-Ausstellung stehe ich fasziniert vor einem Matisse-Bild. Irgendetwas an dieser Laurette zieht mich an. Später lese ich: „Die abgedeckte Schulter symbolisiert die Traurigkeit ihrer Seele!"

Im Kurs nichts und wieder nichts empfinden können, weder körperlich noch psychisch. All die anderen Teilnehmer tauchen ein und ab, nur bei mir darf sich nichts zeigen. Zu stark ist die Kontrolle. Dieses „Zu-Sein" macht mich fertig. Die Gefühle der anderen spüren, mit ihnen empfinden, das geht. Nur bei mir nicht.

Wieder zurück aus Wien bekomme ich eine Bauchgrippe und 40° Fieber.

In der Nacht träume ich von einem kleinen Mädchen, das von zwei Männern missbraucht wird.

Mein Mann und ich fahren gemeinsam zur Therapeutin zu einem Gespräch. Als er sagt, unsere Beziehung sei zeitweise schlecht gewesen, fühle ich mich schuldig. Es liegt an mir, daran, dass ich ihn zurückstoße und er seine Sexualität nicht leben kann.

Nach dem Gespräch geht es mir sehr schlecht.

Der Alltag ist so unendlich mühsam. Alles in mir wehrt sich gegen Essen, gegen Reden, gegen Singen.

Spüre ich einmal Kraft, verwende ich sie dazu, mich zu puschen.

Immer wieder sage ich zur Therapeutin und dem Arzt, es gehe mir gut, nur um ja keine Belastung zu sein. Dabei bekomme ich immer weniger Luft.

Nach der Dance Alive - Gruppe bin ich völlig fertig, ich kann nicht mehr.

Ich will es einfach nicht wahr haben, dass ich zu schwach bin. Ich kämpfe mit dem bisschen Kraft, das ich habe, gegen die Schwäche. Ich bin ein Nichts, kann nicht einmal mehr stark sein.

Der Kreislauf klappt zusammen. „Kreislauffehlsteuerung." Ich muss ins Krankenhaus. Welche Ironie, ich kann nicht alleine gehen, bin angewiesen auf andere und fühle mich als Belastung, selbst hier im Krankenhaus.

Am Abend ruft eine Schwägerin an, um mir zu sagen: „Mich erbarmt der Leo und die Kinder, weil du so viel weg und krank bist." Sie hat ja Recht.

Wie sehr spüre ich meinen Panzer. Wenn er mich und meine Mauern nicht mehr stützen kann, falle ich zusammen, liegt nur noch eine Hülle auf dem Boden.

Als die Therapeutin mich besucht, bin ich völlig abwesend. Mit nichts kann sie mich erreichen, egal, was sie sagt. Ich wundere mich, wieso sie überhaupt etwas sagt, ich bekomme ohnehin nichts mit.

Irgendwann entsteht doch eine Verbindung, ich kann weinen und das kleine Etwas, das leben will, schöpft Hoffnung.

Der Körper wehrt sich gegen alles, was ihm zugeführt wird. Ich hasse mich dafür, dass ich im Krankenhaus liege.

Fragen mich Ärzte oder Schwestern, wie es mir gehe, sage ich „gut".

Nur als mich ein Arzt fragt, „geht es uns wieder besser?", frage ich ihn: „Wieso, ging es Ihnen auch schlecht?"

Die Turnusärzte hinter ihm müssen sich vor Lachen umdrehen.

Schreckliche Bilder tauchen auf. Grauenhafte Träume von toten oder verletzten Kindern, von Gewalt und KZ. Ich möchte die Augen nicht mehr schließen, um diese schrecklichen Bilder nicht mehr sehen zu müssen.

Mein Magen wehrt sich gegen das Essen. Ich habe Angst vor mir selber.

Nun hat eine Ärztin auch noch einen Knoten in meiner Brust festgestellt. Ich bin betroffen, aber nicht wegen des Knotens, sondern weil sich deshalb mein Krankenhausaufenthalt verlängert.

Ich schlage mit meinem Kopf gegen die Wand, die Hände hämmern auf die Wand, aber sie gibt nicht nach.

Gedanken.

Gedankenschläge.

Die Gedanken erschlagen mich.

Die Nachbarin schnarcht so laut, dass sich ein Raubtier fürchten würde.

Ich kann nicht schlafen. Als es mir endlich gelingt einzuschlafen, werde ich nach kurzer Zeit wach, weil ich mir mit der Faust auf die Lippen schlage.

Zweimal in der Woche fahre ich vom Krankenhaus weg und halte meine Kurse.

Barbara, meine größere Tochter, hat in Französisch eine Fünf geschrieben, ich fühle mich schuldig.

Die Nacht hat so dunkle Augen. Ich gehe barfüßig in die Kälte, damit ich mein inneres Erfrorensein nicht spüren muss.

Ich hungere, damit ich meinen inneren Hunger aushalte.
Ich habe Angst.
Angst vor der Arbeit.
Angst vor den Menschen.
Angst vor mir selber.
Angst, wo bist du nicht?
Was ist nach dem Tod?

Ein Bild in mir hat sich gewandelt. Von der Wüste zum Himalaja. Das Mädchen in mir sitzt auf einer Gletscherwüste, einsam, still. Es spürt die Kälte nicht mehr. Friede, nicht mehr unheimliche Ruhe. Sie weiß, es wird nicht mehr lange dauern.

„Komm, großer schwarzer Vogel", mein Vertrauter, der Tod. Ich hab keine Angst vor ihm.

Die Welt – ein Tor
zu tausend Wüsten stumm und kalt!
Wer das verlor,
was du verlorst, macht nirgends halt.

Als Kind hatte ich Angst vor der Hölle, wenn Mutter oder die Klosterschwestern mir prophezeiten, dass ich dort landen werde. Seit den letzten Wochen weiß ich, dass die Hölle nicht schlimmer sein kann als diese Nächte, die Verzweiflung, die Einsamkeit und diese unsagbare Wut auf mich.

Das nur „Da-Sein" – etwas anderes kann ich hier im Krankenhaus nicht – verunsichert mich völlig. Mein bisheriges Sein hatte darin bestanden, mich über meine Leistung zu definieren. So zu sein, wie die andern mich meiner Meinung nach haben wollten. Ich musste an die Grenzen gehen und darüber hinweg, um mich zu spüren.

Dazu kommt die Angst vor der Zukunft.

Ich habe kein Geld, wenn ich nicht arbeiten kann.

Die Erinnerung an Wien taucht auf, wo ich als Jugendliche kein Geld hatte, um Kohlen zu kaufen. Am Morgen war damals das Wasser im Topf gefroren.

Könnte ich bloß dieser Traurigkeit einen Namen geben!

Mein Arzt ist nicht da und der andere rät mir: „Arbeiten gehen tut gut, dann kommt man weg von sich."

Ich wollte eigentlich zu mir kommen, aber seine Aufforderung ist Grund genug für mich, nach Hause zu gehen.

Kaum bin ich aus dem Krankenhaus, sage ich Ja zu allen Kursanfragen, und es sind viele.

Zweimal in der Woche Kurs am Vormittag, viermal am Abend.

Nach Hause rasen, einkaufen, kochen, den Kindern zuhören, mit ihnen spielen, Kurse vorbereiten und wieder so tun als ob.

Es muss mir einfach gut gehen. Ich will nicht wieder schwach sein und stürze mich in Weihnachtsvorbereitungen und nehme die Telefonate von Mutter entgegen. An einem Tag sagt sie, sie würde kommen, am nächsten Tag nein, sie könne doch nicht kommen, sie wäre krank. Am folgenden Tag geht es ihr doch wieder.

Und dann ist Weihnachten da.

Stille in jeder Weise, weil ich verschlossen bin, auch dem Schönen gegenüber.

Worte von Licht, von Wärme prallen ab an meinen Mauern, an meinem Panzer.

Worte von Geborgenheit und der Krippe, sie verschwinden in einem schwarzen Loch.

Während ich die Worte von Versöhnung höre, empfinde ich Hass und Verachtung, nicht nur für Mutter, vor allem für mich selbst.

Worte von Friede. Ich muss mich gegen die Gewalt wehren, die sich gegen mich richtet. Der Pfarrer spricht von Menschwerdung, ich frage mich: „Wo bin ich?"

Er spricht von Gott, ich frage mich: „Wo war er, wo ist er?"

Keine noch so schöne Musik und keine Kerzenlichter bringen mich in Weihnachtsstimmung. Mutter quält mich mit ihren Erwartungen. Sie möchte mit mir verreisen, ins Heilige Land oder nach Lourdes. Ich sage ihr, sie solle doch fahren, wenn sie das wolle, aber ohne mich. Beleidigt zieht sie sich zurück.

Endlich fährt sie nach Linz zurück und ich fahre zu einem Tanzseminar nach Rütte.

Eine traumhaft schöne Fahrt. Die Sonne scheint auf die weißen Tannen, der Schnee glitzert wie in einem Bilderbuch. Eigentlich wäre es wunderschön, doch ich kann es nicht empfinden.

Im Seminar sollen wir beim „Pachelbel-Kanon" die Zukunft begrüßen, in der Gegenwart sein und die Vergangenheit akzeptieren. Mein Widerstand, die Vergangenheit sehen zu wollen, ist enorm groß.

In Gruppen ist es nach wie vor schwierig für mich, so bin ich still.

Die Zukunft ist ein schwarzes Loch, ausgefüllt mit Wertlosigkeit.

Wieder zu Hause teilt mir meine Therapeutin Einschränkungen bei den Therapiestunden mit. Sie sagt: „Ich muss auf mich selbst schauen."

Ich reagiere mit verschrecktem Rückzug. Warum bringe ich alle so weit, dass ich zu einer Belastung werde?

Sie sagt weiter, ich solle mir Zeit geben. Wie denkt sie sich das? Sie weiß nicht, wie das ist, wenn man mit letzter Kraft kämpft und sie einem sagt, man müsse auf sich selbst schauen.

Der Schmerz tut so weh, zu weh.

Auch wenn sie die Therapie nicht abgebrochen hat, ich kann nicht mehr.

Drei gescheiterte Therapien, das ist zu viel. Jetzt ist es endgültig soweit. Ich werde mich kaputt machen.

Als erstes beginne ich die Wohnung aufzuräumen. Dann schreibe ich einen Abschiedsbrief, als das Telefon klingelt. Ich weiß nicht, warum ich abnehme. Eine Freundin ist am Telefon. Obwohl ich versuche, alles zu überspielen, merkt sie sofort, dass etwas nicht stimmt. Sie kommt.

Eigentlich will ich sie nicht hereinlassen. Davonlaufen kann ich aber nicht, ich muss den Brief noch fertig schreiben.

Irgendwo ist offensichtlich doch noch ein Funke, der leben will, deshalb öffne ich die Tür, bin aber unfähig zu sprechen.

Die Freundin sieht die Müllsäcke. Sie ahnt, was dies zu bedeuten hat und will mich nicht allein lassen. Da sie einen Termin hat, ruft sie meinen Mann an. Ich habe aber schon so abgeschlossen mit dem Leben, dass mich nichts und niemand mehr erreichen kann. Immer kälter wird mir. Mein Mann kommt, er ruft mich immer wieder. Ich will nur noch sterben.

Wieder klingelt das Telefon. Mein Mann gibt mir den Hörer. Es ist eine Frau, bei der ich die Familien-Aufstellung gemacht habe. Noch nie vorher hatte sie mich angerufen. Immer wieder lege ich auf. Beim vierten Anruf bekomme ich langsam Kontakt zu ihr. Sie erinnert mich daran, wie schwer es mir auf Elba gefallen ist, Hilfe anzunehmen. Sie sagt auch: „Ich denke, das, was du suchst, ist Heimat und diese kann man nur in sich selbst finden. Manchmal ist sie nicht da, aber du hast sie in dir."

Mein Mann bleibt bei mir. Ich kann wieder sprechen. Eingewickelt in drei Decken friere ich.

Langsam taue ich auf. Mein Körper beginnt zu kribbeln, als würde die Todesstarre weichen. Habe ich einen Schutz, eine Führung?

Ich spüre, dass es nicht mehr anders geht, als Hilfe anzunehmen. Mein Kreislauf klappt auch schon wieder ständig zusammen. Die Aggression gegen meine Schwäche holt mich immer wieder ein.

In der Nacht schlage ich meinen Kopf gegen die Wand. Ich halte es nicht mehr aus. Leo hält mich, aber er kann die Schläge nicht verhindern, zu stark ist die Wut in mir.

Am Morgen fahre ich selber ins Krankenhaus. Schon nach wenigen Stunden Aufenthalt bereue ich meinen Entschluss. Ich will keine Medikamente, möchte selber an der Veränderung beteiligt sein.

Die Schwestern sagen, ich wäre offener als beim ersten Aufenthalt. Damals wären sie nur an eine Mauer gestoßen.

Das Offensein, das Zulassen macht furchtbare Schmerzen. Weinen, nur noch weinen und nicht wissen warum. Da klopft es, die Visite kommt.

Ich setze mich auf und lache den Arzt an.

„Doch, doch, es geht schon." Ich könnte mich erschlagen.

Ich ertappe mich bei dem Gedanken, hoffentlich kommt die Therapeutin nicht. Ich müsste sie zurückstoßen, wie ich mich von ihr zurückgestoßen fühle. Dann kommt sie.

Als sie sagt: „Du kommst nicht eher aus dem Krankenhaus, als du nicht gut mit dir umgehen kannst", gebe ich ihr zur Antwort: „Na gut, dann werde ich halt so tun, als ob."

Gegenüber den Kindern fühle ich mich schuldig. Was bin ich für eine Mutter!

In der Nacht habe ich einen entsetzlichen Traum: ein Straflager in Sibirien. Männer in Sträflings-Kleidung und vier Gitterbetten stehen im Raum. In einem liegt ein nacktes Baby mit riesengroßen Augen und hervorstehenden Ellenbogen. Es ist Winter und im Hof steht ein Mädchen, angebunden an einem Pfosten. Auf der Seite stehen Männer in Uniform und Zivilkleidern. Einer der Männer liest auf russisch etwas vor. Ein Mann übersetzt auf deutsch: „Schuldig." Da geht ein Mann zu dem Kind und schüttet ihm kaltes Wasser darüber. Das wiederholt sich einige Male. Schuldig, kaltes Wasser. Weder das Baby noch das Mädchen weinen.

Als ich diesen Traum der Therapeutin erzähle, wird mir schlecht und für einen Moment bin ich ohnmächtig. Im Bauch tobt ein entsetzlicher Schmerz und meine Füße wollen nur noch davonlaufen.

Der Versuch, mir schöne Bilder zu holen, an meine Kinder zu denken, hilft nicht.

Da klopft es und mein Arzt kommt zu Besuch. Ich bin gerührt. Bin ich das wirklich wert?

In der Nacht plagt mich wieder ein Alptraum. Schweißgebadet werde ich wach und friere. Auch in meinem Inneren ist wieder Schnee gefallen.

Winter V

Es schneit
in mein Herz
Eiszapfen funkeln

Im Schlitten fahre ich
nach Sibirien
um verbannte Freunde
zu suchen

Sie sind erfroren
ich finde nur Schnee
der wächst
bis zum Himmel

Wie komme ich
heim.

Ich halte es nicht mehr aus, will nach Hause.

Als ich es dem Arzt mitteile, lehnt er kategorisch ab. „Nein, Sie müssen noch bleiben."

Später kommt er nochmals vorbei. „Nehmen Sie doch bitte das bisschen Zuwendung an."

Nun verbringe ich auch noch meinen Geburtstag im Krankenhaus. Es macht mir Angst. Nicht lebendig, nicht tot, irgendwo im Niemandsland.

Die Schwestern gratulieren mir; sogar der Koch fragt mich nach meinen Wünschen für das Geburtstagsmenü.

Als Mutter anruft, bringt sie erst kaum ein Wort heraus. Dann aber gerät sie in einen Redefluss, als sie über ihr Leid und Martyrium zu sprechen beginnt.

Eine meiner Freundinnen besucht mich am nächsten Tag und macht mich zur Schnecke. Sind mir ihre Abwertungen früher nicht aufgefallen? Zuletzt gibt sie mir den Ratschlag, ich solle endlich mit den Therapien aufhören und selber sehen, wie ich zurechtkomme.

Einige Stunden danach stehe ich auf und gehe zum Bahnhof. Die Stimme in mir drängt: „Spring, spring doch, dann ist es endlich vorbei."

Ich halte mich am Geländer fest und warte, bis der Zug den Bahnhof wieder verlässt. Dann gehe ich ins Krankenhaus zurück und weine nur noch. Das Telefon klingelt und mein Arzt ist am Apparat: „Sie werden es schaffen, Frau Jäger."

Ihm glaube ich.

Einige Tage später öffnet sich die Tür meines Zimmer. Ich traue meinen Augen nicht, es ist Mutter. Sie setzt sich zu mir und überschüttet mich zwei Stunden lang mit Informationen über Vater. Sie ist die Arme, er der Böse. Während der Schwangerschaft wollte sie sich umbringen. Trage ich einen Teil davon mit aus?

War das jetzt ein böser Traum, frage ich mich eine Stunde später, oder ist sie wirklich da gewesen? Ich kann mich nicht freuen über ihren Besuch. Sie wusste, wo ich Vater hätte suchen können!

Wieder zu Hause geht das Nachdenken über Leben und Tod weiter, verbunden mit dem Gefühl, ich würde am Leben vorbei leben, mein Leben sei bisher von anderen bestimmt worden. Wäre ich jünger, ich würde so vieles anders machen!

Die Spannung zwischen mir und meinem Mann wird immer unerträglicher.

Was ich schon seit einiger Zeit spüre, teilt er mir eines Tages mit. Er hat auf einem Seminar eine Frau kennen gelernt. Wie es sich entwickle, wisse er noch nicht. „Ich mag nicht mehr hier sein, hier kennt jeder jeden. In meiner Familie hat es noch nie eine Scheidung gegeben", sagt er. Gleichzeitig übermittelt er mir einen schönen Gruß von der Leiterin der Familien-Aufstellung. Er solle mir ausrichten, ich hätte einen tollen Mann. Das tut weh.

Ich stelle meinem Mann ein Ultimatum. Er wirft mir vor, ich würde dramatisieren. Er sieht nicht, was er von mir verlangt, wie sehr er mich verletzt.

Irgendwie kann ich ihn auch verstehen. „Warte ab, nimm die Situation so, wie sie ist", rät er mir.

Als ich ihm entgegne: „Die Kinder merken doch, dass etwas nicht stimmt", meint er, „wir hatten doch schon öfter eine Krise".

Da die ältere Tochter am Wochenende die Wohnung für sich allein haben will, muss ich mit meinem Mann auf die Hütte in den Bergen. Wo hätte ich hingehen sollen, ein Zuhause habe ich nicht.

„Du kannst ja auch handeln, etwas tun. Du hast mir die Familienrekonstruktion empfohlen, sonst hätte ich diese Frau nie kennengelernt."

Zum Ausziehen ist er nicht bereit.

„Du hast Angst wegen deinem Beruf, deiner Familie, den Kindern", sage ich zu ihm.

„Das kann schon sein."

Der Alltag läuft trotzdem weiter.

Die Rückmeldungen vom Spurwechsel-Kurs tun mir gut: „Ich habe mich das erste Mal fallen lassen können..., es war so gut, kein Leistungsdruck..., einfach da sein können..., mir hat deine behutsame, liebevolle Art gut getan..., du bist eine tolle Frau, wie du die Dinge vermitteln kannst."

Ich kann nicht mehr.

Die Situation zu Hause und die viele Arbeit lassen mich nur noch eines denken: Ich kann nicht mehr.

Mein Arzt, der es bemerkt, bittet mich eindringlich, zu ihm ins Krankenhaus zu kommen.

So schrecklich mir der Gedanke ist, diesmal bin ich einverstanden. Er sagt mir zu, dass ich meine Kurse weiterhin abhalten kann.

So weit musste ich kommen. Ich in der Psychiatrie!

Die Antwort kommt postwendend: Mörderische Wut. Ich zwicke mich, kratze mich, reiße mich an den Haaren, haue im Bad den Kopf gegen das Becken. Wohin gehört die Wut? Meine Freundin kommt wieder mit weisen Ratschlägen und Schuldzuweisungen: „Du machst das Gleiche, wie deine Mutter mit deinem Vater gemacht hat." Ich würde meinen Mann nur schlecht machen, ihn dämonisieren. Sie sei auch einmal mit ihm enger befreundet gewesen, aber er habe sich auch von ihr zurückgezogen. Sie hatte schon damals den Verdacht, dass er eine Freundin habe.

Ich glaube, ich träume. Warum habe ich nicht die Kraft, ihr zu sagen, sie solle den Mund halten und verschwinden. Stattdessen mache ich mir noch mehr Schuldgefühle, bestätige mir selber, wie schlecht ich bin. Er hat es ja wirklich schwer mit mir.

Ich blicke zurück auf mein Leben. Was war es? So viel Versäumtes, nicht Getanes, nicht Gelebtes, fremdbestimmt. Ich kenne mich doch selber nicht. Ich funktioniere, mache so vieles nur aus Abhängigkeit und einem total lädierten Selbstbewusstsein heraus. Mir ist, als tanze ich im Kreis und komme nie bei mir an.

Immer mehr verdichtet sich die Angst vor Menschen. Jeder Satz von den Schwestern und Ärzten ist zu viel. „Heute gehen Sie zum Frühstück in den Saal hinaus", löst nur noch Druck aus. „Würden sie mehr trinken und essen, bräuchten sie dieses Zeug nicht", womit sie die Infusionen meinten. „Sie müssen essen, das geht so nicht", sagt eine Ärztin.

„Ich tue, was ich kann, normalerweise würde ich gar nichts essen."

„Wenn Sie wollen, dann geht das schon. Es ist auch nicht gut, wenn sie im Bett liegen und alle Viere von sich strecken."

In meiner Fassungslosigkeit bin ich nicht fähig, eine Antwort zu geben. Ich kämpfe ständig, halte meine Kurse trotz des Krankenhausaufenthaltes und dann kommt sie und wirft mir solche Sätze an den Kopf?

Dreimal versuche ich aufzustehen, ich will es ihr beweisen. Doch jedes Mal klappe ich zusammen. Immer stärker wird der Hass auf mich. Die Schläge auf den Bauch kann ich nicht mehr bremsen.

Eine Schwester, die sonst nicht auf der Station Dienst macht, setzt sich zu mir, ist einfach da, ohne lange Sprüche. Weinend stößt es mir den Satz hoch: „Ich möchte einfach da sein, ohne mich ständig beweisen zu müssen, ohne immer leisten zu müssen. Einfach da sein, wie ich bin."

Durch das Weinen löst sich ein Teil der Spannung, kommt wieder ein wenig Kraft zurück. Ich will leben! Aber wie?

In der Nacht träume ich, dass ich auf Vater zugehe. Wir strecken beide die Arme aus. Kurz bevor wir uns treffen, ist er wieder verschwunden.

Noch im Traum weine ich. Vater, gehört dort die Wut hin? Nein, er ist ja gar nicht da gewesen. Aber ich setze mich hin und schreibe Mutter einen Brief mit der Bitte: „Lass mich die Briefe von ihm lesen." Als ich ihn abschicke, steigt riesengroße Angst auf. Mutter könnte sterben, womöglich würde sie sich etwas antun. Ich fühle mich schuldig. Außerdem erinnere ich mich an eine ihrer früheren

Aussagen, dass Vater uns womöglich umbringen ließe, wenn er wüsste, wo wir sind. Damals war ich vielleicht zehn oder elf Jahre alt.

Sofort nach Erhalt des Briefes und an den darauf folgenden Tagen ruft sie mehrmals an, um zu fragen, wie ich ihr das antun könne. „Was willst du denn von ihm, er lügt dich ja doch nur an, er ist ein Gauner."

Meine ältere Tochter kommt zu Besuch in die Psychiatrie.

„Mama, ich habe dich gerochen, ich musste einfach zu dir kommen." Inmitten der Verzweiflung spüre ich die Liebe zu ihr.

Sie erzählt mir, welchen Zorn sie auf Papa hat, wegen der anderen Frau.

Wieder habe ich einen schrecklichen Traum: Ich sehe ein circa vierjähriges Mädchen, das in einem Lift in der Stiegelbauern-Straße nackt und völlig verstört in einer Blutlache sitzt. Ich stehe als erwachsene Frau vor dem Lift. Er kommt und kommt nicht. Als ich ihn endlich zum Stoppen bringe, sehe ich das Kind vor mir. Ich frage das Mädchen, was denn passiert sei. Es kann nicht sprechen und schüttelt nur immer den Kopf.

Im Gespräch mit meinem Arzt kommt klar heraus, dass ich mir von Vater und von Mutter Schutz gewünscht hätte. Er fragt mich Genaueres nach dem Lift, ob ich das Haus kenne?

„Ich bin nicht sicher, aber ich glaube schon."

Eine Woche danach fahren Leo, die Kinder und ich nach Linz.

Ich sitze am Lenkrad, als mir mitten auf der Kreuzung die Knie versagen. Unmöglich, weiter zu fahren. „Leo, du musst fahren."

„Warum denn?"

„Ich kann nicht mehr fahren, frag nicht, ich weiß es auch nicht."

Schnell wechseln wir den Platz und fahren zur Wohnung von Mutter. Die Kinder laufen Oma entgegen und geben ihr ein Bussi. Ich würde mich am liebsten umdrehen, spüre eine unheimliche Enge in mir.

Das Bild, das mich jahrelang begleitet hat, steht so lebendig vor mir: Ein Mann, der nackt aus dem Badezimmer kommt, dann reißt der Film.

Ich halte es nicht mehr aus in der Wohnung.

„Wer geht mit mir spazieren?“ Die Kinder wollen bei Oma bleiben, weiterspielen. Leo sieht, dass es mir nicht gut geht und begleitet mich.

Schweigend gehen wir an der Uni vorbei, hinauf zu den Feldern. Das Getreide steht in voller Reife. Wie gerne habe ich als Kind dem Rauschen zugehört und der Geruch war so einmalig.

Heute sehe ich es und fühle mich wie taub. Nicht einmal die Kornblumen und der Mohn können mein Herz erfreuen.

Immer stärker werden die Schmerzen im Unterleib und den Oberschenkeln.

„Ich kann nicht mehr gehen, mir zerreißt es den Bauch, ich habe solche Schmerzen.“

Mühsam gehen wir zurück, immer wieder zieht es mich vor Schmerzen zusammen.

Zwischen Leo und mir spüre ich eine Wand.

Bevor wir zum Häuserblock meiner Mutter kommen, sehe ich eine Telefonzelle.

In mir beginnt es zu arbeiten. Ich merke, wie etwas nach oben drängt und da ist es: der Name dieses Mannes.

In meine Beine, die mich kaum noch tragen können, strömt wieder Kraft. „Leo, geh jetzt mit mir und bleib bei mir, ich brauche dich.“

Mutter steht in der Küche.

„Mutter, wer war Z., hat er in der Stiegelbauern-Straße gewohnt?“

In dem Moment wird sie kreidebleich. Sie ringt nach Worten.

„Wer war er, du kanntest ihn?“

„Ja, ich habe für ihn die Buchhaltung gemacht, er war öfter bei uns oder wir bei ihm. Aber ich habe ihm dann eh verboten, noch zu uns zu kommen.“

Im Wohnzimmer wird es ganz still. In der Spannung habe ich die Kinder vergessen. Ich kann aber auch nicht aufhören.

„Was hat er gemacht mit mir?“

„Er wollte es doch mit mir auch machen.“

„Was hat er mit mir gemacht?“

„Ich bin einmal früher heimgekommen, da hast du furchtbar geweint. Ich bin nicht zur Polizei gegangen, er hat mich gebeten, ihn nicht anzuzeigen. Ein paar Wochen danach ist er eingesperrt worden, weil er ein anderes Mädchen in deinem Alter so verletzt hat, dass es ihr noch im Krankenhaus sehr schlecht ging. Die Mutter dieses Mädchens hat ihn angezeigt und er kam dann ins Gefängnis."

Ich weiß nicht wohin mit all dem Entsetzlichen und setze mich dahin, wo ich mich sicher fühle, zu den Kindern, spiele eine Runde mit ihnen und gehe dann in mein Zimmer.

Hätte ich doch bloß weinen können! Mein Körper ist gespannt wie eine Hochspannungsleitung, in meinem Kopf ist nur noch ein Surren zu hören.

Irgendwann kommt mein Mann zu mir. „Brauchst du etwas?"

„Bring mir bitte etwas zu trinken."

„Was möchtest du denn?"

„Etwas, womit ich vergessen kann, was eben war."

In mir hämmert der Satz, „er wollte es doch auch mit mir machen". Meine Fassungslosigkeit ist grenzenlos.

Ich würde als Mutter den Mann auf den Knien anflehen, es mit mir zu tun. Mich zu nehmen, aber meine Kinder in Ruhe zu lassen. Abgesehen davon, glaube ich, dass ich in einer solchen Situation, wenn es darum ginge, meine Kinder zu schützen, Bärenkräfte entwickeln würde.

Mein Mann bringt mir ein Glas Wein. Ich brauche nicht viel zu trinken. Da ich Alkohol nicht gewohnt bin, wird das Surren in meinem Kopf bald von Schwere und Müdigkeit übertönt.

Aber der Satz hämmert weiter und der Gegensatz auch. Ich glaube es nicht, das darf nicht wahr sein.

Am nächsten Morgen fahren wir zurück. Vor Bauchschmerzen kann ich kaum sitzen. Fassungslos bin ich unfähig zu denken. Aus dem Autoradio kommen Songs von REM. Ich spüre die Tränen, aber vor den Kindern zu weinen, nein.

Noch am Abend bei Mutter habe ich ihnen gesagt, dass es nichts mit ihnen zu tun hat, dass es ihrer Mama schlecht geht. Es ist ihr etwas Schlimmes passiert, als sie noch klein war.

Mein Mann kann beim Fahren meine Hand nicht halten.

Zusammengekauert sitze ich wie ein verwundetes Tier auf meinem Sitz. Bilder tauchen auf: Ich sehe, wie er mich hinterm Vorhang beobachtet. Ich erinnere mich an die Angst, als er mich mit dem Auto ins Innviertel brachte.

So sehr ich möchte, ich kann den Film nicht mehr abschalten.

Zu Hause angekommen, rufe ich meinen Arzt an.

„Es ist wahr, sie hat es zugegeben“, mehr kann ich nicht sagen.

„Kommen Sie zu uns herauf ins Krankenhaus, ich komme gleich hinüber, dann können Sie mir alles erzählen.“ Es ist Sonntag.

Mein Mann bringt mich in die Psychiatrie.

Als mich mein Psychiater sieht, sagt er nur: „Mein Gott, Frau Jäger, jetzt erzählen sie erst einmal.“

Stockend beginne ich der Reihe nach. Endlich fangen die Spannungen an, sich zu lösen. Ich weine und weine mit dem Gefühl, nie mehr in meinem Leben aufhören zu können. Er hält mich, gibt mir Halt, da sich vor Schmerz mein Körper immer wieder aufbäumt.

Inmitten all der Verzweiflung und Erinnerung taucht der Satz auf: „Ich will nur noch tot sein.“

Doch das Leben geht weiter.

Einige Tage später bekomme ich von Mutter einen Brief. „Gott hat Dir sicher verziehen.“ Ich lese den Satz dreimal, das kann und darf nicht wahr sein!

Stimmt, jetzt erinnere ich mich. Sie hatte mir damals das Buch von Maria Goretti gegeben, die lieber ihr Leben als ihre Unschuld hingab.

War ich denn Schuld, ich mit meinen zehn Jahren?

Ich spüre die Scham, das Gefühl, alle würden mich anschauen, mich verachten. Ich weiß, es ist nicht so, trotzdem empfinde ich es.

Ständig höre ich Mutters Satz in mir. „Er wollte es doch auch mit mir machen.“

Wenn es einen Gott gibt, warum hat er es zugelassen? War es eine Strafe?

Ich habe so schreckliche Bauchschmerzen, möchte nur noch „Au“ und „Nein“ schreien und auf etwas einschlagen.

Bilder, so viele Bilder der Gewalt drängen hoch. Ich kann mich nicht mehr mitteilen. Aus Angst, die Wunde würde zu groß, schweige ich und bleibe alleine damit.

Mein Mann kommt zu Besuch. „Wenn es etwas in unserer Partnerschaft zu ändern gibt, dann, dass wir mehr gemeinsam machen, vor allem weniger anhängig sind.“

Ich glaube, ich höre schlecht.

„Ich bin froh, wenn ich alleine bin“, kann ich nur sagen.

In der Nacht kann ich wieder nicht schlafen. Die Schwester will mir etwas geben. Ich will nichts. Wenn ich schon nichts empfinden kann, will ich wenigstens klar denken können.

Dazwischen spüre ich, wie nah mir die Geschichte mit Mutters Bekanntem noch ist, vor allem körperlich. Und doch ist die Geschichte so weit weg. Als würde sie außerhalb von mir stehen.

Ist es wirklich ein Teil von mir? Nehme ich ihn zu mir, kommt dann die Verzweiflung wieder?

Was sich geändert hat: Ich bin nicht mehr ganz allein damit. Es berührt mich, wie aufmerksam mein Arzt mir zuhört. Ich erzähle ihm den Traum von heute Nacht: „Ein Kind steht in einem abgedunkelten Zimmer, als ein Mann mit einem großen Messer in der Hand kommt. Er sagt zu dem Kind: ‚Wenn du brav bist, tu ich dir nichts.' Das Kind versucht wegzulaufen, aber es kommt erst nicht von der Stelle. Als es ihm dann doch gelingt zu laufen, versucht es die Tür zu öffnen, die ist aber verschlossen und ich konnte nirgendwo raus. Als der Mann das Kind erwischt, schreit es auf. Ich werde von dem Schrei wach."

„Sie haben erst von einem Mädchen gesprochen und dann in der Ich-Form als sie sagten: ‚Ich konnte nirgendwo raus'."

Es ist mir nicht aufgefallen. Ich spüre die Gänsehaut auf dem Rücken.

„Schlimmer könnten ihre Träume nicht sein, es ist wichtig, dass sie darüber sprechen."

Doch ich weiß, es geht auch um Opa, ich habe Todesangst und schweige.

Mutter hat mir endlich die Briefe von Vater geschickt. Sie liegen vor mir. Ich spüre meine Aufregung und die Angst, sie würden das Bild zerstören, das ich mir jahrelang von Vater gemacht hatte.

Angst auch vor den Gefühlen, die womöglich kommen.

In der Nacht träume ich von einer Frau, die sich übergeben muss, eine andere braucht Sauerstoff. Vom Erlkönig und von einem Kinderbegräbnis. In dieser Nacht hat ein Pfleger Dienst. Dann habe ich immer das ungute Gefühl, ich könnte entblößt daliegen und schlafe schlecht.

Nun sitze ich da und lese die Briefe.

Die Eltern von Vater sind auch geschieden. Vater erzählte Mutter, er habe keinen Vater, dieser sei verunglückt. Es war eine Lüge. Großvater wollte ihn bei sich haben, doch Großmutter hatte es nicht zugelassen.

Später, so ist im Brief meines Großvaters zu lesen, hat er den Kontakt zu seinem Sohn abgebrochen und bezeichnet Vater als Hochstapler und Großsprecher. Großmutter, seine geschiedene Frau, nennt er „hundsgemein und dreckig". Mich bezeichnet er als Waldträudchen. Sein Wahlspruch war: „Ich vertraue auf die Kraft unserer Sehnsucht."

Vater gab sich als Dr. Schmidt aus.

Aus den Briefen wird ersichtlich, dass er im Gefängnis war.

Der Brief von Großmutter strotzt vor Widersprüchen. Sie schreibt an Mutter Briefe, die in mir nur Entsetzen auslösen.

In einem Brief vom 11. August 1943 äußert meine Mutter Vater gegenüber, dass sie sich umbringen wolle. Da war sie im vierten Monat schwanger mit mir. Mutter schreibt in einem Brief an Vater mit Datum vom 14. August 1943: „Meine ganze Liebe und Hingabe galt Dir, ein Leben ohne Dich ist unerträglich für mich..."

Ach, und ich hatte es so anders in Erinnerung! Sagte Mutter nicht erst vor kurzem zu mir: „Opa hat mich gezwungen, ihn zu heiraten."

Am 30. August rügt meine Großmutter meinen Vater, wieso er seine Freundin so lange warten ließe? Das hieß, er hatte eine Freundin, vier Monate nach der Hochzeit und als Mutter bereits mit mir schwanger war.

„Pfui Teufel, du Großmutter du! Dass er auch mein Vater ist, das ist dir egal", wüte ich.

Es ist alles viel schlimmer, als ich vermutet hatte. Ich kann die Briefe nur aus Distanz lesen, die Gefühle nicht zulassen, und trotzdem merke ich, dass sie in mir auf etwas stoßen.

Im August 1946, damals war ich zweieinhalb Jahre alt, schreibt Mutter an Großvater: „Waltraud ist ein Trotzkopf."

Seine Antwort: „Das hat sie vom Vater."

Auch Vater schreibt vom „Schlussmachen mit dem Leben"!

Schon während der Schwangerschaft hatte Mutter dreimal eine Nierenbeckenentzündung. Die Ärzte sagten zu Oma, dass der Tod während der Geburt eintreten könnte. Nach meiner Geburt wurde

Mutter dreimal operiert, die Ärzte glaubten nicht, dass sie überleben würde.

In seinem letzten Brief schreibt Vater: „Soll Dir Waltraud einmal das geben, was ich Dir nicht geben konnte.“

Nun, das hat sie sich ja gründlich zu Herzen genommen.

Ich spüre eine solche Wut auf Vater. Den Kerl zu suchen, wäre reiner Masochismus. Ständig hat er sich selbst verletzt, er ging so weit, dass er Nägel schluckte.

Der Mann hat keine Verantwortung wahrgenommen, weder für sich, noch für mich!

Bei einem Rechtsanwalt hatte er veranlasst, dass ich in einem bestimmten Alter ins Internat müsse! Mit welchem Recht? Er hatte nicht einmal Alimente gezahlt.

1955 verheiratete sich Vater in Magdeburg erneut. Einige Jahre danach musste er sich einer schweren Operation unterziehen, bei der ihm eine Niere entfernt wurde. Durch die Operation lag er im Sterben.

Je mehr Briefe ich lese, desto verwirrter werde ich. Vater lügt, Mutter lügt, wer sagt mir die Wahrheit?

Es ist wieder so eng in mir mit dem ständigen Gedanken, Schluss zu machen.

Wie Mutter, wie Vater? Werde ich die gleiche Lügnerin? Ich spiele den anderen doch auch Theater vor, wenn ich so tue, als ob es mir gut ginge? Denke ich an Vater, fühlt es sich wie ein eitriges Etwas an. Sonst empfinde ich mir gegenüber nur Verachtung, fühle mich schlecht und schuldig.

Trotzdem hat sich doch manches verändert in den letzten Tagen. Es ist so weit gut, dass ich wieder nach Hause kann.

Mutter ist wieder zu Besuch bei uns und nicht zu bremsen in ihren Schimpftiraden über Vater. Immer der Satz: „Ich habe doch alles dem lieben Gott und dir zu Liebe getan.“

Man beachte vor allem die Reihenfolge!

Sie nimmt mir die Luft zum Atmen.

Immer größer wird meine Unsicherheit. Habe ich mir alles zusammen gedichtet oder leidet sie an Erinnerungsverklärung?

Sie habe nie über Vater geschimpft, sagt sie. Hat sie ihn nicht erst vor kurzem noch einen Gauner genannt?

Die Angst vor Männern wird auch wieder schlimmer. Schon zwei auf einem Flur genügen, um mich in Panik zu versetzen.

Anspielend auf ihren Bekannten, mit dem ich das erschreckende Erlebnis hatte, sagt Mutter: „Deine Tante hat wirklich etwas Schlimmes erlebt."

Sie will es bei mir einfach nicht wahrhaben. War das der Grund meines Schweigens als Kind? Sie hätte es mir ja doch nicht geglaubt!

Ich möchte endlich leben können, ohne dass ich ständig kämpfen muss. Möchte an mich selbst glauben können.

Geht es darum, den Schmerz zuzulassen, der hinter allem steckt? Die Antwort bekomme ich eines Nachts im Traum:

Ich muss in ein Erholungsheim. Eine Ärztin untersucht mich. „Sie werden lange nicht arbeiten können. Es ist so ziemlich alles kaputt in ihrem Körper, was kaputt sein kann."

Dabei macht sich das Gefühl immer breiter, ich wäre nicht wichtig.

Ich brauchte meine Arbeit, um eine Existenzberechtigung zu haben. Jetzt bin ich nicht fähig zu arbeiten.

Mit meinem Mann sind kaum Gespräche möglich. Immer noch schwebt das Damokles-Schwert der Trennung über uns.

Will ich mich wirklich trennen? Je bewusster ich mir die Frage stelle, umso klarer formuliert sich die Antwort: Es gibt soviel Schönes zwischen uns. So lange Zeit ist er zu mir gestanden, obwohl ich ihm manches nicht geben konnte. Ich fühle mich verletzt, aber er hat soviel Positives in sich. Immer bewusster wird mir, wie sehr ich ihn eigentlich immer noch liebe, was ich durch eine Trennung verlieren würde.

Auch Leo hat nachgedacht und so sitzen wir eines Tages wieder beisammen und sprechen aus, was in den letzten Wochen in uns vorgegangen ist.

Wir werden zusammen bleiben, auch er möchte es. Zusammen suchen wir einen Weg, er wird sich finden.

Es ist Herbst. Mit Erstaunen stelle ich fest, dass es mich noch gibt. Und es gibt noch mehr. Wieder zu wissen, was „glücklich sein" bedeuten kann. Zumindest für Augenblicke glücklich, manchmal auch für Stunden.

Schon lange habe ich die Buntheit des Herbstes nicht mehr so erleben können! Gehe ich durch die Landschaft, spüre ich Dankbarkeit, dass ich das noch erleben darf.

Nach einem Tanzabend spricht mich eine Frau an: „Ich möchte zu Ihnen in die Gruppe kommen."

Mir ist sofort klar, was mit ihr los ist.

Am nächsten Tag ruft sie mich an. Lange Zeit kann sie nicht sprechen, bis sie immer wieder sagt: „Warum hat mir niemand geholfen, warum hat mich niemand gehört?"

Ich spüre mein Herz rasen, mein Bauch zieht sich zusammen, ich kann aber gut bei mir bleiben und ihr zuhören. Sie kommt zu mir und weint. Sätze stößt es ihr hoch, „ich habe Angst, ich werde verrückt, habe Angst, dass meinem Kind auch so was passiert". Ich halte sie, lasse sie sprechen und weinen, bin einfach da.

„Ich habe noch nie mit jemandem darüber sprechen können. Bei dir hatte ich gleich das Gefühl, dass ich es sagen kann."

Nach einer Weile wird sie ruhig und geht. Kaum schließe ich die Türe, bäumt sich etwas auf in mir. Sofort versuche ich es zu unterdrücken. Nachdem ich entsetzlich müde werde, lege ich mich in die Badewanne. Danach zwinge ich mich dazu, spazieren zu gehen.

Warum kann ich anderen helfen, nur mir nicht?

In der Nacht werde ich wach, weil mir der Nacken weh tut, den Kopf kann ich auch kaum bewegen.

Ich kann mich nur erinnern, dass ich von Opa geträumt hatte und dabei eine ruckartige Bewegung gemacht habe.

In einem anderen Traum liege ich im Sterben. Mutter sitzt bei mir und sagt: „Das habe ich gehofft, dass du vor mir stirbst."

Ich will nichts sehen, nichts mehr wissen von dem, was war.

Je mehr ich mich dagegen wehre, desto größer wird die Angst, es könnte mir heute wieder passieren. Immer virulenter werden die Suizidgedanken.

Doch es ist nicht mehr ganz so eng wie früher.

Lebenszeichen

Immer von neuem sterben
und auferstehn

Die Fremde meine Heimat
Unbekannte meine Geschwister

Ich bin eine Tote
die lebt
und das Leben liebt.

So rückt mein fünfzigster Geburtstag näher. Mir ist nicht nach feiern. Doch Leo und die Kinder bereiten ein Fest mit vielen Freunden vor.

Da sie meine Reiselust und meine Liebe zu Griechenland kennen, schenken sie mir eine Reise nach Kreta.

Mit der Insel verbinde ich die minoische Kultur, die Schlangengöttin, andere Göttinnen und Frauen, die ich schätze. Schöne Tänze, Katzantzakis, Theodorakis, aber vor allem Tourismus.

„Muss ich nach Kreta? Ich möchte auf keinem Sardinenstrand Urlaub machen, wo ein Hotel neben dem anderen steht!"

Reizen würde es mich ja schon, meine Füße auf die geschichtsträchtige Insel zu setzen. So besorge ich mir erst einmal einen Führer über Kreta, beginne zu sondieren, in welche Gegend ich fahren möchte.

Die Entscheidung steht relativ schnell fest. Entweder in den Norden oder den Süden der Insel. Das nächste sind die Kataloge, die ich mir besorge. Am Ende bleiben zwei Hotels, die für mich in Frage kommen. Eines davon, das sich im Norden befindet, ist mein absoluter Favorit, von der Lage, der Bauart und der Beschreibung her. Aber die hohe Anzahl der Betten erschreckt mich.

Eine Freundin kennt das Hotel im Süden. „Da gehen die Leute vom Dorf durch, wenn sie zum Strand gehen." Damit ist alles klar. Ich buche einen Flug für Leo und mich, für Anfang Mai.

Drei Tage davor hat er einen Radunfall und bricht sich den Kiefer.

Aus der Traum.

Auf einem Zettel schreibt er mir: „Du musst fliegen!“ Aber ich kann ihn doch nicht allein lassen, auch wenn es noch so schlimm ist für mich.

Dann rufe ich meine Freundinnen an und erzähle ihnen von unserem Pech. Als ich am Abend vom Kurs nach Hause komme, hält mir Leo einen Zettel entgegen. „Deine Freundin fliegt mit.“

Alles klappt wunderbar. In Kreta steigen wir in den Bus, der uns zum Hotel bringt. Immer wieder macht er bei Hotels Halt, bei denen ich nur eines denke: „Hoffentlich ist das nicht unser Hotel!“

Gegen Ende sitzen nur noch wir zwei allein im Bus. Die Landschaft wird immer schöner, gebirgiger und grüner, Olivenhaine sind zu sehen, Orangen und Zitronenbäume. Die Mimosen strahlen mit dem Ginster um die Wette, der Mohn leuchtet. Welche Üppigkeit der Farben!

Ich bekomme eine Gänsehaut.

Hier steht nicht mehr ein Hotel nach dem andern, dringt uns auch kein Pommes Frittes - Geruch in die Nase wie zuvor.

Nein, hier kleben die Dörfer wie kleine Schwalbennester an den Berghängen und dazwischen ist nur Landschaft.

Plötzlich schreien wir beide gleichzeitig auf. „Hast du die Bucht gesehen!“ Und genau da fährt der Bus hinunter. Ich kann es nicht fassen.

Im Hotel werden wir sehr freundlich empfangen. Dann stehen wir in unserem Zimmer und genießen den traumhaft schönen Ausblick auf die Bucht, auf die weiße Stadt Agios Nikolaos und die Landzunge von Agios Ioannis.

Rechts am Ende der Bucht ist ein Hügel voll violett blühendem Klee.

Überwältigend schön. Gleich laufen wir hinunter ans Meer. Von hier aus sehen wir erst, wie schön das weiße Hotel stufenförmig an den Berg gebaut ist. Die Eindrücke sind so überwältigend, dass sie mich durch meine Enge und den Panzer hindurch erreichen.

Als ich am Buffet stehe und der herrliche Duft der Kräuter in meine Nase steigt, verspüre ich seit ewigen Zeiten wieder einmal Hunger.

Am zweiten Abend findet für die neu angekommenen Gäste eine Cocktail-Party statt.

Die Geschäftsführerin, eine Griechin, erzählt vom Hotel, von den Aktivitäten und von den griechischen Ostern. Welch ein Glück! Ich wusste damals noch nicht, dass die griechisch-orthodoxen Ostern zu einem andern Zeitpunkt gefeiert werden als unsere.

Sie setzt sich dann an jeden Tisch und spricht noch persönlich mit den Gästen. Sie ist Griechin, spricht aber perfekt deutsch und englisch.

Als wir uns vorstellen, schaut sie mich an und fragt: „Wollten Sie nicht mir ihrem Mann kommen?" Ich bin erstaunt.

„Ja, das war so vorgesehen, aber mein Mann hatte einen Unfall."

Schon in den nächsten Minuten ist mir klar, diese Frau werde ich noch öfter sehen, da begegnen sich zwei verwandte Seelen. Wir unterhalten uns noch einen Weile und als sie geht, sagt sie zu mir: „Wir werden uns sicher noch öfter treffen."

Zu den Karfreitags-Feierlichkeiten bietet das Hotel eine Fahrgelegenheit nach Neapolis an. Da das Angebot nur von mir wahrgenommen wird, nimmt mich die Geschäftsführerin in ihrem VW-Käfer mit. Auf der Hinfahrt erklärt sie mir die Rituale der Osterwoche in der griechisch-orthodoxen Kirche.

Die Kirche selber ist sehr groß, aber voll von Menschen. Ich bin fasziniert von der Atmosphäre. Viele der Frauen sind schwarz gekleidet. Da es nur wenige Stühle gibt, stehen die meisten. Die Kinder sitzen vor dem Altar auf dem Boden, wenn sie nicht gerade herumlaufen. Welch eine andere Atmosphäre als in unseren Kirchen!

Die Gesänge, die vom Vorsänger und dann vom Volk gesungen werden, sind schlicht, schön und beruhigend.

Irgendetwas ergreift mich, erreicht mich. Ist hier ein anderer Gott?

Die Trauer ist in der Kirche spürbar, das ist gelebter Glaube für mich.

Nach einer Weile klopft mir eine alte gebückte Frau auf die Schulter und deutet mir, ich solle mich auf ihren Platz setzen. Wie kann ich das annehmen! Maria flüstert mir zu: „Tu's", so nehme ich dankend an.

Nach einer Weile wird der wunderschön mit Calla und Orangenblüten geschmückte Epitaphanos in die Höhe gehoben und die Menschen setzen sich hinter dem „Sarg" in Bewegung.

„Jetzt beginnt die Prozession, die sich durch den Ort bewegt", klärt mich Maria auf.

Eine Blasmusik beginnt vorne zu spielen. Ich bin nun wahrlich kein Fan dieser Musik, aber bei einem Lied, das sie immer und immer wieder spielen, kommen mir die Tränen. Welch eine Musik! „O gliki mou." Von den Fenstern und Balkonen spritzen Frauen Orangensaft herunter. Dass ich das erleben darf! Es ist mir ein Bedürfnis, wie alle anderen die Ikone zu küssen und unter dem Epitaphanos durchzugehen.

Beim Heimfahren sind wir beide erst einmal still. Dann beginnen wir über uns zu erzählen. Es ist der Beginn einer wunderbaren Freundschaft mit Maria.

Am Karsamstag erlebe ich ein völlig anderes Bild in der Kirche. Die Menschen sind heute feierlich angezogen. Die Kinder tragen Kerzen, auf denen Barbie-Puppen oder Autos festgebunden sind. „Geschenke von ihren Paten", sagt Maria, als sie meinen erstaunten Blick wahrnimmt. Auch wir haben von der Rezeption des Hotels eine liebevoll gestaltete Kerze erhalten. Heute fährt ein ganzer Bus voller Gäste mit.

Ich bin überrascht, wie viele Jugendliche schon gestern und auch heute in der Kirche sind.

Zuerst singen sie die schöne Liturgie, das Licht wird gelöscht und wir zünden unsere Kerze an der großen Osterkerze an.

So stehen wir dicht an dicht mit unseren brennenden Kerzen, bis das „Christos Anesti" (Christus ist auferstanden) erklingt. Ein kleines Wunder für mich, dass es dabei zu keinem Brand kommt.

Als die Kirchenglocken zu läuten beginnen, gehen wir hinaus.

Raketen werden in die Luft geschossen, Knallfrösche geworfen und mittendrin steht der Pope mit einer unglaublichen Ruhe, lässt sein „Alleluja, Christos Anesti" ertönen, während rechts und links an ihm Knallfrösche vorbei zischen.

Judas, der Verräter, der vor der Kirche als Strohpuppe am Galgen hängt, wird angezündet. Für die Griechen ist Verrat etwas besonders Verächtliches.

Zurück im Hotel gibt es die traditionelle Lammsuppe, Ostergebäck und rote Ostereier. Auch ins Zimmer ist der Osterhase gekommen. Ein kleines Osternest als Präsent vom Hotel.

Am Ostersonntag wird bei Live-Musik im Hotel getanzt. Da bin ich natürlich mit dabei. Und das nicht nur beim Sirtaki, sondern auch bei manch anderen schönen Tänzen. Eine Gruppe in kretischer Tracht führt alte Tänze vor.

Zwischendurch spreche ich mit Maria. „Weißt du", sagt Maria, „ich lebe im Augenblick. Ich weiß ja nicht, ob ich nicht im nächsten tot bin". Der Satz sitzt.

Ich lebe.

Voller neuer Eindrücke und korrigiertem Vorurteil über Kreta komme ich nach Bregenz zurück. Leo geht es inzwischen schon besser.

Schon seit längerer Zeit fragt mich mein Arzt immer wieder, ob ich nicht bei ihm in der Psychiatrie arbeiten möchte. „Wer könnte unsere Patienten besser verstehen als Sie."

Bisher habe ich es mir nicht zugetraut, aber jetzt bin ich soweit.

Als ich ihm die Zusage gebe, stellt er mich dem zukünftigen Team vor. Sofort spüre ich die Skepsis, die mir von einigen entgegengebracht wird.

Sie sind einverstanden, dass ich beginne, wenn ich mich an das Konzept halte.

Ich lese mir das Konzept durch. Es gefällt mir und entspricht der Art, wie ich arbeiten möchte.

Nun fahre ich das erste Mal in die Klinik. Auch jetzt, wie so oft in meinem Leben, möchte ich lieber davonlaufen.

Der Oberarzt empfängt mich und nimmt mich gleich zur Visite mit.

Die ersten Tage verbringe ich beobachtend, bis ich dann bei einer Besprechung aufhorche und vorschlage: „Mit dem Patienten könnte ich beginnen." So aufgeregt und unsicher ich auch bin, es macht mir sofort Freude.

In den ersten Wochen erlebe ich das ganze Spektrum von Spaß an der Arbeit und guten Gefühlen bis hin zu: „Ich habe total versagt, mache alles falsch."

Mein Arzt und ab jetzt Chef begleitet und unterstützt mich. „Haben sie sich schon einmal überlegt, ein Buch zu schreiben? Ihre Erfahrungen würden sicher manchem Menschen helfen!"

„Sie sind schon der Dritte, der mir das sagt."

Vom Team fühle ich mich noch immer beobachtet. Eines Tages reicht es mir und ich spreche mit dem Stationsleiter. „Ja, ich bin nach den Erfahrungen mit ihrer Vorgängerin total dagegen gewesen. Aber es gibt wohl verschiedene Ansätze in der Tanztherapie."

„Die gibt es sicher", antworte ich ihm, „nur haben wir beide die Ausbildung in der gleichen Schule gemacht. Aber jede Therapie steht und fällt mit dem Therapeuten."

Noch einige Zeit muss ich ständig für meine Arbeit einstehen und das mit meinem immer noch wackligen Selbstbewusstsein.

Endlich platzt mir gegenüber einer Ärztin der Kragen, die mir, als sie auf unsere Station kommt, gleich ihre Bedenken äußert. „Es reicht, ich habe keine Lust mehr, mich ständig für die Sch... meiner Vorgängerin rechtfertigen zu müssen. Komm, schau es dir in der Gruppe an, dann kannst du dir selbst ein Urteil bilden."

Ich bin erstaunt über meine Courage. Und die Ärztin kommt tatsächlich. Die Patienten sind großartig und sie ist begeistert: „Du wirst dich nicht mehr erwehren können vor Zuweisungen."

Nach dem ersten Jahr ruft mich der Chef zu sich. „Kommen Sie mal mit."

Mein erster Gedanke ist, jetzt wird er sagen, es sei mir gekündigt worden.

In seinem Zimmer angekommen, setzen wir uns.

„Wie machen wir es jetzt, fragt er, sollen wir eine doppelte Beurteilung machen? Soll ich das beurteilen, was ich von Ihnen höre oder das, was mir das Personal, die Ärzte und vor allem die Patienten sagen?" Ich habe es ihm überlassen. Er hat mir jedenfalls ein „Ausgezeichnet" gegeben.

Im Herzen noch den bunten Traum der Trauer
aus jenem Leide, das fast übermächtig war,
und das die Überwindung jener Himmelsmauer,
die innen aufgerichtet war, gebar;

Die Hände haltend, dass sie Hände würden,
und unverteilt an Nehmen oder Geben –
die alten fallen, es blühn neue Bürden,
die klarer sind; und ihre Frucht ist unser Leben.

II. Teil — Wegbegleitung zu meinem Herzen

Wir werden nicht aufhören zu erkunden
und das Ende von unserem ganzen Erkunden
wird da sein, wo wir begonnen haben.
Und wir werden diesen Ort zum ersten Mal erkennen.

Mein therapeutisches Beziehungsgeflecht

Seit genau zehn Jahren spüre ich instinktiv, dass Rütte das Richtige für mich wäre. Doch bisher war die Angst davor zu groß und ich hatte auch nicht das Geld dafür.

Jetzt bin ich endlich so weit. Ich bitte meine Freundin, ihren Therapeuten in Rütte, zu dem sie schon seit längerer Zeit fährt, zu fragen, ob ich an ihn persönlich schreiben dürfe. Wenn ich nach Rütte gehe, dann zu ihm.

Zehn Jahre lang hatte ich genau auf ihre Erzählungen gehört. Es klang gut, was sie von ihm erzählte.

Als ich seine Zusage bekomme, setze ich mich hin und schreibe einen Brief, in dem ich ihm einiges aus meiner Geschichte und meine Zielvorstellungen mitteile.

Bald darauf erhalte ich die Antwort und spüre gleich, da klingt etwas durch, das mich anspricht.

Mit dem Näherrücken des vereinbarten Termins für einen zehntägigen Aufenthalt in Rütte steigen meine Zweifel. Aber wenn ich eine Vereinbarung treffe, dann halte ich mich daran, und so packe ich meinen Koffer.

Die Fahrt durch die Winterlandschaft müsste eigentlich schön sein, aber ich bin so angespannt, dass ich es nur für kurze Augenblicke wahrnehmen kann. Kaum angekommen im „Herzlhaus" und den Koffer ausgepackt, drängt schon die Frage hoch: „Was will ich eigentlich hier?" Ebenso meine Angst, in Abgründe zu fallen.

Die ganze Nacht liege ich wach. Da das Herzlhaus ein Holzhaus und daher sehr hellhörig ist, nehme ich jeden Nachbarn wahr und horche ängstlich, ob jemand kommt.

Alles, was vorher so klar war, ist jetzt unklar, verschwommen, wenn nicht überhaupt weg.

Klopfenden Herzens gehe ich im Schneegestöber in meine erste Stunde zur Leibarbeit. Ich stehe im Eingangsbereich des Hauses Bergkranz, als ich eine Stimme höre. „Frau Jäger?" Obwohl ich den Menschen, zu dem diese Stimme gehört, noch nicht sehe, erweckt sie sofort in mir das Gefühl, es wird gut.

Wir gehen in seinen Raum. Meine eiskalten Füße verstecke ich unter der Decke, die vor meinem Stuhl liegt. Kurz erzähle ich von mir und was mich bewogen hat, nach Rütte zu kommen. In meiner Anspannung lache ich ständig.

Dann beginnen wir mit der Leibarbeit, einem wesentlichen Teil der initiatischen Therapie. Durch die Berührung wird der Mensch in die leibliche Wahrnehmung seiner selbst geführt. Karlfried Graf Dürckheim unterscheidet in dieser Behandlungsform den Menschen, der „einen Körper hat", von demjenigen, der sich durch Bewusstwerdung in seinem „Leib, der er ist" selbst findet.

Sofort kriecht Angst hoch, als ich berührt werde, und ich kontrolliere ständig, wo seine Hände sind. Das Zucken der Beine kann ich nicht unterdrücken. Ich bin froh um die Behutsamkeit und Achtsamkeit, mit der der Therapeut meine Füße berührt.

Schon bei der Verabschiedung, als ich die Tür zu seinem Raum zumache, schleicht Traurigkeit in mir hoch. Ich verkrieche mich im Bett. Geht jemand an der Tür vorbei, ist in mir nur ein „Nein". Die Tränen fließen, ohne dass ich weine.

Am Nachmittag gehe ich zum „Geführten Zeichnen".

Die Zeichentherapeutin sieht viel positive Energie und eine unterschiedliche Ausprägung der rechten und linken Seite. Die rechte Seite wirkt kraftvoll, die linke Seite ist entwicklungsbedürftig. „Du solltest nicht meditieren, sondern tanzen gehen, du wirst deine Gefühle nicht ‚wegsitzen'", sagt sie.

Als ich mich danach ins Bett lege, bekomme ich einen Juckreiz an den Beinen, der kaum auszuhalten ist. Ich weine nur noch und weiß nicht warum. Kann ich jemals wieder aufhören mit dem Weinen? Plötzlich kann ich meine Patienten verstehen, wenn sie sich schneiden, um die Wut und das ohnmächtige Gefühl im Inneren zum Schweigen zu bringen.

In der Nacht träume ich, dass ich in einer trostlosen Gegend gehe. Keine Häuser, keine Menschen, nichts, nur Leere und kahle Bäume. Der See ist zugefroren, obwohl es nicht Winter ist. Ich sehe ein Kind, wie es mit dem Gesicht nach unten im Eis eingefroren liegt. Ich denke, wenn ich das Eis aufbreche, zerbricht das Kind. Ich stehe da mit einer unheimlichen Kälte in mir.

Am nächsten Tag spüre ich beim Zeichnen immer noch die Wut. Die Maltherapeutin steht hinter mir und streicht mir über den Rücken. Wie wohl dies tut: Eine starke Frau, bei der nicht mehr ich stark sein muss.

In den schlaflosen Stunden der Nacht taucht ein Gedanke auf. Ist das Heimat, Geborgenheit? Was ich in Kreta in der Natur erlebe, begegnet mir hier in den Menschen. Werde ich sie auch wieder verlieren, werden sie mich wegschicken?

Als ich nach der Leibarbeit aufstehen will, knicken mir die Knie ein und ich kann nicht mehr aufrecht stehen. Wie kann ich es aushalten, dass ich mich nicht mehr mit aller Gewalt gegen mich selbst aufrichten kann? Wer bin ich dann?

Was ist, wenn ich keinen Boden mehr unter den Füßen habe, was kommt dann?

„Die Umkehr ist – zu SEIN," meint der Therapeut. Der Halt, den ich dabei von außen bekomme, macht mir Angst.

Alte Erinnerungen werden wach, drängen hoch und ich finde keine Worte dafür.

Einmal ist es so schlimm, dass ich die Stunde verlassen muss. Ich renne durch den Schnee, falle hin, stehe wieder auf. Dabei möchte ich mich nur noch hinsetzen und einschlafen im Schnee.

Es ist schon dunkel, als ich zurückgehe. Der Therapeut kommt mir entgegen und wir gehen nochmals in seinen Raum. Stammelnd kann ich ihm einige Erinnerungen von Wien erzählen. Ich spüre, da ist jemand, der mir glaubt. Ich stehe am Abgrund und bin nicht mehr allein.

In den Nächten schrecke ich aus Träumen hoch. So auch in dieser Nacht: Wieder sehe ich eine Gegend vor mir, zerstört durch einen Bombenangriff. Der Himmel von der Bombe noch im Halbdunkel. Viele Menschen sind herum, unter anderem auch meine Mutter. Ich kann mich nur noch an eine Szene erinnern. Ein Mann, der mich furchtbar quält, indem er mich entsetzlich kitzelt. Ich habe schreckliche Angst, lache aber. Spüre seinen Penis, muss ihn angreifen und ich will nicht. Immer wieder bitte ich: „Bitte, bitte, tu mir nichts.“ Im Traum bin ich etwa vier Jahre alt.

Bei der Aussage der Maltherapeutin, „du musst dir erlauben, Kind zu sein“, wehrt sich alles in mir. Da wird doch nur Angst, Verlassenheit und Einsamkeit spürbar.

Manchmal gelingt es mir dennoch, dann kommt auch das Weiche in mir hervor. Doch schon ein paar Stunden später, wenn ich wieder zu Hause bin, geht das Weiche verloren und die Härte ist mit ihrer ganzen Brutalität wieder da.

Mit ihr geht auch die Negativität in mir los. „Sicher tut es den Therapeuten hier schon leid, dass sie mich genommen haben“, denke ich bei mir.

Ich spüre die Angst vor dem Abschied Nehmen, dem Weggehen-Müssen von ihnen.

Wenn ich nicht mehr hinfahre zu ihnen, muss ich nicht mehr weggehen. Wäre eigentlich eine einfache Lösung, überlege ich.

In der Arbeit macht sich meine Wandlung bemerkbar. Bisher waren es nur die anderen, denen Schreckliches in der Kindheit passiert ist. Jetzt gehöre ich dazu. Die Frage schreit in mir: „Wie können Menschen, Mütter und Männer, Kindern so etwas antun?“

Die Beine jucken so sehr, dass ich mich blutig kratze.

Ich träume von einer Wegkreuzung mit Richtungstafeln. Eine Tafel ist abgebrochen. Dort steht der Leibtherapeut und hält mir die Hand entgegen. Ich stehe im Dunkeln vor einem Abgrund. Werde ich je zu dieser Hand Vertrauen finden?

Als mich der Leibtherapeut in der nächsten Stunde mit „willkommen daheim“ begrüßt, zerreißt es mir fast das Herz.

Beim Zeichnen spüre ich die Betonwände in mir. Beziehe ich das Becken mit ein, tauchen Bilder auf, ich kann aber nicht sprechen darüber.

In der Leibtherapie steigt die Spannung. Aus der bleiernen Müdigkeit formuliert sich die Frage: „Wo ist der Körper? Ist die spürbar werdende Todesangst die gleiche, die ich als Kind empfunden habe?“

Ganz ruhig liege ich da, höre auf zu atmen. Kälte kriecht hoch, verbunden mit dem Gefühl, nichts wert zu sein, absolut nichts wert.

Innerlich stoße ich den Leibtherapeuten zurück, dabei kommt er mir mit soviel Verständnis entgegen. Warum kann ich nur zerstören?

Kaum bin ich weg von ihm, reißt auch schon der Faden, der Kontakt zu ihm. Doch die Sehnsucht nach den beiden Therapeuten sitzt in allen Knochen. Sie zerreißt mir fast das Herz, lässt mich an kaum etwas anderes denken. Ich fühle mich hilflos und die einzige Methode, mit der ich dieser Hilflosigkeit begegne, ist Härte. „Vergiß es, du bist kein Kind mehr", sage ich mir.

Ich versuche dem Schweigen zuzuhören, doch ich verstehe nichts. Hat diese Sehnsucht mit Vater und Mutter zu tun?

Suche nach dem Vater

Vielleicht sollte ich mich doch wieder auf die Suche nach Vater machen?

Jetzt, nachdem die Mauer gefallen ist, besteht eher eine Chance, etwas über ihn zu erfahren. So setze ich mich hin und schreibe verschiedene Landratsämter in der ehemaligen DDR an, unter anderem auch Annaberg.

Der Kampf zwischen stark und schwach geht weiter. Ich fühle mich gut, wenn ich stark bin, ob bei den Kindern, den Patienten oder in den Gruppen. Verantwortung für andere zu übernehmen macht mich stark, schwach zu sein löst Angst in mir aus.

Was soll es, die Vergangenheit ist vorbei, ich lebe im Hier und Jetzt.

Es ist mir aber auch bewusst, dass das Vergangene Spuren hinterlassen hat und in die Gegenwart herein wirkt, deshalb macht mir vieles im Jetzt so große Schwierigkeiten.

Verwechsle ich vielleicht Schwäche mit dem, was mir Mutter vorgelebt hat? Schon als Kind musste ich sie stützen. Sie hat mich gebraucht, um ihrem Leben einen Sinn zu geben. Ich musste stets für sie entscheiden und mit ihr im Ehebett schlafen. Nicht einmal beim Schlafen hatte ich einen Raum für mich.

Ich bewege mich in einem Niemandsland, in dem es mich auf die gewohnte Seite zieht, weil ich um die andere noch zu wenig weiß.

Bei meinem Leibtherapeuten arbeite ich einige Stunden mit Tonerde und forme mit geschlossenen Augen, was immer sich zeigen will. Dies wird eine Begegnung mit der Schutzlosigkeit und der neuen Erfahrung darin, nicht verletzt zu werden. Das Kopfweh, mit dem ich in die Stunde gekommen bin, verschwindet, die Kälte wandelt sich in Wärme und meine Hände formen in der Tonerde ein Blatt. Aus dem Blatt wird ein Herz.

In der nächsten Stunde erzähle ich meinem Therapeuten von meiner Sehnsucht. Als ich beginne, diese im Ton zu gestalten, ist mein erster Impuls, den Ton zu spalten, in zwei Teile zu trennen. Der Boden beginnt unter mir zu schwanken, oder ist es mein Kreislauf? Mir ist schwindlig und schlecht. Ich will nichts spüren, möchte abhauen, nicht hinschauen. Aufhören, anstatt den Schmerz zuzulassen.

Es macht mich im Nachhinein selber betroffen, wie schnell ich wieder funktionieren kann. Die Gefühle sind unaushaltbar. Ich muss gehen. So setze ich mich ins Auto, fahre los ohne Ziel. Einfach fahren in den Tod, mit dem Fuß auf dem Gaspedal.

In der Nacht träume ich von einem jungen Mann, der sehr krank ist und hohes Fieber hat. Da ihm niemand glaubt, will er sterben.

Im Traum suche ich seinen Vater, finde ihn tatsächlich und sage ihm, er müsse sich um den Jungen kümmern. Der Vater gibt zur Antwort, ich solle dem Jungen sagen, er wolle, dass sein Sohn lebt. Mit dieser Antwort fahre ich zu dem Jungen. Er aber will sterben, er glaubt nicht, dass der Vater kommt. Er reißt sich die Kanüle heraus. Ich versuche sie wieder hinein zu stecken. Ein Mann kommt, der dem Jungen endlich glaubt. Er nimmt ihn hoch.

In der Zwischenzeit geht eine Krankenschwester zu einem Mädchen und will ihm eine Spritze geben. Das Mädchen liegt hinter einer Wand. Die Schwester brüllt das Mädchen an: „Hör endlich auf zu weinen."

Die Kleine läuft schreiend im Nachthemd weg. Ich halte sie auf und gebe ihr ein Stückchen Schokolade.

Zu dem Jungen sage ich: „Gib nicht auf, dein Vater wird kommen."

Die Weise, in der mir der Therapeut nach dieser schwierigen Stunde begegnet oder auch zwischen den vereinbarten Zeiten für mich da ist, lässt mich langsam begreifen: Es gibt Hilfe, auch für mich. Aber die Angst, schon nächstes Mal könnte sie wieder nicht da sein, ist größer. Es ist so schwer, das Schöne zuzulassen, aus Angst, wieder enttäuscht zu werden.

Mit der Maltherapeutin kommt es immer öfter zu Auseinandersetzungen, die mich zwar stärken, aber auch völlig verunsichern.

Wieder zu Hause, ruft mich eine meiner Freundinnen an. Sie hatte erfahren, dass sie als Kind von ihrem Onkel längere Zeit missbraucht worden war. Sie kommt zu mir, ich höre ihr zu, tröste sie, halte sie. Gleichzeitig schreit etwas in mir: „Nein, nein."

Der Brief von der Stadtverwaltung Annaberg ist da! Zitternd öffne ich ihn. Vater, lass dich finden! Doch ich muss das Unbegreifliche begreifen, obwohl ich es weder kann noch will. Er ist tot, 1989 verstorben. Alles in mir wehrt sich dagegen, diese Nachricht anzuerkennen. Die beiliegende Geldforderung für diese Auskunft begleicht der Leibtherapeut.

Aus dem idealisierten Phantom wird ein Mensch, er wird konkret. Und ich muss mich damit vertraut machen, dass er niemals „meine Tochter" und ich nie „Vater" sagen kann. Abschied nehmen von einer Hoffnung, noch nicht einmal von ihm.

Die Nächte werden lang, ich kann nicht schlafen. Untertags finde ich keine Zeit für die vielen Fragen, die in mir sind. Warum tut es bloß so weh? Warum haben sie mich so allein gelassen, mich nicht geschützt und im Arm gehalten? Warum hat Mutter ihren Bekannten geschützt und nicht mich?

Die Fragen stehen zwischen dem Leibtherapeuten und mir. Ich spüre Distanz, kaum ist der Kontakt hergestellt, breche ich ihn schon wieder ab. Dabei kann ich viel besser mit mir umgehen, wenn die Verbindung zu dem Therapeuten da ist.

Noch immer ist die Angst vor der Berührung da, die gleichzeitig so wohl tut.

Dass sie die Perle trägt, das macht die Muschel krank;
Dem Himmel sag' für Schmerz, der dich veredelt, Dank.

Sommer in Rütte

Das erste Mal verbringe ich jetzt einen Teil meines Urlaubs in Rütte. Endlich Ruhe und Raum für mich. Die Zeit erhält eine andere Qualität.

Beim Spaziergang morgens zum Tanzen atme ich die klare Luft ein, die Sonne wärmt mich, und ich bestaune die Tautropfen auf den Gräsern. Da begegne ich überraschend einer Bekannten, die auch zum Tanzen geht. Sie war auf mehreren Wochenendseminaren, die ich geleitet hatte.

„Ich muss dir etwas sagen“, meint sie. „Ich erfahre so etwas Wunderschönes hier, und am Anfang meines Weges standest du. Da du mich damals durch den ganzen Dreck hindurch erreicht hast und ich mich bewegen konnte.“ Ich schlucke, kann ihr keine Antwort geben, sonst würde ich ihre wunderschöne Aussage zurückweisen, da es für mich immer noch ein Problem ist, eine positive Aussage über mich zu hören. So nehme ich ihre Hand und sag nur ein Wort. „Danke.“

Am Sonntag fahre ich zu einem Weiher. Rund um mich ist eine so friedliche Landschaft, der stille Wald, das leise Plätschern der Wellen, die reflektierenden Sonnenstrahlen, doch in mir kriecht Dunkles hoch.

Woher kommen plötzlich diese Schuldgefühle? Immer unruhiger werde ich. Und plötzlich ist es da. Ich habe mein Kind gar nicht leben lassen! Was habe ich getan! Das Herz beginnt mir zu brennen. Tränen drängen hoch. Ich fühle mich schuldig, schuldig, schuldig.

Mutter hat mich wenigstens auf die Welt gebracht, ich gab dem Kind überhaupt keine Chance. Auch wenn es von der Kommune so beschlossen wurde, es ist keine Entschuldigung. Wer kann mir vergeben?

„Vergebung, was ist das?“ – mein nächster Gedanke. Ich kann es nicht. Wann wurde mir jemals vergeben? Meine Fehler wurden mir vorgehalten, nachgetragen. Ich habe um Verzeihung gebeten, es half nichts. Wochenlang bekam ich meine Schuld zu spüren. Wie soll ich wissen, wie das geht, wenn ich es selber nie erfahren habe.

Ich bin entschlossen, mich von den Tönen verwandeln zu lassen,
die aus der Stille meiner Seele aufsteigen.
Und mein Herz soll die Melodie finden, zu der ich mein Leben tanze.

Da ich spüre, welche Bereicherung das morgendliche Tanzen hier für mich ist, wie schnell ich mir selber nahe komme in der Bewegung, frage ich die Bewegungstherapeutin um Einzelstunden. Ich bin erstaunt, um wie viel schneller ich mich bei ihr öffnen kann als beim Zeichnen.

Dadurch werde ich aber auch schneller mit der Abgründigkeit in mir konfrontiert. Ich falle allerdings nicht hinein, werde aufgefangen.

„Hinschauen, wo du dich wirklich schuldig gemacht hast", sagt die Therapeutin ohne Vorwurf. Ich atme in Räume, die bisher nie Luft bekamen.

Und trotzdem stellt sich mir immer wieder die Frage, warum ich nur spüren kann, dass ich nichts spüre.

Ich habe Mutter von Rütte aus die Nachricht geschrieben, dass Vater tot ist. Einige Tage später kommt ihre Antwort: „Eine Begegnung mit ihm hätte dich sicher bloß unglücklich gemacht."

Wie kann sie das wissen?

„Denke, so viele Kinder haben keinen Vater. Sei nicht traurig."

Noch immer soll ich nicht trauern um ihn?

„Meine Schwester sagte zu mir: ‚Jetzt kannst du das, was dich so belastet hat, das Wort *geschieden*, löschen lassen, Gott wird ihm verzeihen.'"

Beim Lesen dieser Zeilen spüre ich nur noch Wut, Ohnmacht und einen Kloß im Magen.

Ständig taucht ein Bild in mir auf: Ich stehe an Vaters Grab. Vermutlich verstehe ich erst dann diese schreckliche Wahrheit. Er ist tot.

Als ich beim Tanzen bei der Therapeutin den Impuls zu stampfen in meinen Beinen spüre, sind im gleichen Moment alle Gefühle weg. „Lass deine Kraft zu." Ja, ich habe Kraft, aber es ist nicht die Kraft, mich hin zu stellen und zu sagen, „das bin ich, da bin ich". Dass ich mich nicht entschuldige, dass ich da bin, ist schon viel.

Hört denn der Schmerz niemals auf?

Ich wünsche mir einen Menschen, der mir sagt: „Es wird gut."

Die Vergangenheit muss reden und wir müssen zuhören.

Vorher werden wir und sie keine Ruhe finden.

Wieder zu Hause, fühle ich mich schon nach einigen Tagen erschöpft, wie gelähmt, meine Hände und Füße sind eiskalt. Was war in meiner Kindheit los? Ich wünschte, ich könnte mich erinnern.

Ich fahre zu den Stunden nach Rütte in der Hoffnung, mich einlassen zu können, um den Gefühlen der letzten Wochen einen Platz zu geben. Ist es mir möglich, fahre ich mit einem besseren Gefühl weg. Gelingt es mir nicht, wird es mit den beiden schwierig und in mir existentiell beengend. Dann frage ich mich, warum mich der Therapeut in einem solchen Zustand fahren lässt. Bin ich ihm gleichgültig, nichts wert, nicht wichtig, so wie ich es von Vater her erlebte? Aber ich bin ja selber für mich verantwortlich, sage ich mir zynisch. Soll ich das Ganze abbrechen, weil ich die Verbindung über die Entfernung nicht halten kann?

„Es ist wichtig, dass du die Verlassenheit in der Beziehung zu mir nochmals erlebst", sagt der Therapeut.

Ich muss zu Vaters Grab, es ist das Einzige, das er mir hinterlassen hat!

Warum ist es so dunkel, wenn draußen die Sonne scheint?

Staunend stelle ich wieder einmal fest, ich habe einen Körper. Kann allerdings nichts spüren, als diesen Schmerz ohne Namen. Beim Tanzen werde ich ruhig, kann immer mehr loslassen und in Sanftmut spüren, dass es Teile in mir gibt, die ich nicht wahrnehmen kann. Ich tröste mich im Schmerz und muss nicht mehr kämpfen.

Mit der Traurigkeit in mir gehe ich hinaus in die Natur, die mir, wie schon in Kindertagen, Sicherheit gibt. Da sind Bäume, an die ich mich anlehnen kann. Im Zimmer habe ich das Gefühl, die Wände stürzen ein.

Beim Zeichnen komme ich wieder der Sprachlosigkeit nahe. Hilflos wehre ich mich gegen den Kloß im Magen.

Ein Wort, das dort herum irrt und vorerst keinen Ausgang findet. „Du Schwein." Draußen ist es, Erleichterung und sofort Todesangst. Er wird mich bestrafen. Wer?

Doch der Therapeut, dem ich davon erzähle, sagt: „Schau, meine Hände sind groß und ich sage dir, niemand wird dir mehr die Knochen brechen." Ich vertraue ihm. Die Angst sitzt in allen Knochen, aber ich spüre seine beruhigenden Hände, die sind in allem Schmerz da. Und plötzlich fällt mir das Kindergebet ein, das ich früher immer gebetet hatte. „Mein Herz ist klein, darf niemand hinein, als du mein liebes Jesulein." Doch wie viele sind in dieses kleine Herz eingedrungen?

Ich kann heimfahren mit einer Fülle in mir, der Gewissheit schützender Hände.

Dabei nehme ich meinen Wunsch nach Nähe zu meinem Mann wahr, merke meine Scheu und auch seine Grenze. Ich muss aufpassen, dass ich nicht gleich wieder zumache.

Dann sitze ich vor unserer Hütte in den Bergen, suche nach Sternschnuppen im endlos dunkelblauen Himmel, Ruhe und Stille ist in mir.

Als ich am nächsten Tag am Bach sitze, frage ich mich, warum ich mich hier nicht in der gleichen Weise spüren kann wie in Rütte? Manchmal ist mir, als würde sich ein Ring um mein Herz legen.

Der Ring um mein Herz wird immer enger. Erinnerungen, verbunden mit Traurigkeit, kommen hoch: Das Ahnen von etwas und keine Antwort darauf. Die Beziehung von Mutter und Vater, die nie war. Niemals werde ich zu Mutter gehen können, „Mama, ich habe Sorgen, was soll ich machen?"

Die Bewegungstherapeutin schlägt in der Stunde vor, mich an ihren Rücken zu lehnen. Mir kommt sofort ein Bild. „Ich mache es selber, ich als Baum, allein gewachsen."

Aber sie meint, „das kennst du schon, jetzt probieren wir etwas Neues aus". Als ich mich an sie anlehne, erinnere ich mich an meinen Zwetschkenbaum, bei dem ich als Kind Trost suchte, nach dem Eingesperrtsein im Keller.

„Was du damals von der Natur geholt hast, ist jetzt wichtig, dir von den Menschen zu holen."

Wie kann etwas so Schönes so schmerzlich sein?

Bei dem Leibtherapeuten drängt ein Schrei heraus. Ich kann ihn endlich aussprechen. VATER, in allen Variationen. Endlos könnte ich weiter schreien, alles, was ich jahrelang geschluckt habe. Doch ich drücke es viel zu schnell hinunter. Je größer der Schmerz ist, desto stärker ist die Tendenz zum Rückzug.

Das Angebot vom Therapeuten, über Nacht in Rütte zu bleiben, lehne ich ab. Ich will mir beweisen, dass ich stark bin, allein damit fertig werden kann. Wie lange noch?

Müde stürze ich mich in die Arbeit.

Doch manches ist schon anders. Ich passe auf, dass ich mich nicht mehr ganz zurückziehe. Suche Kontakt zu Menschen, bei denen Gefühle sein dürfen. Wo ich zumindest sagen kann, „es geht mir nicht gut“, auch wenn ich noch immer lache dabei.

Nun zieht auch die zweite Tochter nach Wien. Ich gehe in ihr leeres Zimmer. Ein eigenartiges Gefühl, kein „Hoi, Mam“ mehr zu hören. Ihre so fröhliche, frische Stimme wird mir fehlen. Ich bin froh, eine Arbeit zu haben, so dass nicht die Kinder mein Alleinsein ausfüllen müssen. Ich kann sie, wenn auch mit Wehmut, gut gehen lassen.

Kurze Zeit darauf kommt die erste Tochter auf Besuch. Ihr Zug aus Wien hat zwei Stunden Verspätung, jemand hatte sich vor den Zug geworfen. Sie schlief in einem Abteil, als sie merkte, dass ihr jemand zwischen die Beine griff. Sie schlug ihm die Hände weg und ging zum Schaffner, der den Kerl hinaus warf.

Ich empfinde Stolz über ihre Reaktion und Entsetzen, Fragen über Fragen, Wut. Ich gehe mit ihr Rad fahren, spazieren, reden darüber, einfach etwas Gesundes tun.

In mir selber wird vieles aktualisiert, stößt mir auf und dann ist wieder dieses versteinerte Gefühl spürbar.

Die Seele, die darum ringt, deine Seele zu sein.

In der Leibarbeit stellt sich immer mehr ein Zusammenhang zwischen meinem mangelnden Körpergefühl und den Gefühlen des „Nicht-sein-Dürfens“ heraus.

„Es hilft nichts, es muss von innen heraus wachsen. Es ist wichtig, dass du das Negative heraus lässt, so kann es sichtbar werden und sich wandeln“, sagt der Leibtherapeut.

Wenn ich ausspreche, was in mir ist, wendet es sich nicht gegen mich, muss ich nicht in die Starre gehen; wie oft mache ich diese Erfahrung!

Auch beim Tanzen kommt schnell wieder dieses körperliche Gefühl, ich darf mich nicht bewegen, muss ganz still sein. Dann beginne ich mich, begleitet von der Hand der Therapeutin, zu schaukeln und ich empfinde Geborgenheit.

Der Kontakt zu den beiden wird zu einer Gratwanderung zwischen nicht völlig zu und nicht völlig offen sein.

Immer mehr wird die Aggression gegen mich selber spürbar. Hilfeschreie im ganzen Körper, die nicht heraus können, verbunden mit einem Wunsch: „Um Gottes Willen, lasst mich nicht allein."

Zeigt sich eine Lösung im Traum?

Ich befinde mich mit Betreuerinnen und Kindern in einem Raum, in dem auch ein sehr aggressives Kind ist. Jemand sagt: „Erst kam sie nur für einige Augenblicke, dann blieb sie für Stunden und jetzt müssen wir sie ganz betreuen. Das dachte ich doch, dass sich das so entwickeln wird." Eine andere Betreuerin kommt mit einem verbundenen Arm in den Raum. „Das Mädchen hat mich gebissen." Sie nimmt den Verband ab. Als ich die Wunde sehe, muss ich mich umdrehen, mir wird schlecht.

Einige sagen: „Weg mit ihr." Da entgegne ich: „Wir müssen uns zusammensetzen und öfter sprechen miteinander. Jede soll sagen, wie es ihr geht dabei. Gemeinsam müssen wir überlegen, wie wir vorgehen, sonst bringt uns die Kleine genau dorthin, dass sie wieder erlebt, was sie immer erlebt hat, alle gehen kaputt ihretwegen, alle trennen sich." Die meisten sind einverstanden. Nur eine der Betreuerinnen weigert sich, sie will nicht mitmachen. Ich sage zu ihr: „Entweder du machst auch mit oder ich gehe, es gibt keine andere Wahl."

Jeder Teil braucht seinen Platz.

Langsam frage ich mich, wie es mir ergangen sein muss, so klein, so viel Angst und niemand da, mit dem ich sprechen konnte.

In der Arbeit treffe ich immer mehr Frauen, die über ihren Missbrauch zu erzählen beginnen: „Ich habe bisher noch nie mit jemandem darüber gesprochen..." Eine andere: „Komisch, bei Ihnen hatte ich gleich das Gefühl, sie verstehen mich, mit Ihnen kann ich sprechen darüber..."

Wenn ich doch auch sprechen könnte! Meine Patienten sind weiter als ich.

Ich träume, dass eine ältere Frau am Straßenrand an einer Felswand angelehnt steht. Sie macht den Mund zum Schreien auf, doch es kommt nichts heraus. Sie ist vor Angst wie gelähmt.

Dann kommt ein Mädchen aus einer Schlucht heraus, in der sich ein Wasserfall befindet. Sie deutet voller Panik auf ihr Gesicht. Da sehe ich, ihr Mund ist ganz dick verklebt.

Ich merke, wie meine Kraft allmählich nachlässt. Es ist einfach zu viel. Familie, Haushalt, Arbeit, meine Freundin stützen, die Gruppen, Vorbereitungen und noch einiges mehr.

Der Chef sieht, dass ich erschöpft bin und gibt mir die dienstliche Anweisung, keine neuen Patienten mehr zu nehmen. Was für ein Chef!

„Jemanden Brauchen hat für mich mit Missbrauch zu tun." „So hast du es auch erfahren, so kennst du es von früher", ist die Antwort vom Therapeuten.

Ich erzähle ihm, dass ich schon vorher beim Tanzen den Halt verloren hatte und spüre schon wieder den alten Schmerz. Bilder tauchen auf:

Vater, Opa, Wien, die Kommune, der Bekannte meiner Mutter, der „Zeitungsleser-Therapeut". Von Letzterem höre ich die Worte, die er immer wieder sagte: „Das ist doch Selbstmitleid."

Und das erste Mal kann ich über den Vertrag erzählen. „Er schlafe auch mit mir", hatte er vorgeschlagen.

Es erstaunt mich jedes Mal von neuem: Spreche ich aus, was mich bedrückt, verschwinden Resignation und Angst.

Ich fühle mich vom Therapeuten verstanden. Tagelang müsste ich so sitzen, um mir dieses Gefühl von Rückhalt erhalten zu können.

„Es ist auch das erste Mal, dass du überhaupt spürst, dass du Halt gebraucht hättest."

Man braucht nur eine Insel, allein im weiten Meer,
man braucht nur einen Menschen – den aber braucht man sehr!

In meinen Gruppen sagen mir die Frauen: „Bei dir kann ich sein, wie ich mich fühle, keine Maske, kein Starksein-Müssen, bei dir darf ich schwach sein."

Ich kann die Frauen stützen, obwohl ich selber Halt brauchen würde.

Weihnachten ist in wenigen Wochen. Wann soll ich bloß alles machen? Kekse backen, einkaufen, Karten schreiben, Geburtstage und Namenstage vorbereiten? Komme ich von der Arbeit in der Psychiatrie heim, nehme ich ein Entspannungsbad, damit ich noch in der Lage bin, den Abendkurs zu halten.

Als ich einmal in die Stunde zur Bewegungstherapeutin komme, hat sie ein Nest aus Decken für mich hergerichtet. Ich setze mich hinein und schaukle mich. Dann gehe ich, eingehüllt in die schützende Decke, durch den Raum und bewege mich zur Musik. In mir ist Ruhe und Frieden.

Wenn ich weine, muss ich nicht mehr vorher „Scheiße“ sagen oder hart werden.

Leider dauert es nicht lange, bis die Umkehr von allem Schönen ins Zerstörerische wieder stattfindet.

Wie soll es weitergehen? Gibt es überhaupt einen Weg, eine Lösung?

Der Schrei nach Vater wird immer lauter und konkreter. Wo warst du, warum warst du nicht da? Wärst du da gewesen, wäre mir nicht so viel passiert.

Beim Tanzen strecken sich meine Arme nach ihm aus. „Ergreife sie doch, schreit es in mir, wo bist du?“ Meine Hände beginnen zu zittern und resigniert stecke ich sie in die Hosentaschen.

Gerade im Augenblick der größten Sehnsucht bekomme ich eine ungeheure Angst, zurückgestoßen zu werden.

Wo bin ich? Wer bin ich? Lasse ich den Schmerz zu, tut es zu weh, lasse ich ihn nicht zu, wendet er sich gegen mich.

Manchmal wünschte ich mir in der Leibarbeit, der Therapeut würde mich schlagen. Ich könnte besser umgehen damit, als mit der behutsamen Berührung. Mein Herzraum geht auf, ich darf weinen. Aber kaum setze ich mich auf, kippt es gegen mich und ihn und ich möchte ihn nur noch wegstoßen.

„Dort, wo die Angst am größten ist, liegt auch die Chance einer neuen Erfahrung, die des Vertrauens“, erklärt mir der Therapeut.

Aber in mir ist soviel Misstrauen und es sind so viele Stimmen da, die sagen, „lass dich nicht ein, sie stoßen dich zurück“.

„Wir werden es sicher nicht tun“, sagt er.

Doch die Angst ist größer.

Die unausgesprochenen, nicht ausgedrückten Gefühle Mutter gegenüber stellen sich zwischen die Bewegungstherapeutin und mich. Ich kann mich nicht verständlich machen damit.

Die Müdigkeit ist entsetzlich. Als möchten der Körper und die Seele nachholen, was so lange nicht möglich war: Einfach nur da sein. Nichts mehr tun müssen, nicht mehr kämpfen müssen, nur Sein.

Auch der Körper reagiert. Bauchweh, Spannung in den Armen und Beinen, Kopfweh. Wie erschlagen komme ich mir vor.

In den Stunden bei den beiden Therapeuten kommt nun noch mehr Kontrolle anstatt weniger. Wann werde ich endlich verstehen, dass ich dies hier nicht brauche!

Durch die beiden Frauen, die Bewegungs- und die Zeichentherapeutin, wird ein anderer Konflikt in mir spürbar:

Den zwischen Mutter und Oma und zwischen Oma und Tante. Jede behauptete, das Beste für mich zu wollen, wobei jede an sich dachte, nicht an mich.

Das ist bei den beiden hier anders, dennoch wird es für mich zu schwierig und ich beende die Zeichentherapie.

Geliebt wirst du einzig dort, wo Schwäche du zeigen darfst, ohne Stärke zu provozieren.

Bei der Bewegungstherapeutin und beim Leibtherapeuten gelingt es mir manchmal, schwach zu sein. Auch wenn ich nach wie vor Angst spüre, mich zu tief einzulassen, weil ich weiß, dass ich das Nest wieder verlassen muss, kann ich immer mehr zulassen und daran wachsen.

In der Nacht habe ich einen schrecklichen Traum. Ein Mädchen kommt aus einem dunklen Raum, geht durch die Tür. Am anderen Ende des Raumes steht der Tod. Das Mädchen beginnt zu tanzen, nähert sich dabei immer mehr dem Tod. Sie beginnen zusammen zu tanzen. Plötzlich sinkt sie zu Boden. Der Tod hebt sie auf. Sie liegt in seinen Armen, ihr Kopf und die Arme hängen herunter. Sie ist tot. Der Tod sagt: „Es war zu früh."

Mutter kommt wie immer an Weihnachten und ich bin fast am Platzen. Es gibt keinen Raum, keinen Platz mehr in der Wohnung. „Ein wohnungsfüllendes Objekt", meint mein Mann.

Ich versuche den Faden zu den beiden Therapeuten herzustellen, weil es der beste Schutz für mich ist, doch es gelingt mir nicht. Keine noch so gute Erfahrung mit den beiden hilft mir, alles läuft nur über den Kopf.

Meine Tochter, die aus Wien da ist, möchte natürlich in der Zeit auch ihre Freundinnen besuchen. Meine Mutter droht ihr gleich:

„Ich komme ohnehin nicht mehr." Die viele Zeit, die sie da war, dass sie mit ihrer Oma gesprochen und gespielt hat, zählt nicht für sie. Es ist nie genug. Ständig muss ich die Kinder vor ihr in Schutz nehmen.

„Oh, du Fröhliche!" Ich halte ihre Unselbständigkeit, ihre Unterwürfigkeit, ihr Schimpfen und Jammern nicht mehr aus!

Nach wie vor löst meine Mutter in mir das Gefühl aus, ich sollte verschwinden. Schaut sie mich an, möchte ich mich unsichtbar machen, fühle ich mich schuldig. Ich muss lernen hinzusehen, aber wohin? Ich schaue immer nur vorwärts.

Kurze Zeit darauf fahre ich nach Wien zu den Mädchen. Die Schatten holen mich ein, ich bekomme Durchfall und mir ist elend zu Mute.

Die ältere Tochter grenzt sich ab. Gut, dass sie das tut, dennoch tut es weh. Hoffentlich geht es den beiden Mädchen nicht so, wie es mir mit meiner Mutter geht!

Vor kurzem habe ich Mutter nach einem Traum angerufen, in dem Mutters Bekannter aufgetaucht war. Ich hätte ihn malen können. „Kannst du mir sagen, wie dein Bekannter ausgesehen hat?"

„Warum fängst du schon wieder an damit, ich bin doch nicht schuldig, ich verstehe gar nicht, dass dir das etwas ausmacht."

Wieder wird das Nicht-Wahrgenommenwerden meiner Gefühle existentiell bedrohlich für mich.

Ich setze mich hin und zerreiße ein Tagebuch. Ich will nichts mehr wissen von der Vergangenheit. Als könnte ich sie auf diese Weise auslöschen. Wie kann ich wissen, ob es stimmt, was meine Therapeuten sagen? Wie kann mein Therapeut sagen, dass es schön ist, wenn sich Menschen brauchen? Das ist doch Abhängigkeit!

Ich kenne die Sprache der bösen Worte,
die Sprache der Missverständnisse,
die Sprache der Abwertung,
die Sprache der harten Hände.
Ich brauche eine Sprache jenseits der Worte.

Gerade wenn der Raum der Gewalt aufgeht, kommt es zu Missverständnissen. Seit Stunden liege ich in Rütte im Bett. Kann nicht denken und weiß doch so vieles. Kann mich nicht spüren und doch tut alles so weh. Bin nicht tot und lebe nicht. Die Tränen tropfen nach innen in einen seit Jahrzehnten aufgestauten See. Die Sprache hat die Worte und die Stimme verloren. Gleichzeitig schreit es in mir.

Die Einsamkeit starrt mich mit großen Augen an. Ich starre Löcher in die Wand, die in mir drinnen sind. Manchmal denke ich, es ist alles zu spät. Manchmal hoffe ich, es ist nicht zu spät. Hoffnung, dass mich einer erreicht, wo ich mich nicht mehr finde.

Auch diesmal kommt mir die Antwort aus einem Artikel entgegen:

Ich kam aus dem Licht, ich komme aus dem Ort, wo das Licht aus sich selbst entstanden ist. Eine handvoll Licht fiel in die Nacht, genug, um mir den Weg zu zeigen.

Wo ist der Lichtstrahl?

Ein seelisches Elternpaar

Meine Tochter Barbara kommt von einer Selbsterfahrungswoche im Rahmen ihrer Ausbildung zurück.

Viele Fragen ihrerseits, die im Seminar aufgetaucht sind.

„Du fährst doch morgen nach Rütte?"

„Ja."

„Dann muss ich dir noch eine Frage stellen: Kann es sein, dass ich für dich schwach sein musste, weil du es nicht konntest?"

Einen Moment lang steht die Welt still.

Sie sagt dann noch, wie schlimm es andererseits für sie gewesen sei, mich im Krankenhaus so schwach gesehen zu haben. Sie wollte eine starke Mama.

Ich bin froh, dass sie mir die Frage erst jetzt stellt und nicht vor einem Jahr.

Heute kann ich zu ihr sagen: „Ja, Barbara, du hast recht, es tut mir leid."

Immer dachte ich, bei den Kindern habe ich nicht versagt. Dass Stärke auch schädlich sein kann, dem andern etwas wegnimmt, habe ich erst in den letzten Wochen begriffen. Ich war immer der Meinung, dass ich nur eine Chance habe, bei den Menschen anzukommen, wenn ich stark bin.

Mein Mann sagte mir einmal, es mache ihm Angst, wenn er mich schwach sieht.

Auch die jüngere Tochter reagierte früher entsetzt, als sie mich einmal weinen sah, wollte nicht, dass es mir schlecht geht.

Aufgewühlt fahre ich nach Rütte.

In der Stunde bei der Bewegungstherapeutin habe ich das Gefühl, alles breche über mir zusammen, auch körperlich. Im linken Arm bekomme ich einen Krampf. „Da kann etwas über den Arm nicht heraus", sagt sie.

„Ich kann kaum auf den Füßen stehen."

„Das, was wir nicht gelöst haben, tragen unsere Kinder für uns aus."

Wie kann sie es wissen? Ich habe mit keinem Wort Barbaras Frage erwähnt.

Bei meinem Therapeuten kann ich vor Erschöpfung erst gar nicht sprechen. Mit dem Weinen löst sich dann auch meine Zunge, ich kann mich mitteilen und erzähle ihm von dem Gespräch mit Barbara. „Es ist eine Chance für euch beide."

Ich kann es nicht als Chance sehen, da ich nur die Verzweiflung spüre und mich als Versagerin fühle. Dann geht die Mauer in mir zu und kippt als geballte Aggression gegen mich.

Der Therapeut lässt nicht locker, bis ich wieder zu sprechen beginne.

„Ich hatte als Kind keine Wahl, ich musste stark sein, um zu überleben." Ich habe so Angst vor diesem Kind in mir.

Am Montag gehe ich mit dem Gefühl an die Arbeit, völlig versagt zu haben. Der Erste, dem ich begegne, ist mein Chef. „Passen Sie wirklich auf sich auf? Sie wissen, wie sehr Sie hier gebraucht werden."

Danach sitze ich im Dienstzimmer. Als ich von der Stunde einer Patientin erzähle, sagt ein Pfleger: „Es ist unglaublich, was die Tanztherapie bewirken kann." Darauf gibt ihm unser Oberarzt zur Antwort: „Das ist unsere Traudl." Wie kann es so etwas geben?

Ich weiß nicht, womit ich's sagen soll,
denn mein Wort ist immer noch nicht
geformt.

Als die Bewegungstherapeutin in der nächsten Stunde zu mir sagt, „Schweigen ist Macht“, verstummt es noch mehr in mir. Kann sie auch sehen, welche Angst hinter dem Schweigen steht?

Ihr Ringen und mein Ringen, wieder zusammenzufinden, sind geprägt von Missverständnissen. Ich spüre das uralte Gefühl dahinter, den hilflosen, verzweifelten Zorn und weiß nicht, wohin damit. Etwas hält mich zurück, den Zorn ihr gegenüber zu äußern.

So bleibt mir nichts anderes übrig, als zu verdrängen und dafür Magen- und Kopfweh zu bekommen. Die Quintessenz für mich heißt: Sie ist o.k., ich bin nichts wert, ich bin schuldig, ich bin diejenige, die alles falsch macht.

Der Therapeut meint, wenn ich noch mehr Auseinandersetzungen mit ihr hätte, würde sich meine Angst, Fehler zu machen und die Angst vor Kritik mindern.

Es ist ohnehin schon anders, weil ich nicht mehr ganz zu mache, sondern versuche, im Dialog zu bleiben.

Mit drei Decken liege ich nach der Stunde im Bett, die Heizung ist eingeschaltet und mich schüttelt es vor Kälte.

In der nächsten Stunde spüre ich beim Bewegen wieder nur den toten Körper, die Unfähigkeit zu empfinden. Nichts kommt, außer dem Zwang aufzustehen, allein sein zu wollen.

Alles spielt sich tief in mir drinnen ab, findet keinen Ausgang und Ausweg. Die Therapeutin nimmt mich in den Arm, doch meine Reaktion ist eindeutig. „Ich möchte dich wegstoßen.“

„Du musst ja entsetzlich einsam gewesen sein“, sagt sie.

In dem Moment kommt das Körpergefühl zurück.

Ich bin äußerst froh, so werde ich Kreta, wohin ich morgen mit meiner Gruppe fliege, anders erleben und leiten können.

Meine griechische Freundin empfängt uns mit ihrer ganzen Herzlichkeit im Istron Bay Hotel. Für mich ist es wie ein Heimkommen an einen wunderschönen Ort. Ich gehe durch die Landschaft, der Wind streichelt meine Haut, die Sonne wärmt meinen Körper und die sanften Wellen bringen alles in Fluss.

Ich sehe die Menschen, vor allem die Männer, die ihre Seele beim Zeibekikos tanzen lassen und frage mich, warum das bei uns nicht möglich ist.

Ich rieche den Duft der Kräuter, nehme die Farbenpracht der Blumen wahr und bin glücklich. In den Nächten spiegelt sich der Mond im Meer. Ich schlafe ein beim leisen Plätschern der Wellen, dem Raunen des Wassers, wenn es sich über die Steine zurückzieht.

Ich spüre die Kraft und Ruhe der Olivenhaine, höre die Musik voller Liebe, Freude, Trauer und Sehnsucht. Ich lebe und erlebe.

Auch die Herzen der Frauen meiner Tanzgruppe, die ich begleite, gehen auf, vor allem, wenn wir auf dem Plateau oberhalb des Meeres tanzen, das Tuch der Schlangengöttin in unserer Mitte.

Wieder zu Hause, bin ich erst irritiert. Mein Körper rebelliert, ein Teil von mir ist noch in Kreta. Doch allmählich kommt die Seele nach und damit sind auch die Erinnerungen der Vergangenheit wieder da.

Wie Wasserblasen dringen sie durch all das erlebte Schöne hindurch.

Bei der Bewegungstherapie zieht es mir beim Tanzen die Hände nach oben.

„Mein Gott, warum hast du mich verlassen?" Es war wohl der Gott meiner Mutter, nicht meiner. Vor dem hatte ich nur Schuldgefühle und eine Höllenangst. Mutter, die selbst zu unseren Kindern sagte, „wenn ihr mich mögt, dann geht ihr in die Kirche".

Sie legte immer alles in die moralische Beziehungsebene.

Heute, wie schon in Kreta, erlebe ich die Ahnung von einem anderen Gott, einem Liebenden. Ich spüre die Sehnsucht nach Vergebung.

Ist es eine Ewigkeit her oder wirklich nur ein Tag? Wie sollte ich in Worte fassen, was ich gestern erfahren durfte?

Die Bewegungstherapeutin hat mir angeboten, mit ihr nach Sulzburg zu fahren. Der Weg dahin führt uns durch eine wildromantische Landschaft und es ist ein wunderbares Gefühl, neben ihr sitzen zu können!

In der romanischen Kirche herrscht eine Atmosphäre, in der ich mich sofort wohl fühle.

Als wir in der Krypta sitzen, beginnen meine Beine zu kribbeln. Stille, Erhabenheit und von überall her spüre ich Energie. Mir fällt der Satz ein: „Hier hat der Himmel die Erde still geküsst." Wie schön, dass in diesem Raum kein Bild von Gott hängt, so kann ich mir selber eines machen.

Zwischendurch der Gedanke, mit Mutter wäre mir das nicht möglich.

Eine solche Kraft und Herrlichkeit!

Lange Stille. Zuerst höre ich nur das Surren in meinem Kopf, dann wird auch das ruhig. Ich nehme die Reinheit dieses Raumes wahr und den Wunsch, dass es doch auch in meinem Herzen so rein sein möge. Ich fühle mich schuldig. Trauer steigt hoch und dann höre ich einen Satz in mir mit warmer Stimme: „Ich habe gesagt, wer von euch ohne Schuld ist, der werfe den ersten Stein."

Seit meiner Schulzeit habe ich den Satz nicht mehr gehört. Jetzt ist er da und mit einem Mal weiß ich, was verzeihen heißt: Aufgehoben, angenommen sein, mit der Schuld.

Schweigend verlassen wir die Krypta und in dieser Innigkeit, Weichheit und Bewegtheit gehen wir in den nahen Weinbergen spazieren.

Noch beim nächsten Morgenspaziergang in Rütte ist dieser unendliche Friede in mir. Tausend glitzernde Tautropfen, zarte leuchtende Spinnennetze, das Gezwitscher der Vögel hinein in die Stille. Es ist so schön.

In all dem Schmutz gibt es das Paradies in mir und zwei Menschen voller Liebe und Fülle, für die es keine Worte gibt, nur eines: DANKE.

Mitten hinein in diesen paradiesischen Zustand dringen beim Tanzen wieder andere Bilder. So schreckliche, dass ich mich zurückziehen muss. Durch die Fragen der Therapeutin und mein Sprechen darüber ist die Verbindung wieder da. Gleichzeitig aber auch ein unheimlich starker Schmerz im Unterleib. Es dreht mich weg. Ich liege auf den Knien und könnte nur noch „Au!, Au!" schreien. Aber mit der Angst, die Therapeutin würde mir nicht glauben, verschwindet der Schmerz, der Bauch ist wie tot.

Wie kann es nach so einem schönen gemeinsamen Erlebnis zu einem solchen Rückzug kommen?

Beim Nach-Hause-Gehen ist der Schmerz so schlimm, dass ich mich hinsetzen muss. Ich denke an die beiden, sage mir immer wieder: Ich bin nicht allein, auch jetzt nicht.

Aber die alten Muster brechen durch. Es geht nicht, es ist hoffnungslos, ich will nichts mehr wissen, will nur noch sterben. Unendlich mühsam, voller Schmerzen, zwinge ich mich zum Zurückgehen ins Herzlhaus, meiner Unterkunft.

In den folgenden Stunden Erschütterungen durch und durch, dann verschließt sich wieder alles in mir, vor allem bei meinem Leibtherapeuten. Er ist doch auch ein Mann. Er tut mir leid, kann doch nichts dafür. Gerade er mit seiner behutsamen Art.

Wie kann ich mich diesem vaterlosen Loch voller Gewalt nähern, ohne hinein zu fallen? Immer sprachloser werde ich.

In dem Moment, als die Therapeutin mich fragt, „was würdest du brauchen von ihm?", geht alles zu. Ich schaffe es dann aber doch auszusprechen, was ich kurz vorher gespürt habe. „Ich brauche ihn."

Es ist doch verständlich, dass hier Ausweglosigkeit auftaucht. Ich durfte, konnte meinen Vater nie sehen, der Wunsch, ihn zu brauchen, durfte nie sein.

Aber als ich dann vor dem Leibtherapeuten stehe, verstumme ich wieder. Erst als er sagt: „Ich lasse dich nicht allein", wird die Leibarbeit überhaupt möglich.

Ich fahre heim, bin noch keine drei Kilometer weit weg, als der Faden schon reißt. Dieses Auf und Ab macht mich so mutlos.

Der Trost, wieder kommen zu dürfen, hilft nicht.

Als eine Woche später die Therapeutin ihre Hand auf mein Kreuz legt, ist die Verbindung wieder spürbar. Doch: still halten, damit sie nicht weggeht. Da ist auch das Bild einer anderen Hand, auch still halten, wo geht die hin?

Jetzt kann ich mich fallen lassen, nur noch fallen, loslassen, nicht mehr festhalten, nichts mehr kontrollieren müssen, nur noch sein. Ich sehne mich nach Ruhe. Gleichzeitig jedoch tauchen Ängste auf. So bin ich nicht mehr perfekt. „Wer mag mich dann noch?"

Wie viel Energie verwende ich nach wie vor, um die Starke zu spielen? Auch wenn langsam alte Strukturen zerbröckeln, das Neue kommt noch nicht ganz durch.

Halten, durchhalten, anhalten, aushalten, Entfremdung. Wieder nichts mehr, tot, alles ist tot in mir. Kein Körpergefühl, keine sonstigen Gefühle, nicht einmal der Wunsch, es möge anders sein. Nichts mehr essen können. Ist das der Preis dafür?

Alle Erinnerungen weggeglitten
zu weit
zu weit über das Ziel
vor Heimweh.

Aber die Zärtlichkeit eines Keimblatts
ohne die kein Wachstum ist
der Schutz einer Hand.
Die hohe Spirale, auf der wir
alles
viel zu spät lernen.

Als würde alles aussetzen, die Vergangenheit, die Zukunft, das Denken. Wiederholt sich etwas in diesem Nichts-mehr-spüren-Können, Nicht-wahrhaben-Wollen, Nicht-glauben-Können?

Mit den Krämpfen in Armen und Beinen werden die Minuten zu Ewigkeiten. Ich könnte schreien, „hilf mir doch!"

Doch da gibt es eine Stimme in mir die voller Panik sagt: „Da war nichts." Wie soll ich wissen, was wirklich war?

Mein Schwachsein geht mir auf die Nerven. Kann man seinen Körper so missachten?

Wegen meines rechten Augenlids, das seit Jahrzehnten etwas „hängt", schickt mich der Augenarzt zur Magnetresonanztomographie. „Eine Abklärung ist nötig, da es auch von einem Tumor im Kopf oder in der Wirbelsäule kommen könnte." Ich traue mich nicht zu sagen, dass das Lid seit meinem Suizidversuch mit siebzehn Jahren so aussieht.

Bei der Vorstellung, in die Röhre zu müssen, zittern mir die Knie, bekomme ich Schwindel und Herzklopfen.

Diese Gefühle kenne ich doch! Sie kommen immer, wenn es um das Ausgeliefertsein geht.

„Sie können jemanden mitbringen", sagt die Schwester, als ich den Termin ausmache.

„Ich doch nicht!" Hoffentlich findet man nichts! Schon so lange bin ich bei keinem Arzt mehr gewesen. Ich will nicht krank sein.

Welch kräftiges Lebenszeichen!

Wieder fällt mir der Vertrag mit dem Zeitungsleser ein. Plötzlich bekommen die seit Monaten bestehenden Kopf- und Ohrenschmerzen eine andere Bedeutung und meine Angst steigt.

Damals, als ich den Vertrag unterschrieb, dachte ich, mit fünfundfünfzig Jahren darf ich sterben. Jetzt denke ich, dass ich doch leben will. Dieser schreckliche Vertrag, könnte ich ihn wenigstens zerreißen, aber den hat der Zeitungsleser. Die beiden Therapeuten wollen zur Untersuchung mitkommen. In den Therapiestunden lassen sie nicht zu, dass ich meine Angst verdränge.

Die Angst vor der Röhre sitzt im ganzen Körper. Selbst meine Periode ist um vierzehn Tage zu früh gekommen.

Ich sage ihnen den genauen Termin nicht und ich gehe alleine zur Untersuchung.

Die Untersuchung ist vorbei und war schlimmer, als ich dachte. War es nicht doch ein böser Traum, bei dem ich mir nicht sicher bin, ob er wirklich war?

Den ersten Schreck bekomme ich schon, als die Schwester mir sagt, „bis auf die Unterhose alles ausziehen". Die nächste Herausforderung sind die Kopfhörer und dann der entsetzliche Augenblick beim Hineingeschoben-Werden.

Augen zu. Das Herz rast bis zum Hals. Ständig sage ich mir den Satz: „Atme tief und vertrauensvoll." Ich sollte einige Minuten nicht schlucken und das bei dieser Angst. Irgendwann wird mir schlecht, eine Stimme ruft mich zurück: „Ist alles in Ordnung?"

„Ja." Meine Füße sind eiskalt, mich friert.

Als ich die Ordination endlich verlassen kann, sehe ich wie durch einen Nebel vor dem Buchladen ein Plakat: „Das Buch ist ein Wunder, weil es die Hoffnungslosigkeit heilt und mit dem Verlust tanzt." Das Buch heißt „Fluchtstücke" von Anna Michaels. Ich kaufe es.

Wie in Trance gehe ich nach Hause, muss erbrechen und falle für einen kurzen Moment in Ohnmacht. Stunden danach befinde ich mich immer noch wie in einem Schockzustand. Schließe ich die Augen, kommen Bilder des Ausgeliefertseins. Ich kann doch nicht mit offenen Augen schlafen, dabei bin ich so müde. In meiner Verzweiflung rufe ich meinen Therapeuten an. Er hat Verständnis dafür, dass ich ihm den Termin verschwiegen habe. Kaum will ich davon erzählen, bekomme ich Panik und Brechreiz.

Da ich nicht schlafen kann, hole ich mir unsere Katze ins Bett. Nach einer Weile legt sie sich mit ihrem weichen Körper der Länge nach auf mich, vom Herz bis zum Bauch. Sie spürt genau, wo es weh tut.

Ihr Schnurren beruhigt mich ein wenig.

In den Tagen danach kommt es zu einem Rückfall ins Dinosaurier-Zeitalter. Wie weit bin ich wieder entfernt von mir! Stehe hinter einer Mauer, stark, aufrecht, allein. Konzentration: Ja. Empfinden: Nein. Ich friere. Ist es Kälte von außen oder kommt sie von innen?

Zwei Stimmen sind in mir, die streiten: „Lass dich ein, dann löst sich die Kälte." Die andere: „Nein, dann wirst du wieder mit der Hilflosigkeit konfrontiert." „Ja, aber dann kannst du auch andere Erfahrungen machen", sagt die weiche Stimme, die letztendlich siegt.

Beim Leibtherapeuten spreche ich nochmals den Vertrag an. „Die Länge deines Lebens ist nicht abhängig vom Zeitungsleser. Das liegt in einer höheren Macht und auch bei dir." Ich bin im dankbar für seine klare, beruhigende Antwort.

Auf der Hütte in den Bergen verbrenne ich symbolisch die Tagebücher, die ich in der Zeit beim Zeitungsleser und bei der ersten Therapeutin geschrieben habe. Der Zeitungsleser hat mich wesentlich mehr zum Abgrund geführt als weg davon.

Inmitten des größten Leids wird so vieles klar.
Wer behauptet, dass nichts Gutes aus diesem Leid entstanden ist,
hört noch nicht genau hin.

Nun habe ich drei Wochen Rütte vor mir. So lange habe ich diesen Augenblick herbeigesehnt. Jetzt ist er da und ich empfinde weder Freude noch Trauer, keine Sehnsucht, nur Müdigkeit. Wohin wird die Seelenwanderung gehen?

Gerade lese ich einen Satz in den „Fluchtstücken" von Anna Michaels:

Ich fürchtete mich, wie jemand sich fürchten muss, der nur einen Menschen hat, dem er vertrauen kann, eine Furcht, die ich nur durch Hingabe lösen konnte.

Ich fürchte mich vor der ersten Stunde, wird überhaupt etwas durch diesen Panzer hindurch kommen? Auch die Angst ist spürbar: „Seid ihr da, wenn ich etwas brauche?"

Wie lange dauert es, bis man vertrauen kann? Vielleicht finde ich in Sulzburg zu mir?

So setze ich mich ins Auto und fahre mit der Sehnsucht los, mich wie beim ersten Mal zu finden.

Doch die Krypta ist diesmal zugesperrt und ich bin enttäuscht.

Mir kommt die Verbindung zum Tanzen in den Sinn. Da beherrschst du wunderbar eine Technik und plötzlich kommt eine andere Bewegung aus dir. Ganz aus dir, sie will raus, es kommt etwas zum Fließen. Wenn du das einmal erlebt hast, willst du es immer und immer wieder erleben. Mit diesen Gedanken, die mir beim Spazieren im Weinberg kommen, gehe ich noch einmal zur Kirche zurück. Diesmal ist die Krypta offen, ich hatte vorher die falsche Tür erwischt. So setze ich mich wieder an diesen geliebten Kraftplatz, werde ganz ruhig, spüre meinen Atem, das Herz klopfen, höre die Stille. Lange Zeit sitze ich so. Ohne nachzudenken, sehe ich mich plötzlich am Grab von Vater stehen. Ein ungeheurer Schmerz kommt hoch, den ich sofort unterdrücke, zu stark ist er. Ich bleibe sitzen, werde wieder ruhig, spüre die gute Energie.

Diesmal bekomme ich eine andere Antwort: „Du musst dir selber vergeben."

Mit Dankbarkeit fahre ich zurück und kann mit einem guten Gefühl in die Stunde gehen.

„Es ist wichtig, dir einzugestehen, dass du jemanden brauchst."

„Je mehr ich das früher gespürt habe, desto vehementer habe ich mir bewiesen, dass ich niemanden brauche."

So sehr ich während der Stunde zur Ruhe kommen kann, so sehr stürze ich mich im Zimmer gleich in die Arbeit, bis ich merke, was ich schon wieder mache. Ich höre auf, fülle mir eine Wärmeflasche und lege mich ins Bett. Es ist herrlich, ich kann es genießen, wenn auch nur sehr kurz.

Schnell wird es wieder schwierig. Nur mit mir allein, nicht abgelenkt von den Sorgen anderer, keine Vorbereitung, kein Telefon, das alles zusammen erzeugt Spannung.

Die Klarheit vom Therapeuten, seine Aufforderung, eine Sache anzugehen, tut mir gut. Es gibt mir Halt und Struktur. Ich bin andere Ratschläge gewöhnt: „Geh in die Kirche, geh beichten. Tue das, sonst bist du nicht mehr mein Kind. Lass das, sonst bringst du mich noch ins Grab. Geh weg, lass mich in Ruhe. Ich muss arbeiten, ich tue es eh für dich, damit ich das teure Internat bezahlen kann" (in dem ich gar nicht sein wollte). Es war niemand da, der sie zum Schweigen gebracht hätte. Keine liebevollen Grenzen. Dabei ist plötzlich ein Gedanke da: Andere konnten wenigstens zu ihrem

Vater gehen, ich habe nie fragen können, „hey, Paps, wie macht man das?" Es tut verdammt weh.

Eine noch nie erlebte Einsamkeit wird spürbar. Ich muss zumachen, weil ich den Schmerz nicht aushalten kann.

Beim Tanzen bitte ich die Therapeutin, mitzutanzen. Der Wunsch nach Geborgenheit ist unendlich stark. Gleich aber fange ich wieder an mich zu kontrollieren, aus Angst, mit dem Schmerz hinterher allein zu sein.

Nachdem ich mich auch in der Leibarbeit nicht einlassen kann, wendet sich alles gegen mich. Eine überwältigende Aggression, die sich gegen mich richtet. Der Therapeut hält mich fest, ich würde mich sonst erschlagen.

Es kommt mir fast vor wie ein Wunder, dass mein Körper diesem massiven Zorn entgangen ist. Endlich lässt die Spannung nach und auch die Wut. So gut konnte ich meinen Körper noch nie spüren wie jetzt.

Danach gehe ich über die Wiesen, spüre die Weichheit in mir, nehme mich wahr. Hell und Dunkel liegen so nah beisammen in mir, wie hier im Wald.

Gestärkt setze ich mich hin und schreibe einen Brief nach Annaberg, um das Grab meines Vaters zu suchen. Der Schmerz beginnt wieder zu toben, ich will das Unbegreifliche nicht begreifen. Doch ich muss es tun, es ist ein Schritt näher zur Wahrheit, die ich nicht wahrhaben will. Dieses „Nicht-wahrhaben-Wollen" zieht sich durch mein ganzes Leben hindurch.

Wüsste ich doch bloß, warum er sich nicht gekümmert hat um mich. Hat er mich vergessen? War es wegen des Geldes? Wegen Mutter? Warum wollte er nichts von mir wissen, hat er nie Kontakt aufgenommen zu mir?

Ich muss ihm gegenüber treten. Nichts kenne ich von ihm, nicht einmal seine Stimme, niemals werde ich sie hören. Kann ein Mensch ermessen, wie es ist, wenn man schreibt: „Ich ersuche um die Auskunft, wo die Grabstätte meines Vaters ist?" Immer wieder stößt es mir das Wort „Vater" empor und Zorn auf Mutter, die mich so allein gelassen hat damit.

„Es geht darum, Brücken zu schlagen über dieses Loch", sagt der Therapeut.

Ich träume von einem Kind mit verklebten Augen. Das Kind, dem nie die Tränen weggewischt wurden. Nur noch ein Schrei ist in mir: „VATER."

Vater unser, der du bist und niemals warst. Da, wo du hättest sein sollen, klafft ein Loch. Rufe ich nach dir, bekomme ich keine Antwort. Wenn ich Hilfe gebraucht hätte, warst du nicht da. Hast du irgendwann an mich gedacht?

Ich werde es nie erfahren. Nichts hast du mir hinterlassen, als dein Grab und selbst das muss ich suchen.

Hast du meine Existenz verschwiegen?

Gehen mir erst heute die Augen auf?

Zum Glück stehen jetzt zwei Menschen zu mir. Ähnlich wie ein Vater und eine Mutter, aber immer wieder schieben sich so viele negative Erfahrungen dazwischen.

Darf ich vertrauen, diesmal wirklich?

Berühre ich das Thema Opa, kommen nach wie vor Todesangst und Schweigen und stellen sich zwischen den Leibtherapeuten und mich.

Nach der Leibarbeitstunde habe ich nur noch das Bedürfnis zu laufen und zu laufen. Nirgendwo ankommen, höchstens in der Hölle. Ich gehe ins Zimmer, setze mich auf den Boden, eingewickelt in eine Decke.

Es geht nicht um Opa, es geht um die ganze erfahrene Gewalt. Das muss einen Platz bekommen, damit es sich nicht mehr gegen mich wendet, sage ich zu mir.

Schweißgebadet wache ich in der Nacht durch einen Traum auf:

Ich schlafe in einem alten Holzhaus und werde wach, weil eine Frau gellend um Hilfe schreit. Will mich umdrehen und weiter schlafen, aber die Frau schreit so entsetzlich. „Warum hilft mir denn niemand." Dann plötzlich ein schreckliches „Nein, Nein", vermischt mit Weinen. Ich stehe auf, gehe auf den Gang hinaus. Dort ist es mittlerweile still. Die Frau steht da mit großen, erschreckten Augen. Ich frage sie etwas. Sie deutet Richtung Stiege und zeigt mit dem Finger auf den Mund, ich soll still sein. Unter der Stiege sehe ich einen Mann. Schreiend laufe ich hinunter, brülle ihn an: „Du Schwein." Ich habe einen derartigen Zorn auf ihn, dass es mir eine unglaubliche Kraft verleiht. Er dreht sich um, packt mich beim

Handgelenk. In dem Moment merke ich, er ist zu stark, ich kann mich nicht wehren. Endlich werde ich wach.

Wie schwierig es umzusetzen ist, erlebe ich gleich in der nächsten Stunde. Schon nach dem Erzählen des Traumes verschließt sich alles in mir, Widerstand, Schweigen, der Drang zu gehen wird spürbar. Ich bin es nicht wert, dass der Therapeut seine Kraft für mich vergeudet.

Wir gehen trotzdem zur Leibarbeit über. Ich liege da mit Ekelgefühlen, Brechreiz, Gefühlen der Ohnmacht, Spannung und rasenden Kopfschmerzen. Plötzlich schießt eine heiße Welle durch meinen Körper vom Kopf bis zu den Zehenspitzen, dann Totenstille. Nur noch der Wunsch zu sterben. Viele der schrecklichen Situationen sind mit einem Mal da.

Mein Therapeut lässt mich nicht allein damit, er ist in einer besonderen Weise da für mich, verlängert die Stunde und hält mich.

Wie kann man nach so einem Gefühl wieder auf den Beinen stehen? „Es wird gut werden", tröstet er mich.

Es ist jedes Mal besser, wenn ich meine Gefühle zulasse. Würde es nicht stimmen, hätte es doch nicht diese Auswirkungen!

So kann ich trotz allem nach der Stunde gut heimfahren.

Zu Hause liegt ein Brief aus Annaberg im Briefkasten. Ich traue mich nicht, ihn zu öffnen.

Obwohl der Therapeut verreist ist, spüre ich den guten Kontakt zu ihm.

Die Beziehung wird immer lebbarer und tragbarer, weil ich das Schwierige mitteilen kann, mit allem, was damit zusammenhängt.

Mit diesen guten Gefühlen fliege ich zum ersten Mal im Herbst nach Kreta. Der Taxifahrer fragt mich: „Wo ist Mann?"

„Zu Hause."

„Oh, Katastrophi."

Die Disteln strahlen wie tausend kleine Sonnen, die Meerzwiebeln ragen weiß in die Höhe. Die Stille auf dem Berg ist eine andere als im Frühling. Das Meer ist warm und die Sonne mild. Beim Einkaufen überall herzliche Begrüßung durch die Einheimischen. Die Geschäftsinhaberin bringt mir ihr selbst gepresstes Olivenöl. Überall ein Wiedererkennen, Umarmungen. „Ah und Oh."

Letztes Jahr habe ich mich noch geschämt, so im Mittelpunkt zu stehen, heuer kann ich es genießen.

Lesend liege ich am Strand, ein Satz springt mir in die Augen.

Nur wer gegen die Finsternis in seinem Innersten kämpft, hat übermorgen seinen Anteil an der Sonne.

Ich verstehe diese Zeilen von Odysseas Elytis.

Lange sinne ich diesem Satz nach, während die Wellen an den Strand rollen. Welle für Welle und keine gleicht der anderen.

Es berührt mich, wie meine griechische Freundin mir mit so offenem Herzen gibt und mich verwöhnt. Wie sehr spüre ich eine ganz tiefe Liebe zu ihr und zu diesem Land.

Das Abschiednehmen fällt mir nicht so schwer, weil ich weiß, dass ich im Frühjahr wiederkomme.

Nur auf dem Pfad der Nacht erreicht man die Morgenröte.

Mit dem Brief aus Annaberg fahre ich in die Stunde zu meinem Leibtherapeuten. Jetzt erst öffne ich ihn: „Wir freuen uns, ihnen mitteilen zu können, dass sich das Grab…", mir gibt es einen Stich und das Gefühl eines Risses im Nacken und im Herz und der linke Arm ist taub. „Wir freuen uns", klingt es in mir nach...

Vater liegt in einem Gemeinschaftsgrab. Wieder spüre ich Zorn auf Mutter, die so vieles verhindert hat.

Die Bewegungstherapeutin fragt: „Hast du dir überlegt, dass seine Seele jetzt in Frieden ruht?"

Die Aussage in ihrer Frage befremdet mich, etwas zieht sich in mir erschrocken zurück: Das Kind, dessen Trauer um den Vater wieder nicht sein darf.

Doch ich kann ihr noch antworten.

„Ich kann ihm diesen Frieden nicht geben, zu viel Ungesagtes steht noch dazwischen."

Denn erst jetzt gelangen meine Worte an eine „Adresse".

Mit der Zeit wird der taube Arm wieder spürbarer. Immer wieder taucht dieses Loch auf, hätte ich die beiden nicht, ich würde hineinstürzen.

Vater wurde am 27. November 1989 begraben, einige Tage nach der Öffnung der Grenzen zwischen Ost- und Westdeutschland. Wann ist er gestorben?

Am Rande dieses Nichts bekommt jedes Wort eine Wichtigkeit, die Angst macht.

„Es ist eine Wunde ohne Haut“, meint mein Therapeut.

Fragen über Fragen tauchen auf in der Zeit und Ruhe, die ich in Rütte habe.

Woran ist Vater gestorben? Ist er allein gestorben? Warum hat er mich nicht gesucht, ich hätte ihm doch geholfen.

Heute ist der 17. November, der Todestag von Vater, wie ich jetzt weiß.

Der Tag danach,
der Tag der Leere,
der Tag der Stille,
der Tag des Schweigens,
der Tag des Begreifens,
Wie viel nichts – sein kann.

So viele negative Stimmen in mir, sie alle sind dagegen, dass ich meine Gefühle zulasse. Wo ist eine, die mir sagt, „es ist gut, dass du weinst?“

In der Nacht träume ich, dass ich einen schweren Taucheranzug anhabe, so eng wie eine zweite Haut. Jemand kommt und will mir Klebstoff darauf streichen. Ich schreie auf, weil ich weiß, dass dann die zweite Haut schmelzen würde und darunter das verwundete Fleisch hervor käme. Beim Aufwachen schüttelt es meinen Körper durch.

Ich halte es im Zimmer nicht mehr aus, setze mich ins Auto und fahre in die Nacht hinein, sehe dabei den Trümmerhaufen vor mir. Die früheren Mechanismen, meine vermeintliche Stärke funktioniert nicht mehr.

Als ich dann einige Stunden später bei dem Therapeuten in der Stunde sitze, bringe ich keinen Ton heraus. Möchte mich nur verkriechen, dem Bedürfnis nach Schutz nachgeben. In eine Decke gehüllt friere ich, es schüttelt mich und durch die Kälte hindurch spüre ich den Abgrund der Verlassenheit. Plötzlich werden auch meine Knie eisig kalt, verbunden mit Angst. Egal, was es ist, er würde mir nicht glauben, denke ich.

„Das ist eine Erfahrung, die du als Kind immer gemacht hast, du konntest nicht wissen, was wahr ist.“

Sofort werden meine Knie und ich wieder warm, die Kopfschmerzen sind weg. Wie wenig braucht es und dennoch wie viel ist es!

Fühlt sich meine verletzte Seele angenommen, entsteht aus dem Wagnis der Begegnung heraus eine neue, andere Erfahrung und Verheißung.

Sobald ich zu Hause bin, kommen die körperlichen Symptome wieder. Brechreiz, Ischias, Schmerzen. Schnell gerate ich so wieder in einen Engpass.

Ich schreibe ins Tagebuch:

Ich halte es nicht mehr aus.
Ich halte die Einsamkeit nicht mehr aus.
Ich halte es nicht aus, wenn das Telefon nicht klingelt, weil sich keiner von euch meldet.
Ich halte die körperlichen Schmerzen nicht mehr aus.
Ich halte die Sehnsucht nach euch nicht mehr aus.
Ich halte den Gedanken nicht mehr aus, ihr könntet mich vergessen haben.
Ich halte die Angst nicht mehr aus, eine Belastung zu sein.
Ich halte die Angst, euch lästig zu sein, nicht mehr aus.
Ich halte dieses Nichts nicht mehr aus.
Ich halte nichts mehr aus.
Ich halte mich nicht mehr aus.
Ich habe keinen Halt mehr.

Während der Stunde mit einer Patientin spüre ich Zorn. Und es ist nicht nur ihrer. Ich erkenne ihn als meinen ureigenen.

Warum hat man so lange nichts getan, warum hat kein Mensch gemerkt, was los ist? Nicht die Eltern, nicht die Lehrer, nicht bei ihr und nicht bei mir.

Nach der Stunde nehme ich nur Auflehnung in mir wahr. Ich könnte heulen und frage mich, warum zwinge ich mich auch heute noch dazu, allein zu sein, wo ich diese beiden Menschen habe?

Warum berührt mich diese Frau, bei der noch das meiste im Verborgenen liegt, mehr als alle anderen, bei denen wir von der Gewalterfahrung wissen?

Eigenartig, mir fällt gerade ein, dass ich mir jahrelang immer die Lippen blutig gebissen habe. Warum?

Trotz allem oder gerade deshalb kommt es in der Arbeit zu tiefen Begegnungen. Immer mehr Frauen mit Missbrauchserfahrungen können sich öffnen. In der oft nur kurzen Zeit, die sie bei uns in der Psychiatrie verbringen und auch auf Grund ihrer Krankheit ist es nicht möglich, mit ihnen die Erlebnisse zu bearbeiten. Aber sie machen andere Erfahrungen, können sich oftmals das erste Mal mitteilen und sie erleben, dass man ihnen glaubt.

Manchen gelingt es, die Wut auszudrücken, die sich, wie bei mir, immer gegen sie selbst richtet. Ein kleiner Tropfen nur und dennoch bringt es vielen Erleichterung. Es geht nicht darum, den Frauen etwas wegzunehmen, auch wenn es innere Stimmen sind, sondern etwas hinzuzufügen.

Eine Frau, die immer nur mit einem schrecklichen Spottnamen gerufen wurde, stellt sich anfangs auch selber mit diesem vor. In einer der nächsten Stunden findet sie endlich zu ihrem richtigen Namen.

Bei einer anderen Frau spüre und sehe ich in der Bewegung, wie nah sie einem Suizid ist. Behutsam frage ich sie danach. Die Frau ist berührt, dass ich sie in ihrer Not gesehen habe, trotz ihres ständigen Lachens. Sie ist bereit, mit dem Arzt zu sprechen und ist froh, dass sich vielleicht doch ein Weg finden lässt. Sie hatte geplant, am Abend mit ihren zwei Kindern von einem Felsen zu springen.

Und wieder naht Weihnachten. Diesmal ein wenig anders:

Weil ich mit meiner Angst bei jemand angekommen bin;
weil ich in dieser Angst die Erfahrung des Schutzes mache;
weil dieses ängstlich pochende Herz einen Ort der Geborgenheit gefunden hat;
weil Heimat nicht mehr nur ein Wissen im Kopf, sondern eine Erfahrung des Herzens wurde;
weil ich die Botschaft der anderen erlebe – „es ist gut, dass du bist";
weil dieses Kind in mir fröhlich und traurig sein darf, weil es in allem willkommen ist;
weil nicht mehr nur Ochs und Esel dieses Kind wärmen, sondern Menschen da sind, die Wärme ausstrahlen, dass selbst das Eis in meinem Herzen zu schmelzen beginnt.

Endlich Weihnacht!

Zwischen den Kindern, Leo und mir ist soviel Freude und Lachen und Friede.

Nur Mutter macht es mir schwer, mit all ihren Negativitäten, Unterstellungen und der Drohung, sie würde gleich wieder wegfahren. Ich spüre aber auch die Unfähigkeit, mein Verhalten ihr gegenüber zu ändern. Die Mauer zwischen uns macht Nähe unmöglich.

Es fällt mir schwer, mit der Diskrepanz zwischen ihrer Demut und Bescheidenheit einerseits und ihren Erwartungen andererseits umzugehen. Immer noch schafft sie es, mir Schuldgefühle zu machen.

Ständig überschreitet sie meine Grenzen und die der Kinder. Geht in unsere Zimmer, sieht sich die Sachen an, die auf unseren Schreibtischen liegen, liest Zettel... Endlich wage ich das erste Mal, eine Grenze zu setzen. „Es reicht, du hast bei mir schon oft genug die Grenzen überschritten." Sofort bestreitet sie es.

„Wie würdest du es bezeichnen, dass du zum Beispiel meine Tagebücher gelesen hast!" Sie gibt mir zur Antwort: „Du bist ein undankbarer Mensch. Du stellst mich als böse hin, dabei hab ich alles für dich getan. Du bist eine Lügnerin. Außerdem musste ich die Tagebücher ja lesen, um zu wissen, was du machst. Du hast mir ja nichts erzählt."

Wieder bin ich die Schuldige. Unreflektiert bleibt ihr Handeln. Keine Frage für sie, dass ihr Tun vielleicht nicht in Ordnung war.

Auch als Mutter wieder weg ist, weicht das Dunkle in mir nicht. Ich kann es nicht fassen, will nur noch sterben. Leo versucht die Situation zu retten, bringt mir Verständnis entgegen.

„Sie hat schon immer alles verdrängt. Würde es nicht stimmen, was du sagst, müsste sie sich nicht rechtfertigen." Er hält mich, eine unglaublich schöne, zarte und berührende Begegnung.

Als ich wenig später für ein paar Tage nach Rütte fahre, schiebt sich die Situation mit Mutter zwischen die beiden Therapeuten und mich. Ich sitze da, kann mich nicht artikulieren. „Sie werden mir ja doch nicht glauben", sagt die Stimme in mir.

Selbst beim Bewegen bin ich wie betäubt. Nicht bewegen können, um nichts spüren zu müssen?

Abgetrennt von diesem Kind in mir, von der Vergangenheit, liegt meine Hand auf dem Bein. Ich sehe sie und kann sie nicht spüren.

Es gibt nur noch das Nichts.

Jahresende, Jahreswende, und ich bin noch immer auf der Suche nach meinem anderen Ich oder nach dem Selbst. Wo bin ich, wo ist die weiche Frau? Ich komme mir vor wie ein dünner Knochenpanzer.

Das Alleinsein ist wieder zur Selbstverständlichkeit geworden, kein Wunsch nach einem Du.

Die Hände vom Leibtherapeuten sind da, als möchten sie mich zum Leben erwecken, und auch ich möchte das Leben wieder wahrnehmen. Will auf meinen Körper schlagen um zu spüren: Ich bin nicht tot.

Endlich löst sich die Starre in Weinen auf. Jetzt habe ich mich wieder und den Wunsch nach einer riesengroßen Wärmeflasche.

Am Ende der Verdrängung begegne ich jeweils noch einmal der Gefühllosigkeit und Entfremdung. Dieses Muster kristallisiert sich mehr und mehr heraus.

Ich will nur eines, ich will diese andere Frau in mir stärken. Wandlung geht nur über das Weiche.

Ich bin zwei Menschen und beide bin ich.

Die Erwachsene, die vieles versteht, die stark ist, auch auf eine gute Art. Und die andere, die total Verletzliche, die Hilflose, die ihrem eigenen Zorn und ihrer Negativität ausgeliefert ist.

In dieser Nacht des Übergangs kann ich nicht sagen, das oder das habe ich geschafft. Aber ich kann sagen, dass ich immer auf dem Weg zu mir bin und zum Leben.

Das warme Licht der Kerze begleitet mich ins neue Jahr. In all dem kann ich dieses Jahr gut abschließen in der Stille. Ich habe mich wieder gefunden und gehe mit dem Satz, „ich will leben“, ins neue Jahr.

Im Tanzen kommt es wieder zur Begegnung mit diesem Kind, das ich war. Ich genieße die Heiterkeit, die Ruhe und die Wärme, spüre mein offenes Herz. „Es ist so schön, dieses Gefühl bei euch erleben zu dürfen: ‚Ich bin etwas wert.‘“ Es bildet ein Gegengewicht zu den Gefühlen des Zurückgestoßen- und Abgeschobenwerden ins Internat.

Und noch ein Gedanke kommt mir: Dann war doch nichts mit Opa.

Die Bewegungstherapeutin fragt mich: „Wann kamst du denn ins Internat?“

„Mit neun." In dem Moment flammt Schmerz in mir auf.

„Sie haben mir alles weggenommen, was mir lieb war, meine Katzen, meine Bäume, bis hin zum Namen, den ich von Vater hatte."

Tief drinnen tobt Zorn. Dann fragt sie mich, ob mir zu der Geste, die ich eben gemacht habe, ein Wort, ein Satz einfällt.

Ganz spontan kommt es im breitesten Dialekt, den ich schon seit ewigen Zeiten nicht mehr gesprochen habe: „Dir wird das Bitzeln (Trotzen) schon noch vergehen, du undankbarer Fratz, erschlagen sollte man dich." Und ich erkenne die Stimme von Opa. Der Körper hat gesprochen.

Die Füße sind wie Blei. Nach der Stunde ist mir nur noch nach Weinen und Erbrechen zumute. Vor Spannung und Unruhe kann ich nicht schlafen. Ich hasse mich für mein Traurigsein. Ich will nicht mein Leben „erleiden" wie Mutter. Aber umgehen mit meinem Zorn kann ich auch nicht, er macht mich hilflos.

In der Leibarbeit zeigt sich die Todesangst in jeder Zelle meines Körpers. Und immer wieder der Satz: „Ich versprech's, ich sag's nicht. Tu mir bitte, bitte nix." Ich kann nichts mehr sagen, wieder einmal erlebe ich den Verlust der Sprache. Mein Therapeut gibt mir eine Kerze mit. „Ich denke an dich, du darfst dich melden."

Eine Stunde brauche ich im Zimmer, bis ich wieder sprechen kann. Rezitiere das Gedicht von Rilke: *...die Blätter fallen, ...und einer ist's, der dieses Fallen in unendlich sanften Händen hält*, weil ich ein geformtes Wort brauche, um wieder sprechen zu können. Ständig wiederhole ich die Zeilen des Gedichts, bis das Gefühl für die Sprache zurück ist.

Doch das Schweigen in meinem Inneren bleibt. Werde ich jemals Worte finden dafür?

Mein Therapeut: „Du hast mit deinem ganzen Sein gesprochen und mehr gesagt, als manches Mal in einem Gespräch." Ich habe Angst. Spreche ich es aus, wird es wirklich, ist es eine Bestätigung dafür, dass da etwas war.

In den Träumen taucht ständig Opa auf in Bildern voller Gewalt und Übergriffen, die so real sind, dass ich mir im ersten Moment des Aufwachens vergegenwärtigen muss: Es war nur ein Traum.

Auch der Körper reagiert. Die Oberschenkel beginnen zu jucken, ein Stechen im Knie, mein Bauch ist steinhart, wie ein Brett. Ich höre in mir den panischen Schrei eines Kindes in höchster Not. Ein ohnmächtiges, wehrloses „Nein, Nein." Ich zittere, es schüttelt mich durch und durch. Woher kommt dieser Ekel? Ich bin dreckig. Wieder höre ich bei klarem Bewusstsein Opas Stimme:

„Ich brech dir s'Gnack.

„I sag's eh net."

Langsam lösen sich unter der warmen achtsamen Hand des Leibtherapeuten die Versteinerungen.

Die versteinerte Kindheit wird immer lebendiger und damit werden negative Ablagerungen immer stärker spürbar.

Wenn ich negativ bin,
dann fühle ich mich nicht schlecht, dann bin ich schlecht;
dann fühle ich mich nicht dreckig, dann bin ich dreckig;
dann fühle ich mich nicht müde, dann bin ich faul;
dann fühle ich mich nicht wertlos, dann bin ich es nicht wert, auf der Welt zu sein.

In der Nacht tauchen Wörter und Sätze in den Träumen auf: „Du Rotzlöffel, du Rotzdiarndl; iss, dass was wird aus dir, nix is eh schon!" Verbunden mit Ohrfeigen, die so echt scheinen, dass ich mir beim Erwachen denke: „Wer ist da, ich habe doch abgesperrt."

Ich möchte mich in den Schnee setzen, damit alles einfriert. Nichts mehr spüren wollen von dem Dreck, dem Schmerz, dem Ausgeliefertsein. Zwischendurch ein gnädiges Schwarzwerden vor den Augen.

Dabei kann ich es noch gar nicht wirklich annehmen. Es gehört nicht zu mir, ich will es nicht.

Ich liege da mit dem Gefühl, niemals mehr diesen Körper bewegen zu können. Jetzt weiß ich, was es heißt, missbraucht zu werden.

Du wunderst dich, dass die Beine überhaupt noch gehorchen, dass du noch Macht über sie und diesen Körper hast.

Jede Bewegung heißt Schmerz, spült weiteren Dreck hoch. Du kannst nicht anders, als dich wieder tot zu stellen und trotzdem weiterzumachen.

Als ich in meiner ganzen Fassungslosigkeit in den Gruppenraum zum Tanzen komme, wundere ich mich, dass die Tapeten noch das gleiche Muster haben, auf dem Teppich noch das gleiche Karo ist wie gestern. In mir ist eine Atombombe explodiert.

Wie sauber die anderen wirken. Beim Tanzen helfen die vorgegebenen Schritte. Sie halten mich aufrecht. Bei den Schritten „Hinuntersteigen ins Dunkle“ könnte ich aufschreien: „Nein, da bin ich ja ohnehin schon!“

Meine Hoffnung, die Therapeutin würde einen Tanz mit uns machen, bei dem ich den anderen die Hand nicht reichen muss, erfüllt sich nicht. Ich mache die andere doch schmutzig! Aber dann spüre ich auch Halt durch diese Hände und stürze nicht vollends in die Dunkelheit.

Lass es nicht untergehen
in den innersten Bildern,
lass auch das Dunkle geschehen,
das Licht wird es mildern:

Alles braucht seine Zeit,
und selbst die Ewigkeit braucht sie,
um sich zu schildern.

Hier gibt es kein Theaterspiel mehr. Nicht mehr sagen, „es geht mir gut“ oder „es ist nur ein Hexenschuss“. Nein, auch nicht mehr „es geht schon“. Denn es geht nicht mehr. Es geht mir schlecht.

Wenigstens dieser Druck ist weg. Hier ist ein Ort, wo es mir schlecht gehen darf, auch wenn ich nicht darüber sprechen kann oder will, warum es so ist.

Als mich der Therapeut berührt, möchte ich sagen: „Nein, mach es nicht, ich bin so dreckig.“

Aber seine Berührung ist so wohltuend, reinigend und heilsam.

Mit dem Bauchschmerz, der sich wieder breit macht, kommt auch der Wunsch hoch, darauf zu schlagen.

Ich möchte „diesen Kopf zwischen meinen Beinen“ zertrümmern, stattdessen haue ich auf meinen Bauch.

Da sagte doch diese Frau von Mutter tatsächlich, sie hätte sich für mich geopfert. Warum hat sie sich damals bei ihrem Bekannten nicht geopfert für mich? Warum musste ich herhalten, wofür sie zu feig und zu fromm war?

„Er wollte es doch auch mit mir machen.“ Der Satz erschlägt mich immer noch. Ich glaube, sie weiß gar nicht, was sie damit zum Ausdruck gebracht hat.

Als ich meinem Therapeuten von dem Abszess erzähle, den ich als Kind hatte, fragt er mich: „Hat denn der Arzt nicht nachgefragt?"

Der Satz löst Traurigkeit aus und Hoffnung. Er glaubt mir.

Als ich aufstehen und gehen will, kann ich nicht. Die Füße tragen mich nicht. Erst nach einer Weile kann ich den Raum verlassen.

Sage ich etwas von Opa, kommt sofort die innere Stimme, „du hättest es nicht sagen dürfen, es war unser Geheimnis". Warum habe ich es gesagt, ich möchte weg, was habe ich getan? Es ist nicht wahr.

Tot stellen, nichts empfinden. Wie lange noch verletze ich selber dieses Kind?

Mutters Bekannter taucht in Gedanken auf: „Wenn du brav bist, tut es nicht weh."

Dann tat es aber doch weh.

Doch langsam bekommt die Fassungslosigkeit eine Fassung. Die unsagbaren Worte bekommen eine Sprache. Jedes Mal, wenn ich etwas ausspreche, erlebe ich, wie befreiend es ist. Das Schweigen wendet sich immer gegen mich.

Ich schlage ein Buch auf und stoße auf ein Gedicht von Jannis Ritsos:

...Schweigen bleibt immer auf Knien liegen.
Ein jedes Wort ist ein Aufbruch zu einer Begegnung...

Wieder habe ich einen grauenhaften Traum:

„Meine Tochter kommt und fragt mich, wo ihre Schuhe sind. Sie bringt mir einen Prospekt, in dem Schuhe sind. Sie haben alle Riemen und sind schwarz.

Dann kommt ein Mann und bringt mich in ein Haus. Mir ist sofort unheimlich zu Mute. Ganz tief führt er mich hinunter, bis zum letzten Zimmer. Dort liegt ein älterer Mann. Ein Hund ist bei ihm. Es ist der Hund von Opa. Ich möchte den Hund haben, doch man lässt mich nicht zu ihm. Da bringt mir eine Frau ein Buch, in dem alles Leichen von Kindern in unterschiedlichen Altersstufen abgebildet sind. Bei allen ist der Mund zugenäht."

Die Therapeutin fragt, was ich mit Schwarz verbinde.

„Das ist meine Lieblingsfarbe, Power, Trauer, Bedrohung."

„Ist dir aufgefallen, dass eine Frau das Buch mit den zugenähten Mündern brachte, deine Tochter den Prospekt, du das Buch mit dem Gedicht? Kennst du den Mann mit dem Hund?“

Es ist eindeutig der Hund von Opa.

Ich gehe in die Bewegung. Kaum höre ich die Musik, taucht plötzlich die Kirche vom Heimatort auf und Opas Begräbnis. Die Therapeutin fragt: „Warst du bei seinem Tod dabei?“

„Ja“, sage ich und erinnere mich an Omas Aussage, wenn ich etwas angestellt hatte: „Opa würde sich im Grab umdrehen. Der Himmelvater sieht alles, wenn du bös bist.“

„Wie alt war dein Opa, als er starb?“

„Fünfundfünfzig.“

In dem Moment fällt mir der Vertrag mit dem Zeitungsleser wieder ein. „Ich möchte nicht mit fünfundfünfzig sterben, jetzt, wo ich zu leben beginne.“

Es ist nicht nur das Wasser der Dusche, das mich nach der Stunde reinigt, es sind die Tränen, das Wasser, das von innen kommt.

Der Therapeut spürt meine Angst und die Zurückgezogenheit. Schon durch sein Ansprechen der Angst löst sich der Druck im Kopf, das Gefühl darf da sein. Ich bin froh, dass ich nicht gesagt habe, ich hätte keine Angst.

Dann kommt die Angst in Form von körperlichen Reaktionen zurück. Ich bekomme keine Luft, es schnürt mir die Kehle zu, ich habe Angst zu ersticken, verrückt zu werden.

Ich breche die Leibarbeit ab, setze mich auf und beginne zu sprechen. „Alle Menschen möchte ich schütteln, sag mir doch, dass es nicht wahr ist!“

Er sagt nichts, aber ich spüre, er glaubt mir und er lässt mich nicht allein.

Es ist wie ein Wunder für mich. Fünzig Jahre habe ich überlebt, jetzt beginne ich zu leben. Erlebe Dinge, die ich mir nicht hätte träumen lassen.

Es ist die Art und Weise, wie diese beiden Menschen in Rütte für mich da sind. Erst das macht es mir möglich, mich so tief einlassen zu können.

Einige Tage später nehme ich im Nacken etwas Unangenehmes wahr. Mein Mann schaut nach. „Es ist alles voller Bläschen, voller Eiter.“

Ich lasse es von einer Ärztin ansehen: „Es muss ein alter, unterirdischer Eiterherd gewesen sein, das ist ganz eindeutig."

Soll ich es doch glauben?

Wieder löst es Fassungslosigkeit und nächtliche Alpträume aus. Wie kann ein Körper so viel Angst haben, wie kann sich ein Körper so schutzlos fühlen?

Es gibt nur noch ein Wort in mir: „Wohin?"

Natürlich ruft gerade in diese Not hinein Mutter an, um mir Vorwürfe zu machen. So alleine hätte ich sie gelassen. Wie gerne würde ich ihr sagen, „wie sehr hast du mich allein gelassen!"

Wie lange noch wird es so sein? Entweder mein Ich ist groß und stark oder es ist klein und hilflos. Wann endlich erlebe ich ein starkes Ich mit einem hilflosen inneren Kind?

Über die Barrieren hinweg arbeite ich, bin für meine Patienten da und verstehe ihre Not.

Eine von ihnen wurde jahrelang von mehreren Familienmitgliedern missbraucht. Als sie sich in der Stunde zu bewegen beginnt, bekommt sie Bauchschmerzen. Ich gebe ihr ein großes warmes Tuch.

Da lösen sich die Tränen: „Immer habe ich geschrien, ‚Mama, bitte hilf mir doch!'"

„Was hätten Sie sich von Mama gewünscht?"

„Dass Mama mich schützt, aber sie war selber Opfer."

Ich nehme ihre Angst und ihre Bewegungen wahr und nehme sie auf.

„Es ist das erste Mal, dass ich mich nicht allein fühle damit, ich habe mich richtig geschützt gefühlt."

Später fragt sie mich: „Warum wussten Sie, was ich gebraucht habe?"

Auch in den darauf folgenden drei Stunden dieses Tages kommen Frauen, alle mit nachgewiesenem Missbrauch.

„Erst wenn die Verzweiflung auf Verständnis stößt, kann sie sich allmählich lösen." Mein Therapeut sagte diese Worte einmal zu mir, jetzt gebe ich sie an meine Patienten weiter.

Immer noch muss ich selber zumachen, vor allem dann, wenn der Wunsch mich zu schlagen, mir weh zu tun, zu stark wird.

„Nimm es an, das Zumachen." Ich verstehe es nicht, vom Therapeuten kommt nur Akzeptanz.

„Habe Verständnis für deine Aggression. Es ist die Not, du hast nichts anderes zur Verfügung gehabt.“

Langsam beginne ich zu erzählen, mache aber schnell wieder zu, weil ich das Gefühl habe, es zerreißt mich.

„Es ist gut so, es geht nicht anders.“

Mir wird wärmer, auch wenn ich mich zwischendurch wie tot fühle.

„Ich verdiene es nicht, dass du so gut zu mir bist.“

„Das hat nichts mit verdienen zu tun, sondern damit, dass du bist, wie du bist.“ So einfach ist das.

Langsam kristallisiert sich ein anderes Muster heraus. Entweder es geht mit der Bewegungstherapeutin gut, dann wird es mit dem Leibtherapeuten schwierig, läuft es mit ihm gut, wird es mit ihr schwierig.

Warum kann es mir nicht mit beiden gut gehen? Die Angst ist groß, dass ich einen Keil zwischen sie bringe. Darf ich bei dem einen über den anderen sprechen? Bei meinem Therapeuten habe ich keine Schwierigkeit, über die Therapeutin zu sprechen, ich spüre jedoch, dass das Umgekehrte nicht möglich ist.

Ich kann mir noch so oft sagen, es ist nicht wie bei Mutter. Die Argumente entstehen im Kopf, das Herz spricht eine andere Sprache. Wie mit Mutter, geht es mir auch mit der Therapeutin: Das Gefühl, ich darf ihr nur Gutes sagen.

Ich finde keine Tür mehr in mir, die ich öffnen könnte. Seele und Körper sind auf Verweigerung.

Fühle ich mich bei der Therapeutin unverstanden, löst es das Gefühl aus, ich bin schlecht, ich brauche niemanden oder ich habe alles falsch gemacht. Es genügt ein falsches Wort, eine veränderte Stimmlage und schon verstärkt sich meine Empfindung, zurückgestoßen zu sein. Das kleine Kind, das Angst hat, man würde es nicht mögen.

Aber ich bin kein Kind mehr. Ich mache zu, so sehr, dass mich nicht einmal die Nachricht vom Augenarzt erschreckt: Mein rechtes Lid muss operiert werden. Kurz danach fahre ich nach Innsbruck zur Untersuchung. Es ist alles in Ordnung. Die Operation soll in Graz stattfinden. Doch ich lehne ab, das Lid bleibt so, wie es ist.

Zwei Wochen habe ich den Anfragen der Ärzte widerstanden, eine Patientin zu nehmen. Keine Kapazität.

Heute ist eine Frau selber gekommen. Mit total traurigen Augen, unruhig, voller Spannung steht sie vor mir. „Bitte, geben Sie mir eine Stunde." Ich kann nicht nein sagen. Gleichzeitig weiß ich, was auf mich zukommt. „Ich habe noch nie mit jemandem darüber sprechen können, bei Ihnen habe ich gleich das Gefühl gehabt, Sie verstehen mich, Sie glauben mir."

Doch scheine ich mich aus irgendeinem Grund nicht damit abfinden zu wollen, dass dieser Augenblick vergeht, ohne dass meine Empfindung des Nichts Form annimmt, ohne dass das Nichts zur Erfahrung wird, zu einem Etwas.

Manchmal kann auch ich mich schon fallen lassen, ohne in das Nichts zu stürzen. Kann es, wenn etwas hochkommt, in den Dialog bringen. Geht es um Gewalt, finden mein Therapeut und ich immer öfter eine Brücke, geht es um Vater, ziehe ich mich zurück, breche manchmal sogar die Stunden ab. Dem Loch fehlt eine Grenze.

Versagt die Sprache, gibt es eine andere Sprache. Aus dem Raum der Angst wird langsam einer des Vertrauens.

Kaum fühlt sich meine Seele gestärkt, kommt schon das Nächste. In der Leibarbeit fühlt sich mein Körper plötzlich so klein, der Kopf so groß an. Ich erschrecke, dieses Gefühl kenne ich. Immer hatte ich bei Opa im Bett diesen großen Kopf.

Mein Bein macht einen heftigen Stoß, ich möchte schreien, doch ich bin still. Warum taucht die Frage, „glaubst du mir", immer dann auf, wenn etwas ins Bewusstsein kommt?

Als ich gehe, denke ich mir, lass es, geh weg von der Gewalt, wende dich dem Schönen zu, da war nichts.

Mit diesen Gedanken verschwindet aber auch sofort meine Weichheit.

Der Therapeutin gegenüber ist die Hoffnung, in meinem Schutzbedürfnis aufgenommen zu werden, ganz stark spürbar. Wenn dies keine Entsprechung findet, ziehe ich mich zurück, stoße ich die Therapeutin zurück, wie ich meine Mutter zurückstoße. Dann bräuchte ich sie neben und hinter mir und nicht konfrontativ vor mir wie in den Begegnungen der letzten Stunden. Mein einziger Schutz ist dann, mein Herz zu verschließen.

Wie kann in einer Figur aus Haut und Knochen ein so großes Loch seinen Platz haben?

Wie kommt es, dass ich zu Hause das Loch empfinde, das der Vater hinterlassen hat, wenn ich dann beim Therapeuten bin, kommen Erinnerungen der Gewalt? Zweifel steigen auf: Darf das Vaterloch da sein beim Leibtherapeuten?

Einmal ist es anders: Als mein Leibtherapeut meine Füße berührt, empfinde ich eine unendlich tiefe Traurigkeit. Vater hat diesen Fuß nie berührt. Ich halte die Worte zurück und weg ist alles Gespür. Als ich es dann aber später ausspreche, ist das Gefühl wieder da. Egal, wo er mich berührt, überall kommen die „Nie's".

Nie hat er, nie konnte ich, nie... Wenn ich sterbe, würde ich niemandem fehlen.

Schweigend gehe ich aus der Stunde. Er lässt mich so gehen und ich denke nur Eines: „Auch ihm bin ich egal."

„Schweigen ist der lauteste Schrei", sagte einmal jemand in einem Film.

Zu Hause bricht alles über mir zusammen, es ist zu viel. Der Kontakt zum Therapeuten ist nicht mehr spürbar.

In meiner Verzweiflung rufe ich die Therapeutin an. Schlicht sagt sie: „Komm doch." Ich setze mich ins Auto, fahre in die Nacht hinein und wohne ein paar Tage bei ihr. Dort kann ich meine Leere und meine Verzweiflung herausweinen. Das Herz hat wieder Platz.

Als ich die Schwierigkeiten mit meinem Therapeuten anspreche, sagt mir die Therapeutin negative Dinge über ihn, die erklären sollen, warum es besser sei, ihm nicht zu vertrauen.

Die Erklärung hilft mir im Moment, da ich mich in meinem Schmerz verstanden fühle. Allerdings wirken sie irritierend auf die weiteren Begegnungen mit ihm ein, ich habe Angst, wieder zurückgestoßen zu werden. Besser keine Wünsche zulassen, mich nicht so weit einlassen. Ihre Aussage ist Futter für mein ohnehin noch vorhandenes Misstrauen.

Durch ihre Aussagen wird noch etwas anderes, Altes aktiviert und wiederholt sich in gewisser Weise. Wie oft hat Mutter über meinen Vater negativ gesprochen!

Gestützt durch solche Erfahrungen, verschärft sich meine negative Mutterübertragung auf die Therapeutin.

Mein Therapeut und ich suchen eine vorsichtige Annäherung, die gelingt. Aus Misstrauen wird langsam wieder Zutrauen. Aus Verlassenheit wird Eingebundensein. Aus Eiswüsten wird warmes Wasser, in der Wüste beginnen einzelne Blumen zu blühen, aus Erstarrung wird fließende Bewegung.

Es ist wie ein langsames Hinein-geboren-Werden in ein warmes Nest. Ich spüre mich wieder.

Der Wunsch, beide zu brauchen, darf sein. Wo Schweigen war, findet wieder ein Dialog statt.

Kurze Zeit danach fliege ich nach Kreta.

Am 14. September, einem hohen Feiertag in Griechenland, fahre ich ins Kloster Moni Exekusta. Es zieht mich immer mehr zu solchen Orten hin.

Beim Anzünden der Kerze bin ich mir sicher, dass Gott meine Bitte hört. Ein Mann gibt mir im Innenhof ein Brot. Nach der Messe gehe ich zum Auto. Als ich eine Frau, auf zwei Stecken gestützt, barfüßig gehen sehe, frage ich sie, ob sie mitfahren wolle.

Sie nimmt dankbar an. In Malis angekommen, deutet sie mir, ich solle mitkommen.

Nachdem sie die Holztür aufgesperrt hat, befinden wir uns in einem kleinen Vorraum. Leere Katzenschüsseln stehen da. Als die Katzen uns hören, kommen sie heraus. Zwei große, zwei kleine auf dünnen Beinchen. Ängstlich blicken sie mich an. Die Griechin bittet mich, in die saubere kleine Stube einzutreten. Quer durch das Zimmer ist ein Draht gespannt, daran hängt eine Glühbirne.

Das Bett, mitten in der Stube, ist belegt mit Gebetbüchern. An den Wänden hängen Ikonen und Bilder. Ein wenig Geschirr.

„Metrio?" „Ne!" („Kaffee?" „Ja!")

Wie eine Königin, so würdevoll bedient sie mich.

Sie stellt mir eine Tasse mit einem Madonnenbild hin, dann eine für sich. Mehr Tassen hat sie ohnehin nicht. Einen kleinen Teller für sich. Zwei Gläser. Sie hebt sie hoch, geht hinaus und wäscht sie aus. Dann bringt sie noch Schafskäse. Griechisch redet die Frau auf mich ein. Es tut mir so leid, dass ich sie nicht richtig verstehen kann. Ich kann nur ein kleines Stück essen, das große packt sie mir ein, wobei sie auf meinen Ehering zeigt.

Sie sieht traurig aus, als ich mich mit der Hand auf meinem Herzen bedanke. „Efcharisto." Auch sie legt ihre Hand aufs Herz und antwortet: „Parakallo."

Dann begleitet sie mich zur Tür, sieht mir nach. Ich drehe mich noch einmal um und winke ihr.

Kaum ein paar Tage zu Hause, kommt ein Anruf von einer fremden Frau. „Sind sie die Mutter von Peter?"

„Ja."

„Er ist bei uns, er wurde von Skinheads verfolgt und zusammengeschlagen."

Fassungslose, ohnmächtige Wut, Entsetzen ist in mir. Zum Glück ist mein Mann auch da, so kann er fahren. Peter war mit einigen Skater-Freunden zu einem Veranstaltungshaus gegangen. Als er dort einen Tumult wahrnimmt, läuft er weg, weil er nicht involviert werden möchte. Als die Skinheads das sehen, lassen sie von den anderen ab und rennen ihm nach.

Zum Glück gibt es noch Zivilcourage. Der Mann, vor dessen Haus sie Peter niedergeworfen haben, hört etwas, macht die Balkontüre auf und ruft hinaus. „Was ist da los?"

Als sie ihn hören, laufen die Skins weg.

Im Auto versteckt sich Peter unter seinem Mantel, aus Angst, gesehen zu werden.

Zu Hause halte ich ihn lange fest. Er schweigt, nur einmal sagt er: „Ich bin um mein Leben gerannt." Mein Kind, warum, warum?

Ich darf ihn auf das Erlebnis nicht ansprechen und fühle mich schuldig. All zu lange haben wir ihm vorgelebt, wie man seine Gefühle versteckt, wie man schweigt, statt sich mitzuteilen.

Doch Peter versichert mir, er würde mit seinen Freunden darüber sprechen. Ich bin beruhigt.

Unser Oberarzt rät mir, unbedingt eine Anzeige zu machen. Mein Sohn weigert sich erst, er ist im Maturajahr und hätte dann noch mehr Angst als jetzt. Er traut sich noch immer nicht allein auf die Straße.

Nach einiger Zeit lässt er sich überzeugen, dass die Skinheads durch seine Anzeige merken würden, dass er keine Angst hat. Als ihm klar wird, dass er ihnen dadurch die Macht nimmt, geht er zur Polizei.

Zur ersten Vernehmung durch die Gendarmen gehe ich mit. Einen Augenblick lang bereue ich es, dass ich Peter zur Anzeige gedrängt habe, so unmöglich benimmt sich der Gendarm. Als Peter die Typen auf den Fotos nicht gleich identifizieren kann, könnte man aufgrund der ziemlich hart gestellten Fragen meinen, er sei selber der Schuldige. Da platzt mir endgültig der Kragen und ich stelle richtig, wer die Täter sind. Der Gendarm entschuldigt sich, und mir hat die Klarstellung gut getan.

Einige Monate später ist die Gerichtsverhandlung. Ich kann nicht mitgehen. Ich bin mir sicher, wenn ich die Typen sehe, kann mich keiner mehr zurückhalten und damit ist niemandem geholfen.

Als mein Sohn, mein Mann und die ältere Tochter, die gerade aus Wien da ist, in das Kaffeehaus kommen, in dem ich in der Zwischenzeit auf sie gewartet habe, strahlt mich ein selbstbewusster Sohn an.

Mein Mann: „Boah, du, unser Sohn!"

„Jetzt erzählt schon."

„Der Richter hat mich gefragt, ob ich Anspruch auf Schmerzensgeld stellen möchte, da habe ich nach kurzer Bedenkzeit gesagt: ‚Nein, aber die könnten sich wenigstens entschuldigen.'"

Die beiden Skinheads standen auf, gingen zu Peter hin und entschuldigten sich!

Ich umarme meinen Sohn und mir zerreißt es fast das Herz vor Stolz.

Zurück zu mir.

Durch den Zwischenfall sind bei mir selber viele alte Erfahrungen berührt worden.

Noch dazu wird die Situation mit der Therapeutin immer schwieriger. So oft ist sie krank oder fährt weg, fallen die Stunden bei ihr aus.

Mein Körper weigert sich, Essen anzunehmen. Will ich hungern, so wie ich mein Leben lang gehungert habe nach Liebe, nach Anerkennung, nach dem Gefühl, jemand zu sein?

Ich wollte wichtig sein, einfach weil ich „ich" bin, nicht nur für die, die mich brauchen.

Versuche ich etwas zu essen, löst es Aggressionen gegen mich aus.

Auf jede Regung, auf jede Veränderung von der Therapeutin reagiere ich sensibel, aus Angst, noch mehr zu verlieren.

Sind zwischen ihr und mir Spannungen, wendet es sich immer gegen mich.

Hat das winzig kleine Etwas überhaupt eine Chance?

Mein Therapeut steht mir zur Seite. „Gerade wenn etwas Entseeltes, etwas so Unmenschliches passiert ist, wie in deiner Vergangenheit, braucht es einen menschlichen Raum, braucht es ein Angenommensein im Herzen."

Mein Körper fühlt sich wie taub, wie ferne an, als gehörte er nicht zu mir, als würde sich ein Trauma wiederholen.

In der Leibarbeit frage ich ihn, da ich nur noch Eiseskälte spüre: „Ist schon jemand erfroren bei dir?"

Er: „Das nicht, aber ich habe noch nie so einen Ötzi wie dich gehabt."

Inmitten der Dunkelheit tut der Humor gut.

Erstaunlich nur, dass bei so viel Kälte der Kontakt nicht einfriert.

„Da, wo eine Wunde entsteht, bildet sich auch eine Perle, wächst auch das andere", meint mein Therapeut.

Seit Tagen habe ich Grippe und keine Zeit zum Auskurieren. Gehe arbeiten, obwohl mir zum Umfallen zumute ist. Nach einigen Tagen bekomme ich Schmerzen in der Brust.

Zwei Wochen später werden die Müdigkeit und das Brennen im Herzen immer schlimmer. Mittlerweile strahlt der Schmerz über die Schulter in den Arm bis zum kleinen Finger aus. Manchmal ist es ein Gefühl, als würde sich das Herz krampfartig zusammenziehen.

Da ich Angst bekomme, es könnte nicht nur psychischer Natur, sondern etwas Organisches sein, gehe ich nach langer Zeit wieder einmal zum Arzt.

Der macht ein EKG und entlässt mich mit dem Ratschlag: „Nichts Pathologisches, arbeiten Sie nicht so viel, Frau Jäger."

So hoffe ich auf Kreta.

Die Anspannung der letzten Tage wegen der politischen Situation in Jugoslawien ist enorm. Ich weiß nicht, ob ich mit der Gruppe, die ich leite, überhaupt fliegen kann. Trotz meiner Schmerzen löst sich dann aber alles in Freude und Übermut auf, als wir im Flugzeug sitzen.

Die Außentemperatur ist kalt, aber der Empfang in Kreta so herzlich, dass uns allen ganz warm wird. Meine beiden Töchter sind zu meiner großen Freude auch mitgekommen.

Beim Wandern auf der Katharon-Hochebene stehen wir plötzlich vor einem Feld und einer Wiese voller roter Blumen. Ein Rot, das ganz tief in mein wundes Herz eindringt und Wärme verbreitet. Es sind wilde Anemonen und das auf einer Höhe von 1600 Metern!

Zurück laufen wir durch einen herrlich erfrischenden Bach.

Hinunter geht es durch eine unglaublich urige Mondlandschaft, bewachsen mit Steineichen und wildem Ginster. Wir fahren vorsichtig, da überall Schafe die Straße queren oder auf ihr herumliegen und auch Ziegen, wenn sie nicht gerade auf den Baumwipfeln stehend die Blätter abfressen.

In Kritsa kommt eine Frau aus dem Haus gelaufen, um mich zu begrüßen.

Als am Morgen die Sirene ertönt, denken die Menschen, dass es ein Bombenalarm wäre, wie mir die Frau aus dem Buchladen am Nachmittag sagt. Auch wir waren erschrocken.

Zum Glück war es etwas anderes und wir können beim Tanzen oben auf dem Plateau die Ruhe genießen und die Weichheit unserer Bewegungen erleben.

Die Atmosphäre in der Gruppe ist sehr entspannt, nur mein Herz macht mir Sorgen.

Wieder zu Hause bemerke ich Herzrhythmus-Störungen, manchmal setzt der Puls aus. Banges Warten darauf, bis er wieder zu schlagen beginnt. Dann plötzlich stolpert er herein, was mir zusätzlich Angst macht. Aber es ist ja nichts Körperliches, sagte der Arzt.

Die Symptome werden immer schlimmer und häufen sich. Ständig muss ich husten. Der linke Arm tut so weh, dass ich beim Autofahren nur noch mit dem rechten lenken kann. Seit Tagen ist der Fuß geschwollen, voller Wasser. Jetzt ist mir endgültig egal, was der Arzt sagte, ich glaube nicht mehr daran, dass es nur psychisch bedingt sei.

So rufe ich Anfang September im Krankenhaus einen Arzt an, den ich kenne. Er gibt mir sofort einen Termin und nimmt mich ernster, als mir lieb ist.

„Die Symptome deuten auf eine Myocarditis hin, eine Herzmuskelentzündung."

Das Langzeit-EKG und die erhöhten Entzündungswerte bestätigen am nächsten Tag seine Vermutung. Der Arzt will, dass ich gleich im Krankenhaus bleibe, doch ich wehre mich wieder einmal gegen die Diagnose. Ich fahre heim, packe meine Sachen zusammen und rufe noch einige Leute an, bevor ich mich ins Krankenhaus begebe.

Durch die Ruhe und die Medikamente wird es ein wenig besser. Wirklich fallen lassen kann ich mich aber nicht. Irgendetwas hält mich ständig fünf Zentimeter über dem Bett aufrecht.

Von allen Seiten höre ich, wie gefährlich die Krankheit sei, wie sehr ich aufpassen müsse, dass es nicht chronisch wird.

Erschüttert bin ich über die Aussage meines Chefs: „Warum hat es keiner von uns gemerkt?" Das ist wohl eine zentrale Frage in meinem Leben. Ich habe ja auch geschwiegen die ganzen Monate, wieder einmal. Wie oft müssen sich alte Geschichten in meinem Leben eigentlich noch wiederholen? Nun habe ich Zeit zum Nachdenken, viel Zeit. Denn selbst ein Buch zu halten löst Schmerzen aus.

Welchen Sinn hat die Krankheit für mich? Muss ich mehr aufpassen auf mich, mehr auf mein Herz achten?

Vielleicht soll ich mir der Zerbrechlichkeit des Herzens bewusst werden? Die Angst vor dem Leben muss sich wandeln in die Angst vor dem Tod. Wie unwichtig wird plötzlich so manches. Es zählt das Herz und das, was das Leben unterstützt.

Die Entzündung und die Schmerzen klingen einfach nicht ab.

Zum weiteren Auskurieren fahre ich nach Rütte und spüre mich wieder in den Teilen, die abgestorben sind, die nicht mehr leben wollen.

Wie schwarzes Lavagestein lagern sie in meinem Herzen.

Mein Leben wird zu einem Dasein im Zwischenbereich. Die Schmerzen sind manchmal so schlimm, dass schon ein Schritt Schmerzen auslöst. Ich kann doch nicht ewig Ruhe geben! Jede zu schnelle, unbedachte Bewegung löst Übelkeit, einen rasenden Puls und Schweißausbrüche aus.

Das Herz wird zu meinem Lehrmeister.

Langsam verstehe ich, dass ich krank bin. Ich kann der notwendigen Frage, wie ich zum Tod stehe, nicht mehr ausweichen. Es ist so eng in mir durch den Druck auf dem Herzen, besonders dann, wenn es aussetzt.

Und es ist so sehr aus dem Rhythmus geraten! Trotzdem lache ich nach wie vor darüber hinweg.

Ich fühle den Wunsch, jemand möge hinter dieses Lachen sehen. Mein Anteil ist das Überspielen. Als Kind war es lebensnotwendig für mich, heute müsste es nicht mehr sein und dennoch beherrsche ich es perfekt.

„Das sind unter anderem die Herzenswunden, die sich bei dir entzündet haben", sagt mein Therapeut.

Die Therapeutin ist wieder nicht da.

Vielleicht ist die Krankheit ein Geschenk?

Wurde mir nicht auf eine Weise das Leben neu geschenkt?

Doch was steht hinter meinem Lachen? Mit dieser Frage gehe ich in die Stunde zur Leibarbeit.

Ich erlebe die OHN-MACHT.

Weil Schreien nicht hilft, weil ich nicht gehört werde.

Ohnmächtig, weil Weinen nicht hilft: „Hör auf mit deinen Krokodilstränen."

Ohnmächtig, weil das Weinen die Schläge verstärkt, weil Bitten nicht hilft.

Durch alle diese Gefühle stößt die Seele an die Grenze der wahrnehmbaren Belastung.

Und wiederum breche ich innerlich zu den beiden Therapeuten hin ab. Als müsste sich die Geschichte meiner Vergangenheit immer und immer wiederholen.

Weihnachten kommt trotzdem. Rütte, das Bethlehem für mich, ist leer, menschenleer. Die Krippe in meinem Herzen ist verwaist. Das Kind ist tot. Todesursache: Verletzungen, Erfrierungen, mutterseelenallein. Keine warme Kerze vom Vater.

Meine eigene Mutter führt sich auf wie ein Kind. Es macht mich wütend, weil ich nie wirklich Kind sein durfte. Das neue Jahr beginnt mit einer existentiellen Krise. Ich sitze vor einem Loch, ohne Brücke darüber.

Sie haben mich allein gelassen, ich lasse mich allein.
Sie haben sich nicht gekümmert um mich, ich kümmere mich auch nicht um mich.
Sie haben mich geschlagen, ich schlage mich.
Sie haben mich zurückgestoßen, heute stoße ich die zurück, die gut zu mir sind.
Sie haben mich angeschwiegen, heute schweige ich die Menschen an.
Sie hat mich nicht verstanden, wie soll ich mich verstehen.
Sie hätten es lieber gehabt, es gäbe mich nicht.

Ich tue fast alles, um ihnen diesen Wunsch tatsächlich zu erfüllen. Liebe ich sie denn so, dass ich ihnen selbst solche Wünsche erfüllen möchte?

Der Weg zu mir führt von Mutter weg.

Er führt zu Vater hin, den ich nie gekannt habe. Ich muss auch dort Abschied nehmen von jemandem, zu dem ich nie „Paps“ sagen konnte.

Es geht mir nicht darum, jemandem die Schuld zuzuweisen. Ich beginne überhaupt zum ersten Mal, die Zusammenhänge zu begreifen. Diese Gefühle zuzulassen ist für mich im Moment Verantwortung genug.

Der Leibtherapeut meldet sich bei mir, nimmt Verbindung auf. Er spürt den Kontakt zu mir. Das bringt mich neuerlich in Not. Wie kann er denn wissen, wie allein ich mich fühle, was ich brauche?

Bei der Therapeutin habe ich zunehmend das Gefühl, es geht nicht mehr weiter. Warum stellt sie mir keine Fragen mehr? Warum sitzt sie da, umhüllt mit einem Tuch? Muss sie sich schützen vor mir?

Etwas ist zerbrochen – wo Vertrauen war.
Etwas schweigt – wo Sprache war.
Etwas fühlt sich verlassen an – wo früher Hoffnung war.
Etwas – ist dieses Etwas meine Seele?

Im Alltag funktioniere ich trotzdem weiter.

Mein Mann, die Kinder und ich haben beschlossen, unsere Silberhochzeit bei Maria in Kreta zu feiern. Leo und ich fliegen eine Woche früher hinunter als die Kinder.

Auf den Bergen und am Meer denke ich über die achtundzwanzig Jahre nach, dir wir uns kennen, und blicke zurück. Bis hin zu unserer Krise vor einigen Jahren, die auch für mich sehr heilsam war.

Wenn ich uns jetzt in dieser entspannten Atmosphäre erlebe, kann ich nur sagen, es lohnt sich, Krisen auszutragen! Unsere Partnerschaft hat dadurch eine ganz andere Tiefe bekommen.

Die Kinder sind mittlerweile auch eingetroffen.

Am Morgen unseres 25. Hochzeitstages machen wir nach dem herrlichen, ausgiebigen Frühstück im Istron Bay eine Wanderung durch das Tal der Toten. Das Tal heißt deshalb so, weil die Minoer dort ihre Toten begraben haben. Das Bächlein, das sich durch das Tal schlängelt, rauscht, der Oleander steht in voller Blüte. Die Sonne strahlt, als wir hinaus zum Meer kommen.

Dann geht die Fahrt zurück an blühenden und duftenden Mimosen und Ginstersträuchern vorbei. Als wir von den ersten Jahren unseres Zusammenseins sprechen, sage ich zu Peter: „Eigentlich hättest du die Gitarre mitnehmen und uns ein Rolling Stones - Lied singen sollen." Die Kinder kichern. Als Leo wenig später sagt: „Oh, schade, ich wollte doch Fotos mitnehmen", kichern die Kinder wieder.

Im Hotel angekommen, ziehen wir uns um und treffen uns festlich gekleidet bei meiner griechischen Freundin im Zimmer, wo die Kinder mit einer Überraschung auf uns warten.

Gemeinsam haben sie ein Lied mit fünfundzwanzig Strophen für uns gedichtet und ein Video über all die gemeinsamen Jahre gestaltet!

Was sind das bloß für tolle Kinder!

Da brauchen wir keine Fotos und keine Stones mehr, denn alles ist in dem Video enthalten.

Meine Freundin erwartet uns an einer wunderschön gedeckten Tafel mit kostbarem Hummer. Ich habe noch nie in meinem Leben so ein Vieh gegessen, aber er schmeckt uns allen köstlich. Mein Gott, bin ich glücklich!

Zu Hause holen mich die alten Muster wieder ein. Schon wieder möchte ich aus der Beziehung aussteigen. Mein Therapeut erklärt mir geduldig: „Die bisher ungelebten Gefühle haben gar keine andere Wahl, als sich so zu zeigen. Sie sind nicht erinnerbar und wahrscheinlich schon ganz früh abgespalten worden."

Die Therapeutin ist wieder krank. Ich weiß nicht mehr weiter bei ihr. Das Gute und das Böse kommt in den Stunden bei ihr für mich nicht zusammen. Dadurch, dass sie in den letzten Wochen nur noch auf das Gute, Schöne eingegangen ist, bekomme ich zunehmend das Gefühl, dass anderes, wie Kritik zum Beispiel, nicht sein darf. Das Schwierige mit ihr hat keinen Platz mehr, so bleibt es als Spaltung zwischen uns stehen. Ich erlebe eine Ähnlichkeit zu früher. Auch Mutter gegenüber durfte ich nur Gutes sagen, sie loben und bestärken.

Der Spalt wird zu groß, unüberbrückbar, nicht mehr heilbar und kann sich nur noch als Wunde zeigen.

Es tut so unendlich weh. So nah habe ich sie an mein Herz kommen lassen.

Durch die Seminare, die die Therapeutin bei uns geleitet hat, und auch durch sonstige Begegnungen ist zwischen uns eine besondere Nähe und Innigkeit entstanden.

Bei ihren eigenen Wochenendseminaren in Rütte ist es für mich schwer, in der Gruppe sein zu können, manchmal kaum aushaltbar. Es ist eine völlig andere Situation als zu Hause. Dort war ich in den Seminaren in einer anderen Funktion und sie in einer anderen Weise für mich da, weil sie auch bei mir wohnte.

Während und nach dem letzten Seminar bei ihr, in dem es für mich sehr schwierig wurde, bin ich einem Suizid äusserst nahe. Es ist Sonntag und bevor ich eine Kurzschlusshandlung mache, rufe ich meinen Therapeuten an. Zum Glück ist er da, er nimmt sich Zeit und ich kann wieder einen Schritt vom Abgrund weggehen, in den ich ohne ihn gesprungen wäre.

Einige Tage später schreibe ich der Therapeutin in einem Fax, dass es besser ist, wenn ich pausiere oder überhaupt aufhöre.

Sie ist einverstanden.

Ein paar Wochen später ruft sie mich an, um mir mitzuteilen, dass sie unter diesen Umständen nicht mit mir weiterarbeiten könne, dass sie eine Pause brauche.

Ich spüre nur noch ohnmächtige Wut. Wieso kann sie Meines nicht stehen lassen? Ist jetzt sie diejenige, die den Kontakt beendet? Da stimmt etwas nicht für mich! Das ist für mich wieder die gleiche Erfahrung wie bei Mutter.

Jetzt ist mir endgültig klar, dass ich keine Pause brauche, ich kann und will nicht mehr zu ihr hingehen.

Die Angst, nun auch meinen Therapeuten zu verlieren, ist riesengroß.

Begegnung mit Vater

Zu Beginn habe ich auch Angst, dass es durch den Bruch mit der Therapeutin zu einer Wiederholung von früheren Gefühlen des Verlassenwerdens kommt. Doch mit Hilfe von Andreas, meinem Leibtherapeuten, kann ich es gut lösen.

Im Unterschied zu früher kann ich mit einem „Elternteil" über den anderen sprechen, mich mit meinem Schmerz mitteilen, ohne dass er den anderen Teil schlecht macht, wie meine Mutter.

„Wenn die Seele zurück kommt, kommen auch die Bilder." Und sie kehrt mit ihrer ganzen Not zurück. Ein eigenartiges Gefühl, jetzt habe ich nur noch Andreas.

Er ist mit einer unglaublichen Sicherheit, Wärme und Unterstützung da. So kann ich die Löcher sehen, ohne hinein zu stürzen.

„Verantwortung hat mit Antwort zu tun." Und ich bekomme Antworten von ihm.

Ich gebe Andreas das Versprechen, keinen Suizid zu machen. Lange habe ich darüber nachgedacht, ich möchte nicht wieder so in Not kommen wie durch den Vertrag beim Zeitungsleser.

Doch diesmal ist es etwas völlig anderes. Es geht um mich, und das Versprechen gibt mir den Spielraum, mich einzulassen.

Gerade eben habe ich einen Satz gelesen im „Echo der Seele" von O´Donohue:

Um sein zu können, müssen wir dazu gehören.

Wie gut ich diesen Satz verstehen kann. So viele Tode bin ich schon gestorben, so wenig Leben habe ich gelebt, weil ich nirgendwohin gehörte.

In der Leibarbeit begegne ich einem Mädchen, das geht und immer weiter geht. Nichts mehr, was es aufhält, was ihr noch weh tun könnte, ohne Denken, ohne Empfindung, so läuft sie dahin, ohne Ziel. Bis mich die Stimme von Andreas zurückholt: „Wo gehst du denn hin?"

Das schöne Gefühl, gespürt und wahrgenommen zu werden, steht neben all dem Schlimmen. Je näher meine innere Wahrheit rückt, desto mehr verlasse ich meinen Leib.

Zu stark ist das Gefühl, es wäre besser, es würde mich nicht geben. Die Vaterlosigkeit zeigt sich wieder einmal als Abgrund, nicht als Schmerz, sie verselbständigt sich, vor allem in den Sätzen, „ich bin nicht wichtig und ich gehöre nicht dazu".

Das Ganze verschärft sich, als Andreas mit seiner Familie unterwegs im Urlaub ist. Mein Vater fuhr nie mit mir weg, ich weiß gar nicht, was Familie ist.

Immer wieder sage ich mir, ich bin kein Kind mehr, das ist etwas völlig anderes, doch das Kind in mir möchte verzweifelt dazu gehören.

Mit diesem Schmerz fliege ich nach Kreta und erlebe bei den Menschen hier ein wenig Zugehörigkeit. Wir lachen, wir tanzen, wir umarmen uns. Vor allem am Berg spüre ich ein Aufgehobensein, das mir wieder Hoffnung und neuen Lebensmut gibt. Ich spüre wieder Boden unter den Füßen. Viel zu kurz ist die Zeit, zu schnell vergehen die Tage und ich muss wieder zurück.

Der Taxifahrer kennt mich auch schon, weiß, dass ich traurig bin, wenn ich wieder weg muss von hier und spielt mir schöne griechische Musik vor.

Diesmal habe ich nur noch einen Rückflug bei einer Linie bekommen, bei der ich, aufgrund mehrerer Zwischenfälle, bis jetzt nie buchen wollte.

Traurig schaue ich aus dem Fenster des Flugzeugs, sehe das Meer, den Peloponnes unter mir und nehme Abschied. Um die Zeit zu verkürzen, schlafe ich ein wenig.

Kurz vor dem Landeanflug öffne ich meine Augen wieder und da sehe ich, dass es aus dem Triebwerk raucht, aber wie! „Nein, das darf nicht wahr sein!“ Im nächsten Moment geht der Flieger im Sturzflug hinunter, kurz vorher kam zum Glück noch die Order „Anschnallen“. Wir werden alle nach vorne geworfen. Noch nicht ganz auf dem Boden, sehe ich schon Feuerwehr und Rettungsautos mit Blaulicht kommen. Eine scharfe Bremsung und weit außerhalb des Flughafens kommt das Flugzeug zum Stehen.

Kein Wort von den Flugbegleitern oder vom Piloten. Die Frau neben mir hatte schon die ganze Zeit Angst, ich versuche sie zu beruhigen. Der Mann daneben machte während des Sturzflugs blöde Bemerkungen. Zwanzig Minuten stehen wir, ohne irgendeine Information zu bekommen. Ich halte die Spannung fast nicht mehr aus, will nur noch raus. Endlich rollt das Flugzeug, begleitet von einer Eskorte Einsatzfahrzeuge, auf einen anderen Abstellplatz und wir dürfen das Flugzeug verlassen! Die Kinder an Bord weinen und brüllen. Im Bus kommt ein anderer Mann zu demjenigen, der seine Spannungen im Flieger mit Blödeleien abgebaut hatte. Als sie sich umarmen, höre ich, wie er sagt: „Mein Gott, so eine Scheiße, habe ich Angst gehabt.“

Beim Warten auf das Gepäck stehen zwei Frauen am ganzen Leib zitternd neben mir. Niemand kommt und fragt, ob alle in Ordnung sind.

Am nächsten Tag fährt mein Mann mit mir in den Bregenzer Wald. Er geht zu einem Konzert, ich will für mich allein sein. Ich gehe und gehe, will nur noch Boden unter meinen Füßen spüren. Wie oft noch diese Lebensbedrohung?

Warum kommt mir immer alles von außen entgegen, womit ich gerade innerlich beschäftigt bin?

Ist das die Synchronizität, von der C. G. Jung spricht?

Ich darf nicht an den Zwischenfall denken, es ist zu bedrohlich. Eines weiß ich, ich kann nie mehr fliegen.

Zwei Tage später erkranke ich an Grippe. Ich arbeite trotzdem bis zur Erschöpfung und Gefühllosigkeit, nur um nicht daran denken zu müssen.

Andreas, der wieder aus dem Familienurlaub zurück ist, kann mich mit seinen Händen erreichen, nicht aber mit Worten.

„Es hängt mit Vater zusammen, mit den Jahren des Schweigenmüssens und der ganzen existentiellen Bedrohung dabei."

Der Schrei nach Vater wird immer lauter in mir. Ich kann es drehen und wenden wie ich will, ich bleibe daran hängen, dass er mich vergessen hat. Manchmal kann ich in der Leibarbeit vor Schmerzen kaum da sein. Es ist gut, wenn ich die erlösende und reinigende Kraft des Weinens zulassen kann. Die Worte aus „Anam Ċara", einem Buch, das ich gerade lese, bestätigen mich darin, dran zu bleiben:

Wer die Vergangenheit vergisst, ist verurteilt, sie zu wiederholen.

Ich habe sie oft genug wiederholt und tue es immer noch.

Nach der Therapiestunde fahre ich nachdenklich auf der Schweizer Autobahn nach Hause, als in einem Baustellenbereich ein Autofahrer viel zu schnell von der Auffahrt hereinrast. Er streift zwei Absperrtafeln, die mir in hohem Bogen entgegenfliegen. „Nein, nein, jetzt ist's aus", denke ich.

Ich höre, wie eine der Tafeln auf der Kühlerhaube knapp unterm Fenster aufschlägt, gleichzeitig hebt es das Auto hoch, aber ich lande wieder am Boden. Wie in Trance fahre ich weiter. Zum Glück kommt gleich danach ein Parkplatz. Nichts wie raus aus dem Auto, ich kann nicht mehr, mir sitzt doch der andere Schock vom Flugzeug noch in den Knochen!

Wann reicht es endlich?

Vielleicht ist es ein Hinweis, dass jemand will, dass du lebst!

Das existentielle Thema, die Verlassenheit, ist so nah, dass sich meine Seele wieder versteckt, dass ich mich von Andreas wieder zurückziehe. Lieber keine Erfahrungen des Aufgehobenseins machen, dann tut es nachher nicht so weh. Ich laufe hinter einer Hoffnung her, die nur in Hoffnungslosigkeit enden kann.

Hätte ich wenigstens einen Gott, von dem ich glauben könnte, dass er da ist. Wobei ich manchmal die Idee habe, dass er wahrscheinlich auch in der Zeit da war, in der ich dachte, es ginge nicht mehr weiter. Sonst hätte ich wohl nicht überlebt. Langsam kommt mir diese Gültigkeit ins Bewusstsein.

Ich warte auf die Stunde bei Andreas und frage mich, was ich überhaupt hier will? Wozu bin ich da?

Die Hälfte meines Lebens habe ich damit verbracht, Mauern aufzubauen, Panzer anzuziehen, mich im Lächeln zu perfektionieren. Jetzt verbringe ich die Zeit damit, die Mauern wieder abzutragen, Schlüssel zu suchen für den Panzer und die verschlossenen Türen, um zu derjenigen zu kommen, die ich wirklich bin.

Wohin denn, wenn nicht zu sich selbst.

In all der Not gibt es die Erfahrung, dass manche Wege doch gangbarer werden, gerade da, wo niemals ein Weg war.

Es gibt aber auch die andere Seite, die schreit: „Ich will niemals mehr hilflos sein, niemals mehr jemanden brauchen!“

Und gerade da, wo sich das Thema der Gewalt und des fehlenden Vaters auftut, wird diese Stimme umso stärker. Mein Körper antwortet mit Kreislaufproblemen, Schwindel, Schwäche, Brennen im Herz. Für ein paar Tage muss ich wieder ins Krankenhaus.

Über den seelischen Abgrund wächst langsam eine Brücke, auch wenn die Brückenpfeiler noch sehr wacklig sind. Schnittstellen, wo Vertrauen und Abbruch ganz eng nebeneinander stehen.

Um der immer wiederkehrenden Härte in mir etwas entgegensetzen zu können, wäre die Kraft des Herzens nötig und die fehlt mir noch allzu oft.

Wünsche tauchen auf. Ich lasse sie nicht zu, um nicht enttäuscht zu werden. Wechselbäder von großer Tiefe, wo schon die leiseste Irritation ein völliges Verschließen zur Folge hat.

Vor allem mache ich immer dann zu, wenn ich denke, es darf etwas nicht sein. So viele Schichten von Schweigen, von unguter, bedrohlicher Stille sind in mir. Ich stoße auf innere Grenzen und auf Grenzen im Außen und frage mich, wo sich die Grenzen öffnen werden.

Langsam kämpfe ich nicht mehr gegen den Tod, ich kämpfe um mein Leben.

Das Verlangen nach einem Menschen, der Vater gekannt hat, wird immer stärker. Ich möchte endlich wissen, wer er wirklich war! Irgendjemand muss ihn doch kennen, aber wo und wie soll ich diesen Menschen finden?

Eines Tages kommt mir der Gedanke, dass es vielleicht der Pfarrer sein könnte, der ihn beerdigt hat. Ich setze mich hin, schreibe einen Brief und schicke ihn an die Friedhofsverwaltung von Annaberg mit der Bitte, diesen an den Pfarrer weiterzuleiten, der meinen Vater beerdigt hat. In Annaberg gibt es mehrere Kirchen.

Einige Wochen später bekomme ich einen Brief aus Annaberg vom Pfarrer:

„Ihr Brief ist in unserem Pfarrhof angekommen. Ja, ich kannte Ihren Vater, er verstarb plötzlich am 17. November 1989.

Er lebte zuletzt von seiner Frau getrennt, zusammen mit seiner jüngsten Tochter, die siebzehn Jahre alt war. Als diese hörte, dass ihr ‚Ein und Alles', ihr geliebter Vater, gestorben war, wollte sie mit ihm in den Tod gehen und nahm, verzweifelt wie sie war, zu viele Tabletten. Auch sie musste ich also in der Trauerfeier ihres Vaters..."

Lange Zeit kann ich nicht mehr weiter lesen, zu erschüttert bin ich. Warum Vater, warum meine kleine Schwester? Auch du am Herzen krank, Schwester, auch du verzweifelt?

Lange Zeit sitze ich nur da, bis ich wieder fähig bin, weiter zu lesen. Ich habe noch einen Bruder und eine Schwester! Vater war politisch gefährdet, aber der Pfarrer kann nicht mehr schreiben darüber.

Gerade jetzt nach diesem Brief wird die Sehnsucht nach Kreta immer stärker. Was kann ich bloß tun, um wieder fliegen zu können? Eine Krankenschwester bei uns auf der Psychiatrie macht zwei kinesiologische Sitzungen mit mir. Danach kann ich mir zumindest wieder vorstellen, in einen Flieger einzusteigen.

Sofort bestelle ich mir ein Flugticket, bevor die Zweifel wieder kommen und bangen Herzens freue ich mich darauf.

Am 11. September nehme ich eine ambulante Patientin im Auto nach Bregenz mit. Als sie vor ihrer Wohnung aussteigt, schalte ich das Radio ein, um den Flugwetterbericht vom nächsten Tag zu hören.

Was ist denn da los? Ich suche einen anderen Sender, auch hier dasselbe Schreckensszenario. Ist das wieder so eine Science-Fiction-Sendung, wie vor etlichen Jahren? So was von realistisch! Schnell merke ich, dass alles real ist.

Entsetzen packt mich, wie ist eine solche Unmenschlichkeit möglich? Was sind das für Menschen? Zu Hause angekommen, schalte ich den Fernseher ein, sehe diese schrecklichen Bilder. Ich schalte aus, zu grauenhaft sind die Bilder, schalte wieder ein und sitze fassungslos vor dieser unglaublichen Grausamkeit. Dann rufe ich meinen Mann und meine griechische Freundin in Kreta an. „Hallo, du."

„Du hast doch sicher schon gehört, was passiert ist? In diesem Fall fliegt morgen bestimmt kein Flugzeug."

„Das kannst du nicht machen. Du musst morgen fliegen, jetzt hast du soviel getan dafür!", antwortet meine Freundin.

Sie hat ja Recht. Aber kann ich es mir denn angesichts von soviel Leid einfach gut gehen lassen?

Leo ruft am Flughafen an. Man wisse nichts Genaues, wir sollten auf alle Fälle am Morgen wieder anrufen.

Völlig konfus packe ich meinen Koffer. Als hätte die Angst vor dem Fliegen nicht schon genügt!

Am Morgen sagen sie uns, das Flugzeug starte wahrscheinlich planmäßig!

In der Klinik habe ich vereinbart, bis kurz vor dem Abflug zu arbeiten, damit ich keine Zeit habe, in Angst zu geraten.

Als ich am Morgen das Dienstzimmer betrete, empfängt mich unser Oberarzt. „Du fliegst aber schon, du brauchst Kreta!" Auch die Pfleger bestärken mich. Um zwölf Uhr holt mich mein Mann ab und wir fahren gemeinsam zum Flughafen. Ich hatte noch immer insgeheim gehofft, dass der Flieger nicht aufsteigt!

Zitternd steige ich aus dem Bus, der uns zum Flugzeug bringt. Ich friere bei +26° C! Als ich in den Rumpf des Flugzeugs einsteigen soll, zögere ich. Das ist der schlimmste Augenblick.

Wenn ich bloß der Stewardess sagen könnte, dass ich Angst habe! Im Flugzeug selber ist nicht das sonst so gewohnte aufgeregte Geplauder. Es herrscht angespannte Stille.

Meine Blicke wandern ständig Richtung Triebwerk. Als wir die endgültige Flughöhe erreicht haben, meldet sich der Kapitän.

„Ich bedanke mich, dass sie trotz des gestrigen Unglücks mit meiner Maschine fliegen. Falls jemand aufsteht und sich verdächtig benimmt, drückt ihn auf den Boden, ich komme dann, um euch zu helfen."

Befreites Lachen allerseits, dann sagt einer: „Da traut sich doch niemand mehr, aufs Klo zu gehen." Wieder Lachen.

Die Menschen beginnen miteinander zu sprechen, die Flugbegleiter sind freundlich und wenig später landen wir wohlbehalten in Heraklion.

„Ich erwarte nichts, ich befürchte nichts, ich bin frei." So steht es auf dem Flughafen, geschrieben von Nikos Katzantsakis.

Der Taxifahrer empfängt mich mit aller Herzlichkeit, eine Umarmung – „herzlich Willkommen!" Meine noch immer schlotternden Füße werden sich gewiss auf der kretischen Erde beruhigen.

Gleich am nächsten Tag gehe ich auf den Berg spazieren. Lange sitze ich in und vor der Kapelle, wo ich zum Dank eine Kerze anzünde. Der Blick von hier aufs Meer macht mein Herz wieder weit. Die Stille, in der nur meine eigenen Schritte zu hören sind, schafft Platz für neue Gedanken.

So wird auch mein Kopf allmählich freier und ich kann anschließend ganz ruhig dem Gesang der Wellen lauschen.

Meine Freundin nimmt mich mit zu einer griechischen Hochzeit. Ich bin fasziniert von den schönen Ritualen!

Am nächsten Tag fahre ich nach Agios Nikolaios einkaufen.

Überall laufen die Fernseher in den Geschäften. Verkäuferinnen weinen, fassungslose Männer stehen beieinander. „Crazy, crazy, es ist so schlimm."

Könnte man sich das bei uns vorstellen? Dass ich in den Sparmarkt gehe und die Verkäuferinnen dort so offen ihre Betroffenheit zeigen!

Das geringe Herzinfarkt-Risiko der Kreter ist nicht nur auf ihre Diät zurückzuführen, sondern weil sie anders leben, ihre Gefühle zeigen!

Überall werde ich herzlich begrüßt, wie ein alter Freund. Werde auf Metrio, Ouzo oder Metaxa eingeladen, in den Arm genommen und geküsst. Welch eine Freude, so dazu zugehören!

Als ich in Kritsa aus dem Auto steige, donnern gerade Jagdbomber über unsere Köpfe hinweg.

Menschen kommen aus den Häusern gelaufen, „ochi, ochi" („nein, nein"), und deuten mit den Fäusten zum Himmel.

Auch der Rückflug geht gut und mein Selbstbewusstsein ist um einiges gewachsen.

Zu Hause habe ich das Gefühl, als lege sich ein Schleier zwischen mich und die Menschen. „Lasst mich in Ruhe." Und doch will ich den Kontakt, möchte ich nicht allein sein. Vielleicht sind die Mauern doch nicht mehr so dicht, so hart, so undurchdringlich? Eine Schutzschicht, die aufgehen darf, aber noch nicht offen bleiben kann, weil dann die schmerzhaften Gefühle zu stark spürbar werden.

Der Schmerz darüber, dass ich nicht wichtig war für Vater, spiegelt sich zwischen Andreas und mir.

Es gibt noch immer Abbrüche meinerseits, aber es öffnet sich kein Spalt mehr zwischen uns.

Dennoch sind die Suizidgedanken so stark, dass sich die Angst wandelt. Sie kreist nicht mehr darum, dass ich ihn verlieren könnte, sondern dass er mich verlieren könnte. Wie oft noch, wie lange noch?

Ich kann nichts mehr verlieren, nur noch mich. Wann endlich wird es für mich so sein, dass ich nichts mehr verlieren kann, nur noch mich finden?

Je mehr ich mich mit diesen Fragen auseinandersetze, um so klarer wird mein Wunsch, nach Annaberg zu Vaters Grab zu fahren. Ich will auch mit dem Pfarrer sprechen, möchte mehr wissen über Vater. Aber das braucht noch seine Zeit.

Und wieder ist Weihnacht und ich finde keine Herzenstür, die ich öffnen könnte, damit Licht und Wärme sich ausbreiten. Meine Lymphdrüsen sind geschwollen und die Erschöpfung ist kaum noch aushaltbar.

Doch Kopf hoch, es muss gehen. Wie jedes Jahr ist Mutter da und lässt sich nicht bremsen im Aufzählen ihrer Krankheiten.

„Dabei bin ich nie gern zum Arzt gegangen." Da kann ich nicht mehr zuhören und ich sage viel zu laut: „Hör doch auf, dir immer etwas vorzumachen."

Daraufhin wechselt sie das Thema und beginnt von Vater zu erzählen. Mir ist nach Schreien: „Hör doch auf." Gleichzeitig will ich es wissen.

Als mir die negativen Schilderungen über ihn zu viel werden, frage ich sie: „Warum hast du ihn dann geheiratet?"

„Weil Opa es so haben wollte." Ich könnte kotzen.

Wie es der Zufall will, ist im Fernsehen gerade in dem Moment die Kirche von Annaberg zu sehen.

„Angeblich hat er sich ja bekehrt", sagt Mutter.

„Woher weißt du das?" Ich wusste es ja aus dem Brief des Pfarrers, woher sie es wissen könnte, frage ich mich allerdings.

„Ein bekannter Priester von mir hat sich mit dem Pfarrer in Annaberg in Verbindung gesetzt."

„Wann?"

„Ja damals, als er gestorben ist, 1989."

Ich kann die Ungeheuerlichkeit nicht glauben. Jahrelang hat sie mich suchen lassen, hat so getan, als wüsste sie nichts!

Später sagt Mutter auch noch, dass die Lehrerin und der Direktor sagten, sie müsse mich von Opa wegnehmen, weil ich dort verkomme und sich niemand um mich kümmere.

Darauf sagt Leo: „Und das damals, als solche Dinge noch gar nicht auffielen!"

Auch als Mutter weg ist, fühle ich mich noch lange wie erschlagen. So viele Fragezeichen und ich kann keine Antwort finden, weil ich keine weiß.

Mutter und Vater im Schattenland
Gebirge aus schwarzem Stein
Was verbirgt sich hinter dem Licht
wo du warst
und sein wirst.

Nun rufe ich den Pfarrer an und bitte ihn um einen Termin. Wir verabreden uns für Anfang Februar.

„Hat Vater einmal meinen Namen erwähnt?"
„Nein, Ihr Vater hat nie über Sie gesprochen."
Die Betroffenheit dringt so unendlich tief ein, obwohl ich es geahnt habe.

Die Unerträglichkeit dieses Gedankens wirkt sich wieder einmal zwischen Andreas und mir aus.

Sprachlos, fassungslos breche ich die nächste Therapiestunde ab, setze mich ins Auto und fahre in die Nacht hinein. Auch außen herrscht ein fürchterliches Unwetter. Ich will nach Annaberg, beim Grab von Vater und Annette sterben.

Leo ruft mich auf dem Handy an und spricht mit mir. Nachdem ich auch schon durch das Fahren Distanz bekommen habe zu dem unerträglichen Schmerz, fahre ich zurück nach Rütte.

In der nächsten Stunde können sich die Tränen lösen. Ich musste wegfahren, damit ich ankommen konnte.

„Es geht nicht ohne diese Wiederholungen, so furchtbar sie sind. Nur so kannst du neue Lösungen finden und neue Erfahrungen machen."

Es ist ein Entlanggehen an den Wunden der Seele und immer öfter Heilung finden dabei.

„Die Beziehung wird immer wieder einmal so aussehen, als wäre nichts. Das muss hereingenommen werden in den Kontakt und immer wieder von neuem erlebt werden."

Ich kann die Worte von Andreas gut annehmen.

Jedoch, wenn ich drinnen stecke in dem Nichts, hilft mir zwar diese Erkenntnis im Kopf, aber aushalten muss ich es dennoch, das Nichts.

So auch jetzt, wo Andreas mit seiner Tochter weit weg geflogen ist.

Durch Andreas' Abwesenheit breitet sich die Leere immer mehr aus, sie erhält die Qualität einer Wüste. Ich kann nicht schlafen, die Spannung ist zu groß. Schlafe ich dann doch ein, werde ich von Albträumen geplagt. Auch der Magen ist auf Verweigerung eingestellt. Allein, allein, allein.

Die vielen guten Erfahrungen mit Andreas wirken nicht lange nach. Wir haben ausgemacht, per SMS im Kontakt zu bleiben, doch es kommt nichts von ihm, nicht einmal an meinem Geburtstag.

Obwohl die Traurigkeit so schrecklich groß ist, verlässt nicht eine Träne mein Auge, alles fließt nach innen.

Dafür fließen sie im Traum: Ich befinde mich im Haus von Opa und wir erwarten eine andere Familie. Wir haben alle Angst, da wir wissen, es wird zu einer Auseinandersetzung kommen. Sie haben uns des öfteren bedroht.

Da kommen sie schon herein. Ein Mann hat ein Gewehr dabei. Ein älterer Mann öffnet die Arme, kommt auf mich zu und sagt: „Waltraud, meine Tochter."

Ich werde starr vor Spannung. Als er mich in den Arm nimmt, wehre ich mich zuerst. Zu tief ist die Erschütterung. Er geht mit mir auf den Boden hinunter. Ich kann nicht weinen, es stößt mir nur Töne hoch, obwohl es den ganzen Körper schüttelt. Ich versuche mich, aus seinen Armen zu lösen als ich merke, dass Tränen kommen, doch er lässt mich nicht los. Immer wieder denke ich, das kann nicht sein, er ist doch tot.

Einen Tag vor meiner Fahrt zum Pfarrer laden mich zwei Freundinnen zum Essen ein. Sie raten mir von meiner Reise nach Annaberg ab, doch für mich steht die Entscheidung fest. Ich will fahren und zwar allein.

Leo schreibt mir die genaue Fahrtroute auf und wir verabreden, in Verbindung zu bleiben. Es regnet in Strömen, als ich um halb vier Uhr morgens wegfahre. Die weite Strecke auf der deutschen Autobahn macht mir Angst. Ich lege eine schöne Kassette ein, die mich begleiten soll.

Bald läuft auch innen das Wasser. Außen Scheibenwischer, innen Taschentücher. Immer wieder höre ich die Worte des Pfarrers:

„Ich verstehe es nicht, er hat Ihren Namen nie erwähnt."

Der Schmerz, dass er tot ist, tut im Moment weniger weh, als der, dass er mich tot geschwiegen hat. Ständig schüttelt es mich vor Weinen, ich kann die Schmerzen zulassen.

Die Fahrt verläuft problemlos. Bereits um neun Uhr bin ich in Chemnitz. Ich vertraue auf mein Gefühl und da ich noch genügend Zeit habe, fahre ich doch zuerst nach Annaberg zum Grab.

Ob Vater wohl auch auf dieser Straße gefahren ist?

Im Wald vor Annaberg gehe ich spazieren, das Gefühl dabei ist fast nicht aushaltbar.

Ich überwinde alle meine Angst und schicke Andreas ein SMS, dass ich in Annaberg bin, aber gut mit mir umgehen kann.

Noch am Mittwoch zuvor hatte ich mit der Friedhofsverwaltung telefoniert. Mit deren Beschreibung in der Hand suche ich das Grab. Dort finde ich allerdings nur eine große Fläche vor, namenlos, lieblos, belegt mit ein paar Papierblumen. Kein Name, weder von Vater noch von der kleinen Schwester. Aufgeregt gehe ich zur Friedhofsverwaltung. Dort finden sie im Computer erst den Namen von Vater nicht, nur den von der Schwester. Eine Frau geht mit und führt mich wieder zu dieser namenlosen Fläche.

„Da sind ganz viele Urnen drin, ich kann ihnen gar nicht sagen, wo die beiden liegen."

Ich bitte sie, mich allein zu lassen. Muss mich an einem Baum anlehnen. Die Füße tragen mich nicht mehr, auch nicht mehr der Boden.

„Vater, oh Vater, mein Leben lang habe ich dich gesucht und nicht einmal im Tod weiß ich, wo du bist."

Mein ganzer Körper wird geschüttelt vor Weinen. So stehe ich lange Zeit vor dieser namenlosen Fläche.

Mühevoll gehe ich zum Auto zurück.

Mein Herz, das schon die ganze Zeit so geschmerzt hat, brennt, stolpert immer wieder, der Arm tut weh.

Da der Pfarrer nicht mehr in Annaberg wohnt, sondern in einen weiter entfernten Ort übersiedelt ist, mache ich mich dorthin auf den Weg.

Ich fahre ein Stück, damit ich ein wenig Distanz zu den schrecklichen Gefühlen bekomme. Auf einem Parkplatz rufe ich Leo an.

Fahre vorbei an zum Teil verfallenen, schmutzigen, düsteren Häusern, sie passen gut zu meinen Gefühlen. Dabei sehe ich sie ohnehin nur durch Tränen. Immer wieder muss ich eine Pause machen, zu groß ist der seelische Schmerz, den ich mittlerweile nicht mehr zulassen kann und der sich auch gegen den Körper richtet.

Das Handy klingelt, ein SMS. Ich kann es nicht glauben! Kein einziges SMS hat mich bisher erreicht, jetzt gerade in dieser Situation kommt eines von Andreas. Ich weiß nicht, wem ich danken soll!

Punkt eine Minute vor vier komme ich in der Kapelle des Altersheimes an. Ich öffne die Tür, der Pfarrer sieht ein wenig aus wie Johannes XXIII. Er steht im Messgewand da und lächelt mich an, dann kommt er auf mich zu und sagt: „Wir haben heute einen Gast bei uns!“ Wieso hatte er mich erkannt?

Obwohl jede Faser in mir schreit und weint, zeige ich nichts davon nach außen. Bei der Kommunion geht der Pfarrer von einem zum anderen, dann kommt er auch zu mir.

Ich werde verlegen. Dezent fragt er mich, ich schüttle den Kopf, er akzeptiert es schlicht und macht ein Kreuzzeichen auf meine Stirn.

Anschließend gehen wir zu ihm in die Wohnung.

Schon bevor ich in die Kirche ging, wäre ich am liebsten umgedreht. So viel Angst und Zweifel überfielen mich. Auf alle Fälle weiß ich eins, ich werde nicht über Nacht bleiben. Als er mir mein Zimmer zeigt, sage ich ihm, dass ich nach dem Gespräch heimfahren werde.

Wir gehen in sein Zimmer, er schiebt ein paar Dinge herum, lässt sich und mir Zeit. Fragt mich dann, ob wir zusammen später essen gehen wollen. Ich sage ja, obwohl ich keinen Hunger habe.

Dann nimmt er mir gegenüber Platz.

„Ihr Vater war ein sehr interessanter Mann. Als Sie zur Tür hereinkamen, habe ich ihn und seine ältere Tochter vor mir gesehen. Sie sehen ihr total ähnlich.“

Mein Herz schreit auf und gleichzeitig jubiliert es. Ich sehe wie jemand aus! Ich unterdrücke die Tränen, ich gehöre dazu!

Dann meint der Pfarrer, er wisse nicht mehr alles von Vater. Vielleicht solle ich erst von mir erzählen, dann würden wohl bei ihm wieder einige Erinnerungen auftauchen.

Später merke ich, dass er sehr wohl noch alles wusste, aber in seiner feinen Art zuerst heraushören wollte, was er mir anvertrauen und zumuten kann.

Ich beginne in einer Offenheit zu erzählen, die mich selber erstaunt, sogar von der Kommune erzähle ich ihm.

Der Pfarrer fragt: „Was war in der Kommune?“ Ich antworte, dass ich mich politisch engagieren wollte.

Daraufhin meint er: „Ja, ihr zwei habt wirklich viel Ähnlichkeit.“

Noch am Nachmittag, meint er, habe er nicht gewusst, ob er mir alles erzählen könne.

„Ihr Vater war bei der Stasi.“

Mir stockt der Atem. „Nein“, brüllt es in mir.

„Er hat gegen Ende unter Todesangst gelitten. Hat gespürt, dass er in Gefahr ist und mir, seinem Pfarrer, hat er ein Testament übergeben, in dem er seine jüngste Tochter als Alleinerbin einsetzte. Falls ihr etwas zustoßen sollte, bekomme es die Kirche."

Als hätte er es geahnt, dass sich seine Tochter ein paar Stunden nach seinem Tod umbringen würde. Vater war sehr arm, konnte sich nicht einmal zu Weihnachten etwas kaufen.

Ich bin still, kann einfach nichts mehr fragen oder sagen.

„Gestorben ist er auf dem Weg nach Hause von der Arbeit."

„Wo hat er gearbeitet?"

„In einem Autowerk."

Er ist an einem Herzversagen zusammengebrochen!

Vater sei öfter zu ihm gekommen, habe am Katechismusunterricht teilgenommen und, da er ja von der anderen Seite kam, sehr interessante Fragen gestellt, die angeregte Diskussionen in Gang setzten.

Immer sei er abends gekommen, aus Angst, er könnte gesehen werden.

Zwischendurch sagt der Pfarrer immer wieder: „Ihr zwei hättet euch ganz gut verstanden."

Ich könnte aufschreien.

„Ihr Vater ist ein sehr ruhiger Mensch gewesen", fährt er fort, „erst durfte er nicht zur Kommunion gehen, später habe ich es ihm dann ermöglicht". Auch seine jüngste Tochter kam mit.

Der Pfarrer liest mir mit belegter Stimme einen Brief von meiner Halbschwester und von Vater vor, kopiert dann beide und gibt sie mir.

„Diesen Brief hat Ihr Vater in den Händen gehalten."

Ich bin auf so vielen Ebenen berührt.

Die anderen zwei Kinder von Vater seien nicht so auf seiner Seite gestanden, sondern näher zur Mutter. Sie hätten es auch jetzt schwer im Leben. Auf eine Weise seien beide sehr radikal. Die ältere Halbschwester habe große Schwierigkeiten. Der Bruder sei noch vor der Wende nach Ungarn geflüchtet und über die Donau geschwommen. Ich erinnere mich an die Bilder, die ich damals im Fernsehen gesehen habe.

Der Pfarrer fragt, ob ich mit den beiden Kontakt aufnehmen wolle. „Nein, ich habe lange genug Negatives von Vater hören müssen."

„Darf ich den beiden, falls sie auftauchen und von Ihrer Existenz erfahren, Ihre Adresse geben?“

Das ist in Ordnung für mich.

Als ich erzähle, dass Vater damals Oma drohte, alle ins KZ zu bringen, sagt der Pfarrer: „Dann war er ein Nazi.“

Zwischendurch liest er mir einen Text über das Vergeben vor.

Ich spüre, ich muss Vater nicht vergeben, ich bin ihm nicht böse. Es tut weh, was er getan hat, aber böse, nein.

Später lehnt er sich zurück und sagt: „Frau Jäger, Sie müssen unbedingt ein Buch schreiben, nein, Sie müssen zwei Bücher schreiben!“

Er ist der Fünfte, der mir das sagt.

Die Zeit ist so schnell vergangen. Es ist bereits neun Uhr abends.

Wir sind nicht Essen gegangen. Der Pfarrer fragt immer wieder, ob ich wirklich gehen will, macht mir aber keinen Druck zu bleiben.

Ich muss allein sein, wegfahren mit all den vielen Informationen. Schlafen könnte ich ohnehin nicht.

„Ich habe Angst um Sie“, sagt der Pfarrer, „wissen Sie, Ihr Vater hatte auch manchmal keine guten Gedanken, Sie kennen das selber“.

„Ich werde wirklich aufpassen.“

Ich empfinde tiefen Respekt vor diesem Menschen.

Als ich in die Nacht hineinfahre, breitet sich der ganze Schmerz aus.

Andreas und seine Tochter, Vater und meine kleine Halbschwester – und ich? Warum nicht auch ich und...?

So viele Gedanken, so viele entsetzliche Gefühle.

Ab Ulm bin ich todmüde, fahre kurz vor meinem Zuhause im Ortsgebiet in ein Radar. Es macht mir nichts aus.

Ich muss in allem einen Schutz von oben haben, weil es so gut gegangen ist, bis hin zur SMS von Andreas!

Es ist so gut, dass ich gefahren bin, dass sich vieles in Trauer, in Antworten lösen konnte.

Todmüde falle ich um vier Uhr morgens ins Bett. Vierundzwanzig Stunden unterwegs!

Am Morgen spüre ich die Auflehnung in mir. Was sind das für Kinder, was für Geschwister, die es nicht Wert finden, Vater über den Tod hinaus einen Platz zu geben, wo sie Verbindung halten können?

Wenn es ihnen bei Vater schon nicht möglich war, warum nicht wenigstens bei der kleinen Schwester? Hätte ich bloß gewusst davon!

Das Herz tut so weh, immer wieder sehe ich diese namenlose Grabfläche vor mir.

Durch das Alleinsein und die vielen Eindrücke ist die Verbindung zu Andreas wieder abgebrochen. Zweifel über Zweifel steigen auf. Kann ich mich denn jemals wieder berühren lassen, mich einlassen? Er ist in jeder Weise so weit weg.

Brauche ich denn überhaupt jemand, wenn ich mit so schwierigen Situationen wie Annaberg allein fertig werde?

Ich muss nochmals an dieses namenlose Grab, damit ich um Vater und um meine Schwester weinen kann. Wie gerne hätte ich sie in den Arm genommen, gemeinsam mit ihr um Vater geweint. Stattdessen muss ich auch um sie trauern.

So viele Fragen tauchen auf. Wenn Vater ein Stasi-Mann war, heißt das, dass durch ihn Menschen im Gefängnis gelandet sind, Familien getrennt wurden, Kinder seinetwegen in Umschulungslager gekommen sind?

Nicht einmal nach seinem Tod kann ich stolz sein auf ihn. Es ist viel Zeit vergangen, bis mich die Wahrheit in ihrer vollen Härte getroffen hat.

Ich hatte gehofft, Antworten zu bekommen, und das habe ich auch. Aber jetzt sind noch mehr Zweifel und Fragen da als vorher.

Das Herz brennt, ich kann nicht schlafen und heute hat mein Kreislauf wieder einmal versagt.

Kurz nach meiner Reise kommt eine Patientin zu mir in die Stunde. Sie weint, ihr Vater ist gestorben. Ihren Schmerz kann ich nachempfinden.

Vor einigen Tagen habe ich mich entschlossen, nach Berlin zu schreiben, wegen der Stasi-Unterlagen. Ich will es wissen. Als ich den Bogen ausfülle, wehrt sich so vieles in mir. Lieber würde ich als Opfer anfragen und nicht als Tochter eines Täters.

Vom Meldeamt brauche ich eine Identitätsbestätigung.

„Nein, das können wir Ihnen nicht geben, wenden Sie sich ans Gericht."

Ich rufe beim Gericht an. „Nein, wir können Ihnen Ihre Identität nicht bestätigen."

Existiere ich denn für niemand? Selbst amtlicherseits will mir niemand bestätigen, dass es mich gibt!

Ich telefoniere nicht mehr lange herum, gehe mit dem Fragebogen in der Hand zum Meldeamt.

Der Beamte weigert sich erst einmal.

„Ich verlasse den Raum nicht eher, bevor ich nicht die Bestätigung in der Hand halte." Der Chef wird geholt, sieht sich erst den Bogen, dann mich an und setzt sich an den Computer.

Er sucht und sucht und findet meinen Namen nicht.

„Jetzt werden Sie ein Problem bekommen, Sie sind nicht gemeldet bei uns."

In mir schreit alles, das darf doch nicht wahr sein, so eine Dynamik gibt es doch gar nicht!

„Das Problem bekommen Sie", gebe ich scharf zurück, „ich bin seit 1972 hier gemeldet, ich habe meine drei Kinder hier angemeldet, meinen Pass bei ihnen ausstellen lassen und bekomme die Wahlunterlagen von ihnen!"

„Nein, Sie scheinen nicht auf."

Ich werde wütend. Er sucht weiter und weiter und endlich findet er mich.

„So, dann drucken wir es aus."

In dem Moment wird es völlig still im Raum, der Computer ist abgestürzt! Nach einer weiteren Viertelstunde erhalte ich schließlich meinen Schein.

Endlich ist Andreas zurück. Ich kann so vieles nicht mehr begreifen und verkraften, liege in der Leibarbeit da und spüre wieder einmal, ich habe mein Herz verloren, habe mich verloren, habe die Verbindung zu Andreas verloren. Ich habe verloren, bin ich verloren?

Er tut mehr als je ein Mensch für mich getan hat und dennoch ist es für das vaterlose Loch in mir zu wenig.

Wo ist das Vertrauen, das ich zu ihm hatte?

Ich habe doch nur dieses Leben, warum tut es so weh?

Der Abgrund öffnet sich dann in der Leibarbeit, ohne dass ich hineinstürze. Währenddessen wird mir plötzlich eiskalt. Obwohl ich da sein will, geht es nicht.

Ich empfinde nichts.

„Das Kind, das nicht weiß, welche Gefühle es für den Vater haben darf.“

Ich werde so lange durch die Eiswüste gehen, bis das Eis unter meinen Füßen zu schmelzen beginnt, bis die Eiswände in mir zu tanzen und zu tauen beginnen, weil meine Liebe, meine Traurigkeit und mein Zorn Vater gegenüber sein dürfen. Weil mein Herz und meine Seele empfinden können, was bisher nicht möglich war.

Das einzige, das dem Negativen in mir etwas entgegensetzen kann, ist menschliche Wärme und die bekomme ich.

Trotzdem brauche ich viel Geduld, die Seele geht ihre eigenen Wege. Es kommt, was kommen mag, aber in dieser Wärme kann abfließen, was auf meiner Seele lagert. Ich muss nur aufpassen, dass sich nicht die Negativität selbst zum Thema macht, sondern ich sie thematisiere.

Es braucht ganz wenig und schon fühle ich mich von Andreas verletzt und in meinem Vertrauen erschüttert.

Aber als er mir zwei besondere Steine mitgibt, für meine zweite Fahrt nach Annaberg, die ich schon vor längerer Zeit beschlossen habe, geht mein Herz auf.

Lastwagen über Lastwagen, auch sonst viel Verkehr. In Hof schlafe ich zwei Stunden auf dem Parkplatz. Immer wieder fließen die Tränen, als würde ich zu einem Begräbnis fahren. Es ist alles so völlig anders als beim ersten Mal, aber ich fühle mich begleitet.

Diesmal gehe ich zuerst zum Pfarrer.

Ein vorsichtiges, scheues Ankommen auf beiden Seiten. Dann sprudeln die Fragen heraus. Wo waren die Geschwister, wo war ihre Mutter? Warum waren sie nicht beim Begräbnis? Warum liegt Vater in einem Gemeinschaftsgrab?

Die kleine Halbschwester hatte bereits einen Suizidversuch hinter sich, nachdem ihr Freund tödlich verunglückt war. Das geschah ein Jahr vor Vaters Tod. Sie hatte sich von der Familie nicht verstanden gefühlt.

Niemand habe gewusst, wer bei der Stasi war, oftmals nicht einmal in der eigenen Familie, erzählt der Pfarrer.

„Wie kann man mit solchen Spannungen und solchem Misstrauen zusammenleben?“

Die Kinder wussten von der Tätigkeit des Vaters, er war aber im Ungewissen über die Aktivitäten der Kinder. Der Bruder war nicht beim Begräbnis, weil man ihn nicht gefunden hatte.

Durch Vater seien keine Familien getrennt worden, sagt der Pfarrer, er sei für Politisches eingesetzt worden. In den Monaten vor seinem Tod sei er noch von einer anderen Seite angeworben worden, den Chinesen. Die Stasi habe ihn beobachtet und er sei deshalb in Todesangst geraten.

Nicht mehr das „Was" sondern das „Wie" steht im Vordergrund.

Dann fahre ich zum Grab. Überall wird renoviert und restauriert und ich muss eine Menge Umleitungen in Kauf nehmen. Endlich stehe ich vor dem Grab.

Ich setze mich hin mit den zwei Steinen in den Händen und spüre den tiefen Graben des Nicht-verstehen-Könnens. Die Tränen kommen und es entsteht ein innerer Dialog zwischen Vater und mir.

„Ich hätte dich so gerne gesehen, mit dir gelacht, dich in den Arm genommen. Wie schön wäre es gewesen, hättest du mich getröstet."

Je mehr ich ihm sagen kann, desto kleiner wird der Graben zwischen uns. Meinen Körper schüttelt es vor Weinen. Bis ich in mir eine Stimme vernehme:

„Verzeih mir."

Erst spüre ich einen ungeheuren Schmerz, aber nach einer Weile kann ich sprechen.

„Ja, ich verzeihe dir."

Beide, Vater und Schwester, kann ich nun gehen lassen. Wünsche ihnen Frieden und Ruhe. Mögen sie in Frieden ruhen.

Wohlan mein Herz, nimm Abschied und gesunde.

Auch in meinem Herzen ist ein unendlicher Friede.

Schon zu Beginn habe ich mir einen Platz für den Stein ausgesucht und ihn eingegraben. Spüre aber jetzt, der gehört woanders hin und begrabe ihn unter einem Rosenstock. Plötzlich spaziert eine Amsel auf das Grab und verweilt völlig ruhig bei dem Stein.

Mir kommt die Zeile eines Gedichts von Lassi Nummi in den Sinn:

Und niemand ist für andere verloren
wenn die Amsel singt.

Dreimal stehe ich auf und immer wieder muss ich mich setzen, bis alles gesagt ist, was noch in meinem Herzen ist.

Und die Amsel singt.

Die Rückfahrt ist vom Verkehr her noch schlimmer, aber in meinem Herzen ist Stille und Frieden.

In der Nacht träume ich, dass ich mit meinem Sohn eine Straße hinuntergehe. Ich sage ihm, ich müsse noch etwas erledigen, er könne schon gehen. Ich muss den ganzen Weg noch einmal gehen. Nach einiger Zeit sehe ich einen kleinen Falken. Das Licht strahlt durch seine Federn, die offen sind. Ich gehe in ein Geschäft, der Falke fliegt mit. Wieder im Freien, pickt er zweimal in die Wand. Ich halte ihm die Hand hin. Er setzt sich darauf, zupft sich eine Feder heraus und legt sie mir mit dem Schnabel in die Hand.

Am nächsten Tag erzähle ich Andreas von der Verabschiedung.

„Erst wenn wir loslassen, entsteht Beziehung."

So gehe ich mit innerem Frieden durch die idyllische Landschaft des Schwarzwalds. Die Vögel singen, die Grillen zirpen, das Gras duftet und die milde Abendsonne scheint mir ins Gesicht.

Nun gibt es einen Ort, wo Vater für mich erreichbar ist. Manchmal flehe ich ihn an, wenn die Verlassenheit zu stark ist: „Gib mir ein Zeichen!" Oftmals finde ich dann eine Feder.

Die Leere und die Ferne zeigen sich auch in der Leibarbeit. Die Seele, die sich von ganz weit weg einen Weg bahnt ins Dasein.

„Dein ganzes Wesen ist spürbar", sagt Andreas.

„Was ist mein Wesen?"

„Liebe."

Ich? Es ist eine so ungeheure Aussage, im Wesen erkannt zu werden!

Liebe, bin nicht mehr ein Verbrecher wie Vater, bin nicht mehr das blöde, böse Kind, nein, Liebe!

„Wie aber kann ich sie schützen?"

„Die Sehnsucht zulassen, den Ruf hören."

Ich habe solche Angst vor der Härte in mir.

Manches muss sich zwischen Andreas und mir zeigen, bevor ich es als altes Muster erkennen kann. So schmerzlich das Spüren des Verlusts der Wärme, des Schutzes, der Geborgenheit war, er hat mir auch gezeigt, wie kostbar die Liebe ist, was der Verlust bedeutet und wie tief die Sehnsucht nach dieser Begegnung ist.

Ich sitze auf meinem Lieblingsplatz bei der Tanne. Die Sonne scheint und wärmt das traurige Herz. Meine Gedanken wandern ständig zu den beiden.

Ich spüre für meine tote Schwester eine ganz tiefe Liebe und schreibe einen Brief an sie und den Vater. Dann erschrecke ich jedoch, vielleicht will sie die Liebe doch gar nicht?

Als ich mich auf den Weg mache, ein paar Schritte gehe, liegt vor mir im Gras ein zartes rosarotes Blütenherz. Hast du mir ein Zeichen geschickt, kleine Schwester? Ein paar Schritte weiter und ich finde eine Feder.

In all der Verlassenheit fühle ich mich aufgehoben.

Ich habe an Mutter einen Brief geschrieben, davon, wie schwierig dieses Gebot des Schweigen-Müssens über Vater für mich war.

„Du wolltest ja nichts wissen... Ich konnte dich nicht trösten, weil es mir zu weh getan hat... Einmal bin ich ja bei dir am Bett gewesen", war ihre Antwort.

Zum Glück erinnere ich mich an ihre früheren Antworten nur allzu gut. „Lass mich in Ruhe mit dem Verbrecher...", sonst müsste ich schon wieder an mir selbst zweifeln.

Früher habe ich Vater idealisiert, jetzt spüre ich Liebe zu ihm.

Und noch etwas wird mir klar. Wenn ich in mir zu Hause bin, ist es gleich, wo ich bin. Dann fühle ich mich zu Hause.

Letzten Winter haben mich unser Sohn und die jüngere Tochter unabhängig voneinander gefragt, ob wir nicht noch einmal alle zusammen nach Finnland fahren könnten.

Für mich hat die Frage zum Teil Freude, aber auch die Erinnerung an den letzten Finnland-Aufenthalt ausgelöst. Damals war die Depression spürbar geworden und aufgebrochen.

Mein Mann sträubt sich des Geldes wegen ein wenig, aber als die Kinder und ich ihm bei einer „Familienratssitzung" erklären, dass ein solches gemeinsames Erlebnis wohl mehr wert ist, als die Euros auf dem Sparbuch, suchen wir uns zusammen ein Haus in Finnland aus. Elisabeths Freund fährt auch mit.

Als ich auf der Fähre im Sonnenaufgang auf das Meer schaue, denke ich zurück an damals, als alles so eng war. Als die Geschichte mit dem Bekannten von Mutter begann, sich in mir einen Weg aus dem Dunkeln zu bahnen.

Heute spüre ich Vertrauen in diesen Gott, der sich so in meinem Leben zeigt. Ich erlebe ihn wie einen Vater, der glücklich über die Rückkehr seiner verlorenen Tochter ist.

Und ich kann vertrauen darauf, dass jemand da ist, der mich führt.

Auf den Flügeln
dieser Welt
werde ich getragen,
leicht wie eine Feder,
schwer wie ein Stein.

Diese Welt
sie bettet meine Seele.

Dann sind wir da, in unserem „Mökki", das auf einem wunderschönen Platz steht.

Die Wellen vom See plätschern leise an meine Füße, ich sitze auf einem warmen Stein und genieße die Stille. Vor mir die Weite des Sees, hinter mir unsere drei Häuschen.

Wieder kommt die Erinnerung an die Enge von damals, das Unvermögen, etwas zu spüren. Die Schwere, das Dunkle, die bleierne Müdigkeit, die nicht besser wurde. Fröhlich sein zu wollen und es nicht mehr können und doch so tun als ob.

Wie anders ist es heute. Ich nehme das Leben wahr, die Energie, die Wärme, Fröhlichkeit, Leichtigkeit. Genieße die Preiselbeeren oder die von den Kindern gefangenen und von Leo köstlich zubereiteten Fische. Was hat sich doch getan in diesen zehn Jahren!

Wir lachen, spielen, unternehmen vieles gemeinsam, dann geht wieder jeder seiner Wege.

Der Freund der Tochter begleitet trommelnd die Sonne bei ihrem Untergang, Peter spielt Gitarre, Barbara tanzt und wir anderen genießen dieses wunderschöne Bild.

Am Anfang suchte noch jeder seinen Platz weit weg von den anderen, jetzt rücken wir jeden Tag ein Stückchen näher zusammen.

Schaue ich in die Weite des Sees, kommt mir immer wieder ein Gedanke. „Ich bin ein Teil des Ganzen."

Eines Abends, ich liege schon im Bett, holt mich Leo. Die Kinder stehen schon am Steg. Mein Gott, welch ein Schauspiel am Himmel!

Hellgrüne, dunkelgrüne Wolkengebilde, ständig in Bewegung. Ein Nordlicht, ich kann es nicht fassen! Staunend stehen wir eine Stunde und beobachten still, nur hin und wieder ein fasziniertes „Ah“ oder „Oh“ von uns gebend.

Niemand von uns denkt daran zu fotografieren oder zu filmen. Zu überwältigend ist dieses Schauspiel. Aber ich behalte die Bilder in meinem Herzen.

Glückselig und voller Wehmut trete ich wieder die Heimreise an.

In Finnland reifte der Entschluss, gemeinsam ans Grab zu fahren, damit sich die Kinder von ihrem Großvater und mein Mann sich von seinem Schwiegervater verabschieden können.

Mutter hat absolut kein Verständnis für diese Fahrt, aber sie kann mir keine Schuldgefühle mehr machen.

In der Nacht vorher schlafe ich nur eineinhalb Stunden, aus Freude über das Wiedersehen mit meinen Mädels, aber auch vor Spannung: Wie wird es werden?

Da wir genug Zeit haben, machen wir in Dresden eine längere Pause. Eine äußerst eindrückliche Stadt mit der Frauenkirche, der Altstadt, der Elbe. Wenn wir Menschen nach etwas fragen, erfolgt zuerst eine freundliche Begrüßung, der zweite Blick ist bereits ängstlich, misstrauisch.

Die nächste Station dann beim Pfarrer. Zuerst nehmen wir an der Messe teil.

Auch Leo sagt nachher, als der Pfarrer bei den Fürbitten die Namen von Vater und der Schwester erwähnt habe, habe er Gefühle wahrgenommen, die vorher nicht da gewesen seien.

Mir geht es ebenso, ich hätte weinen können.

Danach ein freundlicher Empfang beim Pfarrer, der uns bewirtet und uns später ein Video zeigt von einem couragierten Priester und seiner Schwester während der NS-Zeit.

Anschließend eine entspannte, angeregte Diskussion über die DDR und die Nazi-Zeit.

Manchmal stellen ich oder die Kinder Fragen wegen Vater.

Der Pfarrer gibt mit großer Vorsicht Antwort oder fragt mich einmal, ob er ihnen das sagen dürfe, wegen der Spionage für China?

Er selber ist ganz begeistert über unsere so gesunde, glückliche Familie.

In der Nacht kann ich wieder kaum schlafen.

Unsere Fahrt geht zuerst durch das Überschwemmungsgebiet des letzten Jahres. Beklemmende Bilder, sie haben eine völlig andere Wirkkraft, als wie ich sie damals im Fernsehen sah.

Menschen sind daran, ihre Häuser wieder zu richten, überall noch Schutt und Bagger, die die Überreste wegreißen, einen halben Meter hoch aufgebogene Schienen.

Wie anders die Eindrücke vom romantischen Erzgebirge!

In Annaberg gehen wir erst in die wunderschöne Annakirche. Ich erlebe alles, wie schon vorher, die meiste Zeit wie in Trance. Die Spannung in mir, wegen dem Besuch des Grabes, ist zu groß.

Diesmal suchen wir auch das Haus, wo Vater und die Schwester gewohnt haben. Ein schönes Mehrfamilienhaus im Jugendstil, das nicht mehr bewohnt ist.

Dann ist es so weit, wir fahren zum Friedhof. Ich lege meinen kleinen selbstgemachten Blumenkranz, die Kinder ihre Blumengestecke auf die Grabfläche.

Barbara zupft mich am Ärmel. „Schau, die Amsel."

Leo sagt ein paar Worte und beginnt zu räuchern. Ganz eng stehen wir beisammen, als ich meinen Brief an Vater und Annette vorlese. Manchmal kann ich nicht mehr weiter lesen, so schüttelt es mich vor Weinen, gehalten von Leo und den Kindern.

Vater:
Ich verzeihe dir,
so sehr habe ich dich mit meinem Herzen gesucht.
So viel Leid ist mir auf dieser Suche geschehen.
Ich verzeihe dir, dass du mich allein gelassen hast.
Es tut so weh, dass du mich nie bei meinem Namen gerufen hast.
Es tut so weh, dass du mich nie getröstet hast.
Nie sind wir Hand in Hand zusammen spazieren gegangen.
Hast mich nie gefragt: „Hey Kleine, wie geht's dir denn so?"
Nie gesagt: „Hey Große, ich bin stolz auf dich."
Ich verzeihe dir, dass du mich verlassen hast, ohne mir zu sagen,
wohin du gegangen bist, wo ich dich hätte finden können.
Ich kann meine Freude über unsere Kinder nicht mit dir teilen.

Aber ich bin sicher, du siehst sie, siehst uns auch jetzt und bist stolz auf uns.

Ich verzeihe dir, mit allem, was dazu gehört, mit meinen Tränen, meiner Wut, meiner Ohnmacht, meiner ganzen verletzten Zärtlichkeit.

Vor allem mit meinem ganzen Herzen.

Ich habe dich lieb, Vater. Wo immer du bist, hab es gut.

Ruhe in Frieden.

Meine liebe kleine Schwester Annette!

Es tut mir so leid, dass ich dich nicht kennen lernen durfte. Seitdem ich von dir hörte, bist du mir so nahe. Vielleicht hätte ich deinen Tod verhindern können. Wir hätten zusammen um Vater weinen und uns trösten können.

Ich glaube, wir zwei hätten uns gut verstanden. Meine Kleine, hab's gut. Du hattest so wenig vom Leben. Ich denke an dich. Ich mag dich.

Ich wünsche euch beiden: Ruhet in Frieden, in der liebenden Nähe dieses Gottes, den ihr beide vor eurem Tod so sehr gesucht habt.

Herr, gib ihnen die ewige Ruhe!

Jetzt ist es gut.

Wir bleiben über Nacht in Annaberg und fahren am nächsten Tag nach Hause.

Alle sind wir froh, dass wir es gemacht haben. Es war so völlig anders als die erste Reise, als ich allein das erste Mal vor diesem namenlosen Grab stand. Als ich mich fast zwingen musste zu bleiben, vor der inneren Erschütterung davonlaufen wollte.

Beim zweiten Mal der Abschied, der Friede, das Gefühl, Vater hat jetzt auch Frieden.

Diesmal nicht alleine und das Gefühl, die beiden ruhen in Frieden, sind mit dabei und sind erlöst.

Die Tage danach erlebe ich, wie ich mit dem Schmerz allein sein will. Als könnte ich ihn mit niemandem teilen, weil es das einzige war, das mich mit Vater verbunden hat.

Andreas versteht mich. Eine Berührung ist nicht möglich.

„Du darfst mit dem Erlebten für dich sein und in deinem ‚Raum' bleiben."

Es ist die einzige Möglichkeit, anwesend bleiben zu können. Nichts tun zu müssen, was ich nicht kann. Lautlos fließen die Tränen. Die ungeheure Leere wird immer spürbarer.

Ich weiß nicht, wie es ist, von Vater berührt zu werden. Wie hat er gerochen? Nichts. Wie „nichts" soviel sein kann!

Stumm und sprachlos gelingt es mir nicht, diesen Schmerz in Bezug zu bringen, weil er niemals in einer Beziehung Platz hatte.

Einige Zeit danach werde ich in der Klinik von einer schwerst behinderten Patientin, mit der ich seit Jahren zusammen arbeite, attackiert. Bisher war ich die Einzige, die von ihren Angriffen verschont geblieben war. Heute ist sie nicht wie üblich fixiert.

Als ich ihre Spannung wahrnehme und ihre Aggressivität, stehe ich ruhig auf und will gehen, aber da hat sie mich schon an den Haaren gepackt und zerkratzt mir das Gesicht. Laut schreit sie um Hilfe. Der Pfleger kommt, sie krallt sich noch fester in meine Haare. Ich bitte ihn, es mich selbst machen zu lassen. Ich möchte den Kontakt zu ihr wieder herstellen, was auch nach kurzer Zeit gelingt. Sie lässt mich los, ich gehe, um mich verarzten zu lassen und kehre dann wieder zu ihr zurück.

Die Patientin ist unglücklich, irgendwie weiß sie, was sie getan hat. Wir sprechen miteinander, so weit es ihr möglich ist. Sie ist sichtlich froh, dass ich wieder zu ihr gekommen bin.

In den Tagen darauf streikt wieder einmal mein Kreislauf. Mich überfällt eine Darmgrippe, wie ich sie noch nie in meinem Leben hatte, so schlimm, dass ich eine Ärztin rufen muss.

Wende
Innehalten.
Widerstandslos
sich fallen lassen
und nichts als staunen.
Einschlafen
zwischen Brandung und Fels –
nur noch das Meer im Ohr.
Ist das nur Müdigkeit
und Erschöpfung
oder schon
das große Vertrauen?

Während meines Sommeraufenthalts in Rütte erlebe ich dann uralte Lebensgefühle. Der Angriff hatte in mir eine Grenze des Schutzes zerbrochen und alte Lebensthemen mit ähnlichen Erfahrungen berührt.

Ich bin zu müde zum Kämpfen, kann nichts mehr tun, nur noch sein.

Andreas ist mit einer Präsenz da, die seinesgleichen sucht. Vorherrschendes Thema während des Aufenthaltes ist Vertrauen statt Kontrolle.

Obwohl draußen die Sonne scheint, die Idylle sich in allen Variationen zeigt, kann ich nicht ins Freie gehen, brauche ich den Schutz des Raumes.

Ich spüre das Schweigen in mir, die Isolation, die Angst, die mir den Mund verschließt, nehme mein trauriges Herz wahr.

Soll ich mich auf dieses Wagnis einlassen und an diese Grenze gehen?

Jedes Mal die bange Frage an Andreas: „Glaubst du mir?" Dass er es tut, nehme ich wahr, es stärkt mich.

Jeden Tag von neuem das Wagnis „Vertrauen" eingehen.

So viele Über-Ichs, die mich nieder drücken. Das gewaltige Über-Ich von Opa, das machtvoll-ohnmächtige von Mutter, das moralische der Klosterschwestern.

Damals konnte ich tun, was ich wollte, ich war nie gut genug. Es war niemals etwas genug oder gut. Ich bin schuldig, weil ich da bin. Ein ewiges Gut-machen-Müssen und niemals wissen: Wer bin ich wirklich?

Es gibt kein Ich ohne Du. Es gibt bei mir auch kein Ich, ohne dieses Kind in mir, weil sonst ein Teil von mir fehlt.

Regression ist nötig, damit ich erfahre, wie es war. Wie sonst soll ich es begreifen? Es gibt sonst keine fühlbare Erinnerung, auch die Worte fehlen.

Ich rieche das gemähte Gras, höre die Vögel, genieße den Duft der blühenden Linden, aber wo ist mein Herz, wo sind meine Worte? Wohin hat sich die Seele des kleinen verängstigten Mädchens verzogen?

Die Teile, die bisher nicht ins Leben durften, die mich immer wieder zur Erschöpfung führten, werden lebendig.

In der Nacht träume ich von Mechthild von Magdeburg. Ich weiß nur noch, dass sie etwas sagte zu mir. Ich kenne diese Frau nicht, Magdeburg schon, dort hat Vater einmal gearbeitet. Eine Bekannte sucht mir im Computer Informationen über sie und ich stoße auf einen Satz von ihr:

Ich kann nicht tanzen Gott, es sei denn, du führst mich. Dann aber tanze ich in der Liebe, aus der Liebe in die Erkenntnis, aus der Erkenntnis in den Genuss. Aus dem Genuss tanze ich über alle menschlichen Sinne hinaus. Dort will ich bleiben, obwohl ich doch hier weiter streiten muss.

Mir läuft es kalt über den Rücken, Tränen steigen in die Augen und weiß ich nicht, wie mir ist, ein solches Geschenk zu bekommen.

In der Leibarbeit begegne ich, gestärkt durch diesen Satz, wieder einer verstummten, menschenleeren Einsamkeit.

Doch ist es denn wirklich Einsamkeit, dann hätte ich doch Sehnsucht nach Menschen? Ich aber möchte niemanden sehen.

Beim Spazierengehen kommt mir der Gedanke: „Je stärker die Stummheit aus der Vergangenheit, desto wichtiger ist es, Worte im Jetzt zu finden."

Ich möchte mich ins wahre Leben schreiben
kein Ziel
nur die Wege, die zu Worten führen
Spuren, auf die man sich verlassen kann.

Aus der Einsamkeit kristallisiert sich mehr und mehr ein Satz heraus: „Warum hat mir niemand geholfen?"

„Warum haben alle Frauen in der Familie geschwiegen?"

Die Öffnung in das Leid ist so tief, so schmerzlich, doch ich bin nicht mehr allein mit der Angst und dem Schmerz. Niemals habe ich zuvor dieses Kind so sehr gespürt mit allem Dunklen, Hass, Misstrauen, keinen Menschen zu sich lassend, aber auch den Wunsch darin: „Schick mich nicht weg."

Tränen der Trauer und Tränen der Freude gehen mitunter Hand in Hand.

Wenn es wieder passiert, dass ich nichts mehr wahrnehme oder Abwehr gegen Andreas aufkommt, spüre ich, dass unter allem doch schon eine Spur von Vertrauen ist, und so kann es sich wieder wandeln. Ich versuche nicht mehr in die Isolation zu gehen, wenn ich diesem toten Teil der Seele in mir begegne und das gelingt mir hier immer besser und immer schneller.

Immer findet in der Leibarbeit der gleiche Ablauf statt: erst wird Erschöpfung, dann Müdigkeit spürbar, als nächstes kommt die Kälte, als würden die toten Teile herausfrieren, dann wird mir plötzlich warm, ich nehme mich wieder wahr und die Gefühle bekommen einen Platz. Damit ist auch die Energie wieder zurück.

Da, wo früher nur Schweigen und Isolation war, sind die Mauern gefallen. Da, wo bisher kein Mensch war, werde ich gehalten. Wo es früher keine Worte gab, kann ich mich jetzt mitteilen.

Die Wochen danach sind ausgefüllt mit Arbeit. Zu Hause ist es viel schwieriger, mit mir und Andreas in Kontakt zu bleiben und dennoch wirkt die Veränderung in den Alltag hinein.

Das Herz schmerzt so sehr, dass ich nicht weiß, ob ich nach Kreta fliegen kann, noch dazu ist mein Kreislauf sehr labil. Doch als dann der Flieger in die rot glänzenden Wolken des Sonnenaufgangs aufsteigt, kommen Freude und Hoffnung auf.

Wenn ich mich erhole, wird das Herz auch wieder gut.

So gehe ich langsam auf den Berg, genieße die kretische Stille und die reine Luft.

Nach ein paar Tagen bin ich erholt genug, um mit Maria durch die Samaria-Schlucht zu wandern. Vom Istro aus fahren wir mit ihrem Auto nach Chania, dann mit dem Bus nach Omalos.

Dort oben in der kleinen Kapelle hängt eine wunderschöne Ikone mit einem weichen, gütigen Gesicht.

„Wieso hat diese Maria einen so völlig anderen Ausdruck als in den Klöstern?“

Maria klärt mich auf: „Das ist eine Volkskunst-Ikone, diejenige in den Klöstern stellt die vergeistigte Maria dar.“

Mir gefällt auf alle Fälle diese hier besser. Gerade der Gesichtsausdruck rührt etwas in mir an.

Früh am Morgen steigen wir in die Schlucht ein. Vorbei geht es an uralten Steineichen, Kiefern und den von der aufgehenden Sonne bestrahlten Gipfeln über uns. Ein überwältigender Eindruck, ein Gefühl unbeschreiblicher Ehrfurcht vor dieser Schöpfung. Das Rauschen des Windes, das Plätschern des Baches, sonst nichts. Die meisten Touristen haben wir schon überholt. Ich hatte mir den Touristenstrom schlimmer vorgestellt. Die Steineichen stehen da wie versteinerte Figuren, manche krallen sich im Felsen fest. Wie ein Zauberwald, ich wäre nicht erstaunt, würden sich dahinter ein paar Trolle verstecken und über uns lachen.

In Samaria machen wir Pause. Ein etwas beklemmendes Gefühl. Was hat sich im zweiten Weltkrieg wohl hier abgespielt?

Wir gehen weiter, immer wieder wandert mein Blick nach oben. Da, Kri-Kri, Wildziegen! Behände klettern sie mit Sicherheit in den steilen Felsen herum.

„Jetzt musst du noch Adler sehen, das bringt dir Glück", sagen die Kreter.

Wie schön, wenn wir den Bach überqueren, dieses Wasser, das nichts trübt, so rein, so klar.

Und da sehe ich sie plötzlich! Majestätisch gleiten, schweben sie, lassen sich von der Luft tragen. Vier Adler!

Kurz darauf kommen wir zu der berühmten Engstelle, gehen über schmale Stege an den Wänden entlang. Steingebilde, riesige Findlinge und Felszeichnungen begegnen uns auf dem Weg. Ich kann alles nur voller Staunen aufnehmen. Zweimal muss ich eine Herztablette nehmen, aber sonst geht es gut. Braves Herz!

Außerhalb der Schlucht trinken und essen wir. Ich will meine Griechischkenntnisse üben.

„Ich zahle", sage ich zu meiner Freundin, die dem Ober winkt und mich auffordert, griechisch zu sprechen, was ich auch mache. So sage ich ihm auf griechisch: „Alles zusammen."

Der Kellner sieht mich, oder besser uns, etwas befremdet an und Maria lacht schallend.

„Du hast es anders betont, so hat es geheißen, ‚alle zusammen'".

Wahrscheinlich waren wir ihm doch schon etwas zu alt dafür!

Mit der Fähre geht die eindrückliche Fahrt der Küste entlang weiter. Noch einmal ein faszinierender Blick hinein in die Schlucht, vorbei an den vielen anderen „Schlüchtchen", wie die Kreter sagen.

In Choria Sfakion warten wir auf den Bus, der uns die steile Straße hochbringt und dabei in den Kurven bis an den äußersten Rand fährt.

Ich erinnere mich an Nachrichten wie: „Bus über steiles Gelände abgestürzt,..." Beide fürchten wir uns in dieser wunderschönen, wildromantischen Landschaft.

Wir sind müde, aber an Schlaf denke ich nicht, ich muss doch sehen, ob es noch genug Zentimeter Abstand bis zum Abgrund sind.

Müde, aber glückselig mit soviel Kreta und Samaria-Schlucht in meinem Herzen schlafe ich ein.

An meinem letzten Tag in Kreta nehme ich ein befreundetes Ehepaar von Maria auf den Berg mit. Sie sind das erste Mal in Kreta und kennen den Weg nicht.

Sonst ist es mir immer wichtig, für diesen Abschied allein zu sein, diesmal ist es anders, und ich bin selber erstaunt über mich.

Erst zeige ich ihnen die Kapelle und zünde Kerzen an. Nach einer Weile will ich sie löschen.

„Nein, lass sie brennen", sagt der Mann sehr bestimmt.

„Ich kann doch die Kerzen nicht alleine hier brennen lassen."

„Da kann nichts passieren."

Er sagt es in einem solch ernsten Ton, dass ich sie nicht lösche.

Bald nach der Kapelle entscheidet sich seine Frau zur Umkehr, sie möchte schwimmen gehen, da der Wind endlich nachgelassen hat und die Wellen nicht mehr so hoch sind.

Angeregt plaudernd, dann wieder die Stille genießend, gehen wir zu zweit weiter.

Plötzlich der Knall eines Schusses. Etwas schießt so nah an meinem Hinterkopf vorbei, dass sich meine Haare bewegen. Die Kugel schlägt neben mir im Gebüsch ein. Ich weiß nicht, wie mir ist.

Mein Begleiter schreit: „Da hat jemand auf uns geschossen."

Ich registriere es erst gar nicht, wahrscheinlich bin ich zu geschockt. Erst als ich seine Worte höre, schreie ich auch: „Verdammt, spinnt denn der?"

Da kommt ein junger Kerl, mit einem Jagdgewehr in der Hand und verstörtem Gesicht hergelaufen. „Sorry, I have not looked before."

Ich glaube schlecht zu hören und schreie ihn an.

Mit einem eigenartigen Gefühl im Kopf und einem Dröhnen im Ohr gehen wir weiter.

„Du könntest tot sein."

Ich schlucke: „Ja."

Nach außen hin spiele ich die Coole. War das alles wirklich?

Zurück beim Hotel gehe ich erst ans Meer. Dort kommen die Gefühle hoch. Ich will hinauf ins Zimmer. Meine Freundin, die bei Bekannten in der Bar sitzt, sieht mich und will mich einladen.

„Ich kann nicht Maria, ich muss jetzt alleine sein."

„Was ist los mit dir?"

„Jemand hat auf dem Berg auf mich geschossen."

„Nein, erzähl!“

Ich kann kaum sprechen darüber, habe Angst, ich würde vor allen Gästen zu weinen beginnen.

„Ich rufe sofort den Bürgermeister an“, meint sie wütend.

„Nein, das tust du nicht.“

„Du kannst doch den Kerl nicht schützen.“

Ich gehe ins Zimmer und weine mir den Schock heraus. Fragen über Fragen tauchen auf. Was ist es, das mich immer in solche Situationen geraten lässt? Im Schock habe ich nicht einmal nach dem Namen des Schützen gefragt.

Warum will ich die Täter immer noch schützen?

Dann bricht mit voller Wucht der Satz aus mir heraus: „Ich könnte tot sein.“ Als ich mich wieder ein wenig erholt habe, rufe ich zu Hause an.

Mein Mann ist nicht da, aber unser Sohn. Er hört mir zu, seine Reaktion tut mir unendlich gut.

Maria kommt zum Frühstück im Nachthemd hinunter, ihr ist erst nach unserem Gespräch die ganze Tragweite bewusst geworden. Wir frühstücken gemeinsam, dann fahre ich zum Flughafen.

Zum Glück ist ungeheuer viel los, das lenkt mich ab. Es scheint, als wollten alle Touristen auf einmal Kreta verlassen.

Aber schon im Flieger holen mich die Gefühle wieder ein.

Als ich das Meer, den Himmel, die Berge sehe, spüre ich eine solche Dankbarkeit, diese Schönheiten noch sehen zu dürfen. Wie schnell hätte es anders sein können! Aber war es nicht nur ein böser Traum?

Es ist ein unglaublich tiefer, berührender Augenblick, als mein Mann mich am Flughafen umarmt. Er weiß vom Sohn, was passiert ist.

Zuerst kann ich noch gar nichts erzählen, beginne mit dem Schönen, der Samaria-Schlucht, Maria, den Kri-Kri's, den Menschen von Kreta.

Aber als Leo sagt, „gut, dass jemand dabei war, du würdest es wahrscheinlich gar nicht mehr glauben“, da erlebe ich, wie gut es mir tut, dass er mir glaubt. Und er hat Recht, denn ständig denke ich das Gleiche: Das glaubt mir doch niemand.

So kann ich Leo alles erzählen und das Sprechen darüber ist heilsam.

Beim Schreiben des Berichts für den Bürgermeister bekomme ich Herzrasen, beginne zu schwitzen und spüre wieder die Todesangst.

Als ich am selben Abend im Wohnzimmer sitze – Leo sieht fern – wird mir plötzlich schlecht und ich muss hinaus auf die Terrasse gehen.

„Was war denn das jetzt?“, frage ich Leo.

„Im Fernsehen hat jemand geschossen“, klärt er mich auf.

„Aha.“

Eines ist mir wieder einmal klar. Ich darf nicht mehr in alte Muster zurückfallen, das Leben in Frage stellen.

Aber das Erlebte sitzt so tief, dass ich es nur mit Arbeit bis zum Umfallen bewältigen kann.

Dadurch, dass der Kontakt zu Andreas vor meinem Flug nach Kreta schon sehr brüchig war, kann ich mich in meiner Not und der existentiellen Bedrohung nicht an ihn wenden. Das genügt schon, dass ich mich wieder zurückziehe vor ihm. Aber glücklicherweise können wir die Verbindung viel schneller wieder herstellen als früher.

In der Klinik gehen manche Therapiestunden an meine Substanz. Im Moment habe ich sechs Frauen mit Missbrauchserfahrungen in ihrer Geschichte!

Immer wieder denke ich mir, es kann nicht mehr schlimmer werden. Aber es kommen immer wieder Patienten, bei denen das Leid, das sie hinter sich haben oder in dem sie noch immer stecken, kaum zu verkraften ist. Umso schöner, dass es auch noch anderes gibt in ihnen als diese schrecklichen Erlebnisse und sie in der Bewegung in Berührung kommen damit.

So viele Menschen, die mich in ihrer Not anrufen.

Wer ruft *mich* an und fragt, was ich brauche, frage ich mich in meiner Erschöpfung. Aber ich würde ohnehin antworten, dass ich nichts brauche. Außerdem könnte ich ja selber anrufen, aber das mache ich nicht.

Bin ich nicht selber eine Grenzgängerin? Als Mutter mich anruft, über ihr Leid klagt und meint, dass sie ohnehin bald sterbe, erschrecke ich über meine Gedanken.

Es wäre eine Erleichterung für mich, wenn sie es bald tun würde. Sie war mir nie wirklich eine Mutter gewesen, ihr Tod würde mich nicht allein lassen, ich war mein Leben lang allein. Ich müsste nicht mehr so viel Verantwortung tragen. Wenn sie irgendwann gebrechlich wird, werde ich zum Teil sorgen müssen für sie.

Spricht jemand die Wort „Eltern“ aus, ist es nach wie vor schmerzlich für mich.

In der ganzen Tragweite und Unfassbarkeit bricht in der Leibarbeit die Elternlosigkeit durch, so nah, so spürbar tief, wie noch nie zuvor.

Für ein paar Tage bin ich nun in Rütte.

Innerlich werde ich immer dünner, da in den letzten Wochen kein Raum war für etwas von mir, für mich. Die Verbindung zu Andreas existiert nur als Wissen im Kopf. Spüren kann ich nichts. Da, wo das Herz war, ist ein Loch. Die Worte fehlen, gleichzeitig ist jedes gesprochene Wort schon zu viel, jedes nicht gesprochene Wort zu wenig.

Trotz aller Abwehr versuche ich mich zu öffnen, bereit zu sein für das, was kommen mag. Wie auch sonst kann sich die zurückgezogene Seele herauswagen?

Doch da hinein kommt plötzlich etwas ganz anderes.

Mein Mann hat Krebs!

Die Diagnose erschüttert mich bis ins Innerste. Ohnmacht, Auflehnung, die Frage an Gott: Warum? Gleichzeitig mache ich meinem Mann Mut. Wir werden es schaffen!

Nur als mein Sohn später anruft und weint, da zerreißt es mir fast das Herz.

Ich packe, fahre heim, ich will für Leo ein Gefäß sein.

Das Leben geht trotz dieser Diagnose und der Spannung weiter.

Das heißt die Kinder stützen, Kurse halten, Kekse backen, Weihnachtsfest vorbereiten, Karten schreiben, Päckchen richten. Kaum habe ich ein wenig Kontakt zu mir, verliere ich mich im Trubel der Arbeit wieder.

Die Kinder und mein Mann wollen, dass das Fest zu meinem sechzigsten Geburtstag trotzdem stattfindet. Ich möchte es nicht, werde aber überstimmt. Einige Frauen aus meiner Tanzgruppe sind schon lange am Vorbereiten, sie haben ein Organisations-Komitee gegründet!

Vom Datum her ist Weihnachten. Nicht aber in mir. In der Mette stelle ich mir die Frage, wie es wäre, wenn Gott nicht auf diese Welt gekommen wäre, wenn es ihn nicht gäbe?

Es wird mir bewusst, es würde etwas fehlen. Trotz der Kriege, der Not wäre es nicht so warm auf dieser Welt.

Mutter gibt selbst in dieser Situation lediglich Negativitäten von sich und ihre Gedanken kreisen immer nur um sie selber. Weder hat sie meinen Mann noch mich gefragt, wie es uns gehe.

Am dritten Tag platze ich.

„Ich habe genug von deinen Negativitäten, es ist kein Mensch nur gut oder nur böse."

Ihre Antworten bestehen aus Rechtfertigungen und Schuldzuweisungen. Beleidigt zieht sie sich wieder einmal ins Zimmer zurück. Und in mir tobt der Kampf des Kindes. Ich muss es gut machen, was kann ich tun, damit sie wieder spricht?

Diesmal reagiere ich nicht.

Ich will mich nicht mehr schuldig fühlen für etwas, wofür ich nicht schuld bin. Ich sehe klar, wie sie die Dinge verdreht. Sie wird sich nicht ändern. Ich muss mich ändern.

Dass ich ihr Grenzen setze, ist gut für mich.

Als sie an Silvester anruft, gehen mir plötzlich beide Ohren zu. Einige Tage bringe ich sie nicht mehr auf, als würde ich nichts mehr hören wollen.

Immer nur klagt sie mir ihre eigenen Sorgen, wann hat sie mich getröstet, mich gesehen, mir Halt gegeben? Auch jetzt nicht, in dieser Situation mit meinem Mann.

Ja, sie hat ihr Leben lang für mich gebetet.

Wie sehr musste ich für sie alles mittragen, für sie stark sein. Erst jetzt weiß ich um die Konsequenz des Starksein-Müssens, spüre den Wunsch nach einer starken Mutter, zu der ich mit meinen Sorgen gehen könnte.

Jetzt wird mir klar, aus welcher Quelle der Anspruch kam, meinen Kindern eine starke Mutter sein zu wollen.

Dabei habe ich übersehen, dass ich Barbara, der älteren Tochter, die Möglichkeit genommen habe, selber stark sein zu dürfen; bei Elisabeth war es schon ein wenig anders. Ich konnte den Teil der Schwäche nicht leben, wie sie es mir vor einigen Jahren sagte. Vom Kopf her verstanden hatte ich es damals sofort, aber diesmal nehme ich es mit meinem ganzen Menschsein wahr. Es ist viel tiefer gegangen. Ich sehe den Schatten der Härte in mir.

Vom Traum in der Nacht bleibt nur ein Fragment in der Erinnerung: Jemand bringt mich und meine kranke Katze zu einer Ärztin, die eine besondere Methode anwendet.

Sie nimmt die Katze und setzt sich auf ein Bett. Ich sitze etwas weiter entfernt von ihr auf einem Stuhl. Sie hält das Kätzchen eingewickelt im Arm und spricht beruhigend auf das Tier ein. Plötzlich sehe ich eine größere Katze völlig konfus durch das Zimmer laufen. Da sagt die Ärztin: „Es ist wichtig, dass die beiden Teile wieder zusammenkommen, vorher ist sie nicht gesund."

„Eine Schattenbegegnung mit dem Not-Ich, dem Teil, der sonst im Alltag immer quer schlägt. Dieser Teil muss aufgenommen werden, damit es sich mit der anderen Seite verbinden kann", sagt Andreas.

Und noch auf eine Schattenseite fällt Licht. Mutter hat sich zum Opfer gemacht, das macht es mir so schwierig, mich dort als Opfer zu sehen, wo ich wirklich eines war. Als ich das erkenne, kann ich mein Schwachsein besser zulassen.

Die Operation von Leo rückt heran; sie verläuft komplikationslos.

Wie sehr bin ich ihm von Herzen verbunden, wie sehr liebe ich ihn. Als wir den Befund bekommen, „alles gut, kein anderes Gewebe betroffen", sind wir glücklich, auch wenn noch nicht alles ausgestanden ist. Es wird gut gehen!

Eines ist mir klar, Andreas will mich nicht verletzen, trotzdem kommt es immer wieder zu Verletzungen, dort wo er an alte Wunden rührt. Und wo habe ich die nicht, es sind so viele!

Aber es werden Auseinandersetzungen möglich, wo ich früher geschwiegen habe oder ganz einfach gehen musste.

Es kommt immer wieder zu guten Begegnungen in der tiefsten Not. Wobei es nicht darum geht, dass jemand von uns etwas falsch gemacht hat. Nein, wir zeigen uns beide in unserer Verletzlichkeit.

Bei der Bewegungstherapeutin blieb in mir immer das Gefühl zurück, ich habe etwas falsch gemacht.

Durch die Tiefe des menschlichen Durchgangs geschieht in mir eine Wandlung, ich forme mich neu und fühle mich innerlich gestärkt.

Nicht immer wird der Schmerz durch die Sanftheit der Berührung ausgelöst, durch mein Erlauben, dass sein darf, was in mir ist; er kann auch durch Verletzungen im Heute aktualisiert werden.

Es ist ein Durchgang, ein Hineingehen in die tiefste Tiefe, da wo nichts mehr war und ist. Die Seele wächst hinein in den Körper, wodurch dieser zum Leib wird.

Als ich der harten Frau in mir wieder begegne und sie zurückstoßen will, sagt Andreas: „Nein, auch sie braucht ihren Platz."

Mir fallen die Worte O'Donohues ein:

Wer man eigentlich ist, erkennt man nur dann, wenn man lernt, sich selbst mit innigem, verzeihendem Mitgefühl zu betrachten.

Da sehe ich diese harte Frau, sehe die Traurigkeit und abgrundtiefe Einsamkeit in ihrem Herzen. Wie sehr habe ich sie verachtet, obwohl mir nur mit ihr das Überleben möglich war. Schon von Kind an, bis hin zu der Frau in Wien, als ich mir geschworen hatte, niemals mehr Hilfe anzunehmen in meinem Leben.

Dazwischen befindet sich der Kreis der Gewalt.

Jetzt wird mir klar, wenn ich sage, „harte Frau", dann verurteile ich sie, sage ich, „die Frau, die hart geworden ist, die in die Härte gehen musste", dann begegne ich ihr mit Verständnis, sie kann sich endlich in ihrer ganzen Verletzlichkeit zeigen und wird gewürdigt von mir.

Nun beginne ich zu leben. Schon seit einiger Zeit ist ein unendlich schönes Glücksgefühl in mir.

Wird es bleiben, noch ist es so neu?

Ich werde ihm ein warmes Nest bereiten, damit es immer wieder zurückkehren kann.

Der sechzigste Geburtstag

Es ist ein wunderschönes Fest.

Schon Wochen vorher überall Getuschel. Wo auch immer ich hinkomme, heißt es: „Geh weg, das geht dich nichts an."

Meine Neugier steigt. Eines Tages bemerke ich im Computer einen Ordner mit dem Titel „Fest". Die Verlockung ist groß hineinzusehen, aber ich möchte mir nichts vorwegnehmen und lasse es bleiben.

Die Kinder mit ihren Freunden sind bereits da, ebenso meine griechische Freundin. Um die Zeit zu verkürzen, gehen wir spazieren.

Was für ein strahlender Tag! Dunkelblauer Himmel, eine klare, milde Luft umgibt uns. Tausende von Eisblumen in bizzaren Formen glitzern in der Morgensonne. Es herrscht eine Stille, wie sie nur im Schnee, im Winter möglich ist. Auf dem See schwimmen unzählige Taucherenten und Schwäne, in der Ferne lacht Lindau herüber. Der Bodensee präsentiert sich in seiner ganzen Schönheit.

Langsam rückt der Abend näher. Bisher waren die Geburtstage immer ein „Muss", aber diesmal, das erste Mal, freue ich mich darauf. Ich schlüpfe in mein neues rotes Kleid, das Barbara und ich für diesen Tag gekauft haben.

Als ich ins Zimmer trete, sieht mich meine Freundin lächelnd an. „Oh, bist du schön."

Fachkundig werde ich geschminkt. Kichernd wie drei junge Mädchen stehen wir im Bad. Als die für mich ungewohnte Prozedur vorbei ist, sehe ich in den Spiegel und freue mich über die, die mir da entgegen strahlt.

Endlich ist es soweit.

Im Saal ist bei unserer Ankunft alles festlich gerichtet. Das Festkomitee und meine Kinder haben sich alle Mühe gegeben. Die ersten Gäste sind bereits da. Ein großes fröhliches Hallo mit Sekt, Blumen.

Aufgeregt, glücklich nehme ich all die Sträuße, die Geschenke, Glückwünsche, Umarmungen und Komplimente von überall entgegen. Von Menschen, denen ich in den letzten Jahren begegnet bin, Freunden, Bekannten, auch ehemalige Patienten sind dabei. Sie gehören dazu und an ihrem Ausdruck sehe ich, sie sind glücklich, dabei zu sein. Mittlerweile sind alle eingetroffen.

Das Festkomitee hat zu jedem Lebensjahrzehnt einen Tanz vorbereitet. Welch wunderbare Idee! Wir beginnen mit dem Geburtstagstanz. „It's a joy to get to know you!" Ich spüre Tränen der Freude, des Glücks, aber auch der Wehmut. Wie oft in meinem Leben, wie lange Zeit in meiner Kindheit und Jugend hab ich es anders erlebt und erfahren. Auch heute fehlen mir die beiden, von denen ich diesen Satz eigentlich hätte hören müssen. „It´s a joy to get to know you." Mutter konnte nicht kommen, wie so oft fühlt sie sich krank.

Vater war überhaupt nie da. Dennoch spüre ich für ihn eine tiefe, warme Liebe. Vielleicht sieht er ja von irgendwo her zu.

Jetzt sind Menschen da, die mir voll Wärme und Ehrlichkeit diesen Satz vermitteln. Und ich sehe auf die, die da sind und nicht auf die, die fehlen.

Aus der inneren Bewegtheit heraus entschließe ich mich spontan dazu, eine Rede zu halten.

„Es war in jeder Weise ein bewegtes Leben, aber jetzt kann ich aus vollem Herzen sagen: Das Leben ist schön. Und wie!"

Ich wundere mich, dass mein Herzklopfen nicht durch das Mikrofon zu hören ist. Mit der Zeit macht mir das Sprechen immer mehr Spaß und die Worte sprudeln, wie von einer Quelle genährt, aus mir heraus.

Am Ende der Rede wird das „Grand-Buffet" eröffnet. Viele Köstlichkeiten gibt es, fast alles von den Frauen selbst gemacht.

Nach dem Essen tanzen wir für das erste Lebensjahrzehnt den „Zwergerltanz". Übermütig, fröhlich bewegen wir uns unter dem Gelächter der Zuschauer wie die Zwerge durch den Raum.

Als sich alle ein wenig erschöpft niederlassen, wird der nächste Programmpunkt von der älteren Tochter angekündigt. Zusammen mit der jüngere Tochter und ihrem Freund haben sie eine kleine filmische Biografie zusammengestellt, die auf der Leinwand gezeigt wird. Darin enthalten sind fünf „Enten", die erkannt werden müssen. Uralte Fotos von mir, vom Baby bis jetzt. Ich mit meinen geliebten Hasen und Blumen im Sportverein. Leo, die Schwangerschaften, ich mit den Kinder im Arm. Dann eine Ente! Ein Bild von mir, auf dem Mount Everest, eines bei den olympischen Spielen. Auf einem anderen Bild bin ich auf dem Mond (kommt mir irgendwie bekannt vor), bei den Massai lache ich, da hätte ich mich wohl gefühlt. Als ich aber Klestils erhobenen Zeigefinger sehe bei meiner Angelobung wird es mir doch etwas mulmig.

Ich bin froh, dass ich die bin, die ich bin. Nicht mehr, aber auch nicht mehr weniger.

Großartig ist das Video! Die Leute sind begeistert und meine Mutterbrust schwillt wieder einmal vor Stolz auf unsere Kinder an.

Zwei Arbeitskollegen, Therapeuten in der Psychiatrie, die immer wieder dafür sorgen, dass ich wenigstens zwischendurch Pausen einlege, lesen mir ein Gedicht vor. Es enthält den Hinweis, dass ich mich in den nächsten zwei Stunden mit zwei Griechen werde begnügen müssen.

Wie viele Gedanken kann ein Hirn im Bruchteil von Sekunden produzieren? Als die beiden Bouzouki spielend den Raum betreten, bleibt mir nach dem ersten Jubelschrei der Mund offen. Griechische Musik! Gemeinsam mit meiner griechischen Freundin singen sie mir ein griechisches Ständchen. Und es wird weiter getanzt! Immer mehr trauen sich mit zu tanzen. Die beiden Griechen meinen, sie hätten noch nie ein so fröhliches Fest bei Nicht-Griechen erlebt.

Immer wieder tanzen wir gemeinsam ein Lebensjahrzehnt. Beim Text von Milva, „...ich mag dich, weil du klug und zärtlich bist, du zeigst mir, dass es möglich ist, ganz Frau und trotzdem frei zu sein", empfinde ich eine tiefe Liebe zu Leo. Ja, das bin ich, das ist es. Ich bin so glücklich, dass er nach seiner schweren Operation dabei sein kann. Die Mädchen tanzen mit, unser Sohn jongliert die Ouzo- und Metaxa-Flaschen und bewährt sich bestens als Kellner. Was in dem alles steckt!

Viele beneiden mich, als sie miterleben, wie glücklich unsere Familie ist. Wir waren es nicht immer, sind es geworden, weil ein jeder von uns seinen Anteil dazu beigetragen hat.

Bis halb drei wird gelacht, getanzt und gesungen. Glückliche Menschen verabschieden sich, bedanken sich für das ergreifende Fest. Von manchen Gesichtern hätte man ein Foto „vorher" und „nachher" machen sollen. Wie sehr hat sich ihre Mimik verändert!

Überwältigt von all den Eindrücken, von allem, was mir begegnet ist, kann ich nicht einschlafen. So viele Jahrzehnte meines Lebens habe ich überlebt. Jetzt lebe ich und hoffe, noch viele Geburtstage feiern zu können.

Mein Herz ist zurückgekehrt, ist da, wo es sein sollte, weit und offen.

Ja, das Leben ist schön.

Der Genesende

Sein Herz hat mit dem Tod gesprochen
Tag um Tag.
Die Adern sind ihm fast zerbrochen
Schlag um Schlag.

In seinen Augen nistet still
ein neuer Stern.
Und was sich einmal sagen will,
ist nicht mehr fern

und nicht mehr fern von den Fährnissen
umneigt:
auf müden Lippen blüht ein Wissen,
das noch schweigt.

Bald aber werden Stern und Blüte
sich erkennen
und dem umfassenden Gemüte
neu benennen.

Dieses Lebensgefühl kommt immer öfter und immer schneller wieder, wenn ich es im Trubel des Alltags verloren und meine Grenze überschritten habe.

Der belastende Teil ist nicht so sehr die Spannung als die Entfremdung.

Nicht mehr Tun müssen, um sein zu dürfen. Ich habe das Sein nur über das Tun erlebt, jetzt gibt es auch die andere Seite: Ich bin. Es wird immer beide Seiten geben, aber eben beide. Ich musste gut sein, um dem Gefühl, „ich bin schlecht", etwas entgegen zu setzen.

Die Beziehung zu Andreas ist stabil. Die Irritationen sind mir „treu" geblieben, aber sie sind wandelbar und das ist eine gute Erfahrung. Ich spreche sie sofort an und muss mich nicht mehr wie früher zurückziehen und schweigen.

Immer mehr ist Auseinandersetzung möglich, ohne dass ich abstürze.

Nach wie vor gibt es Löcher aus der Vergangenheit, aber ich falle nicht mehr hinein. Holen mich die Schatten ein, verliere ich nicht mehr den Blick in die Sonne.

Das Vertrauen ist da.

Nicht mehr Sehnsucht ist es, die einen Bogen spannt über den Abgrund, es findet immer mehr eine wirkliche Begegnung in diesem Nichts statt.

In diesem Vertrauen zeigen sich Teile, die bisher in der Ferne geblieben sind.

Es sind viele Stunden in der Leibarbeit, in denen ich mich nicht wahrnehmen kann, trotzdem kann ich gut da sein damit, auch diese Seite von mir annehmen.

Die Berührung dringt kaum in das Innere vor, kann die Teile meiner zurückgezogenen Seele nicht erreichen. Die Seele im Exil.

Es fühlt sich an wie eine Wanderung in der Arktis, menschenleer, nicht einmal Pinguine.

Uralte Gefühle der Erschöpfung und Überforderung kriechen aus dem Leib.

Dann spüre ich, wie sich zwischen Bauch und Herz, die beide sehr weh tun, etwas verbindet. Ich nehme eine Veränderung wahr. Als würde die sich zurück gezogene Seele in den Leib hineinwachsen.

Bilder tauchen auf und die Ferne ist weg. Ein unglaubliches Gefühl erfasst mich. Ich spüre in diesem Schmerz den Teil, der die ganze Gewalt in sich trägt, den Bezug zu Andreas wie nie zuvor.

Und ich spüre mich, erlebe mich ganz.

Ich weiß nicht, wie es in Worte fassen.

Habe nur einen Wunsch. Andreas in die Augen zu schauen, will sehen, gesehen werden und will, dass man mir glaubt.

Aus einer unglaublichen Weichheit heraus kommen Tränen.

Das in die Ferne Gegangene ist heimgekehrt.

„Im Heute wird es für die Seele begreifbar, kann die Seele lernen, damit umzugehen. Es lässt sich fast nur über das Heute formulieren, der namenlose Geschmack der Vergangenheit", so Andreas.

Mit einem unglaublichen Frieden in mir gehe ich aus der Stunde.

Es musste zu diesen Wiederholungen kommen, wie sonst hätte ich die Gefühle der Ohnmacht, des Alleingelassenseins, der Hilflosigkeit verstehen können.

Heute lebe ich mit einer neuen inneren Freiheit.

Endlich das tun zu können, was ich möchte, was ich brauche.

Das hat nichts mit Egoismus zu tun, sondern dass ich mich endlich ernst nehme, auf mich höre.

So viele Jahrzehnte meines Lebens habe ich nur überlebt, mich leben lassen, wurde mein Leben von anderen bestimmt, war ich existentiell abhängig vom Wohlwollen anderer. Glaubte ich viel, zu viel tun zu müssen, um leben zu dürfen.

Habe ich nur nach dem Satz gelebt, „liebe deinen Nächsten", jetzt ist das „wie mich selbst" dabei. Außerdem geht es ohne dem zweiten Satz gar nicht.

Mein wahres Wesen war verschüttet. Jetzt kommt es immer mehr zum Vorschein.

Die Fragen in mir sind andere geworden. Sie drehen sich um das Leben.

Lange Zeit war der Gedanke an den Tod die einzige Freiheit, der einzige Ausweg, der es mir ermöglicht hat zu überleben.

Jetzt ist der Tod etwas Gegebenes, vor dem ich Respekt habe. Und je mehr ich ihn annehme, umso mehr wird mir die Einmaligkeit, das Geschenk des Lebens bewusst.

Ich hoffe, ich kann dieses Leben noch lange genießen.

Mein Freundeskreis hat sich gewandelt. Ich habe wunderbare Menschen kennengelernt, bei denen ich so bin, wie ich bin.

Vor Kurzem war ich bei zwei von diesen Menschen in Finnland. Es ist so schön für mich zu erleben, wie sehr sie sich freuen, mich zu sehen.

In ihrem kleinen blauen Häuschen direkt am See, ganz für mich allein, bin ich der glücklichste Mensch.

Ich fühle mich nicht allein, ich brauche das Alleinsein, die Leere, die Stille.

Von dort aus fahre ich zu einem fünftausend Jahre alten Kultplatz. Ich sitze auf einem dieser wunderbaren Steine, die blauen Seen mit den glitzernden Sternen unter mir, die Wälder und diese hörbare Stille um mich herum.

Ich bin überwältigt von dieser unendlichen Schönheit, von diesem wunderbaren Platz der Schöpfung.

Mit einem Mal steigt ein ganz starkes Gefühl auf: Ich bin ein Teil von all dem, ich gehöre dazu.

Und ich spüre eine ganz tiefe Dankbarkeit diesem Gott und den Menschen gegenüber, die es mir ermöglicht haben, aus dem Überleben heraus zu einem so herrlichen Lebensgefühl zu kommen.

Dass uns ein Sanftes geschähe,
wenn uns der Himmel berührt,
wenn seine atmende Nähe
uns ganz zum Hiersein verführt.

Dank

Viele Menschen haben mich im Laufe der Zeit ermutigt, manche geradezu aufgefordert, ein Buch über meine Geschichte zu schreiben. Lange habe ich gezögert. Als ich zu schreiben begann, spürte ich, dass mir das Schreiben gut tat. Wiederum lange Zeit verstrich, bis der Entschluss gereift war, das Buch heraus-zu-geben.

Mit dem Buch möchte ich Menschen, die Ähnliches erlebt haben, Hoffnung machen und sie ermutigen, sich auf den Weg zu begeben. Dabei muss jede, jeder den eigenen Weg finden, sich aus den Verwicklungen heraus zu ent-wickeln, um zur inneren Freiheit zu kommen. Dieses war mein Weg vom Überleben zum Leben, vom tiefsten Misstrauen zum SINNVERTRAUEN, zum Vertrauen, dass das, was mir widerfahren ist, seinen Sinn hatte.

Ohne diesen Weg wäre ich heute nicht die, die ich jetzt bin: Eine Frau, die mit Würde und Lust ihr Leben gestaltet. Ich bin nicht mehr Opfer und werde nicht mehr Opfer sein; dafür brauchte es jedoch eine Entscheidung. Die Sehnsucht nach mir selbst, die Sehnsucht nach meinem Herzen, die Sehnsucht, die zu werden, die ich schon immer war – aus ihr kamen die Antriebskräfte, mich auf den Weg zu machen. Und ich werde auf dem Weg bleiben, bis sich mein Leben erfüllt. Dann kann ich mit dem Bewusstsein gehen: Ich habe gelebt und es war gut, wie ich gelebt habe.

Lange Zeit musste mein Herz im „Abseits“ vegetieren, jetzt schlägt es am richtigen Fleck.

Mein Dank gilt zuallererst meiner Familie, in der ich mich zu Hause und in Freiheit fühle, spezieller Dank an Barbara, die den Text (nicht nur) in die richtigen Zeiten gesetzt hat, und an Elisabeth und Christoph, die den Buchumschlag gestaltet haben. Andreas, meinem Wegbegleiter: ohne ihn wäre ich nicht dort, wo ich heute bin – er war da, wo bisher in meinem Leben niemand war – er gab den letzten Anstoß zum Buch. Danke für die vielfältige Unterstützung!

Meinem Chef Prim. Dr. Albert Lingg, der in den schwierigsten Situationen an mich geglaubt hat. Meinen Freundinnen, vor allem

Elisabeth und Heidi, bei denen ich immer so sein kann, wie mir zumute ist. Maria, meiner Freundin in Kreta, wo vieles in Bewegung kam. Anneli und Väinö in Finnland, bei denen ich einen Ort der Stille und ein Nest („mein" Mökki) habe, wann immer ich es brauche. Meinen Patientinnen und Patienten, von denen ich viel gelernt habe! Den Frauen in meinen Gruppen für ihr Vertrauen!

Günther Wohlgenannt, der den Text als Fachmann, der mich nicht kennt, gelesen hat. Meiner Verlegerin Regula, die das Manuskript im Computer erfasst und später lektoriert hat.

Noch viele andere waren auf meinem Weg wichtig: Menschen im Landeskrankenhaus Rankweil, Oberarzt Hubert Schneider von der Psychiatrie II und Marion, meine Nachfolgerin als Tanztherapeutin, Menschen wie Dietlinde, Gertraud, Claudia und Johanna.

Hedwig, du bist am Anfang meines Weges zu mir gestanden, Danke.

Nach-Wort

Ist es doch immer wieder eine unabsehbare Unternehmung, einen Menschen auf seinem Weg zu begleiten, trifft dies auf eine ganz besondere Weise auf meine Begleitung von Waltraud Jäger zu.

Zunächst weiß ich ja gar nichts von dem anderen.

Eine schriftliche Anfrage mit ersten persönlichen Problembeschreibungen, eine telefonische Kontaktnahme, um einen möglichen Termin abzusprechen, so kommen die ersten Informationen und Wahrnehmungen zusammen und es entsteht ein erster Eindruck.

Dann eine erste Begegnung, der Eindruck weitet sich, unterschiedliche Gesichtspunkte und Schattierungen werden erkennbar, erste Ahnungen komplexer Zusammenhänge und Lebensthemen tun sich auf.

Als Waltraud nach der ersten oder zweiten Leib-Behandlung beim Sich-Aufrichten zusammenbricht und in meine Arme fällt, wird deutlich, dass hier ungeahnte Abgründe vorliegen, die bisher nicht benannt wurden und die auch noch gar nicht ansprechbar sind.

Es wird weder möglich sein, diese Abgründe bei dem jetzigen, noch bei einem nächsten Aufenthalt aufzuarbeiten. Es ist klar, diese therapeutische Begleitung wird eine längere Unternehmung werden, bei der der Weg und das Ziel, sowie der zeitliche Ablauf, noch ganz unbestimmbar und offen sind.

Aber wie soll das überhaupt gehen?

Auch wenn es heute verschiedene Trauma-Therapien gibt und es scheinen mag, dass so gut wie alles therapierbar und damit machbar sei, zeigt mir meine Erfahrung, dass es bei sehr frühen traumatischen Irritationen, zumal wenn sie missbräuchlich übergriffiger Natur sind, nach wie vor – und auch bleibend – Grenzen gibt.

Frühkindliche traumatische Ereignisse, die über Geburtskomplikationen, Krankheiten und Unfälle hinaus durch seelische und körperliche Gewalt sowie sexuelle Übergriffe geprägt sind, hinterlassen ein Feld der Verwüstung, das das Kind nicht nur in einer Teilpersönlichkeit, sondern auch in seiner Ganzheit existentiell bedroht, angreift und bis in den Kern hinein zerstören kann.

Mit therapeutischen Methoden allein ist eine solche Verwüstung und Zerstörung auch mit noch so ausgeklügelten „Umprogrammierungen“ nicht zu heilen.

Der Weg einer möglichen Heilung muss da schon aus einer anderen Quelle kommen. Ob und wieweit ein solcher Weg möglich ist – oder auch nicht – liegt nicht allein im Machbaren.

Wenn Waltraud heute ihr Buch herausgeben und es „Abseitsherz“ nennen kann, dann formuliert sich darin schon ein sehr langer Weg, der – über sich unendlich ausdehnende Sprachlosigkeit und Erstarrung im Leib – dem Abseits ihres Herzens heute einen Wahrnehmungs- und Mitteilungs-Raum ermöglicht.

Ich erinnere unzählige Momente und auch lange Zeiten aus den frühen Jahren der Begleitung von Waltraud, in denen das Wort „Abseit“ ein Hohn gewesen wäre, birgt ein Ab-seits doch immer auch eine andere Seite in sich, wie zum Beispiel ein Diesseits, oder wie immer es sich formulieren kann.

Auch Niemandsland, Todeszone oder Jenseits sind Worte für eigentlich unsagbare und unmenschliche Zustände, die sie in sich trug, denen sie ausgesetzt war.

Ihnen ein Wort, eine Bezeichnung und auch einen Namen zu geben, ist bereits eine lange Geschichte eines unendlichen Ringens, ein Weg, wenn auch meist unsichtbar.

Und ein solcher Weg ist sicherlich niemals geradlinig oder geradeaus immer nach vorne strebend – er zeigt sich nicht einmal primär wellenförmig in einem Auf und Ab. Vielleicht kann ich diesen Weg in seiner Bewegung aus dem Feld der Zerstörung heraus, auch wenn das paradox klingen mag, eher mit der Dynamik eines schwarzen Lochs vergleichen, das alles, was existiert, in sich hineinzieht und auslöscht.

Die eigene Wahrnehmung (Selbstwahrnehmung wie auch Wahrnehmung des anderen Menschen oder einer Situation) wie auch das Vertrauen in sich selbst und einen anderen Menschen sind grundlegend irritiert und verwüstet und müssen gegen den totalen Sog der Vernichtung und Auslöschung erst errungen und hervorgebracht werden.

Physikalisch – um im Bilde des schwarzen Lochs zu bleiben – ist dies gar nicht möglich. Entsprechend ist dies auch nicht machbar, selbst nicht mit den besten therapeutischen Methoden.

Innerhalb der Vernichtungsdynamik gibt es keinen Ansatzpunkt, und alles menschliche Machen und Kalkül würde diesem schwarzen Loch anheimfallen.

Gibt es einen Punkt außerhalb dieser Dynamik, außerhalb des Gewordenen?

Was heißt außerhalb und wie sieht ein solcher Punkt dann aus?

Der antike griechische Mathematiker und Physiker Archimedes von Syrakus (287 - 212 v. Chr.), unter anderem der Begründer der Hebelgesetze, formulierte seinerzeit den Satz: „Gib mir einen Punkt, auf dem ich stehen kann, und ich bewege die Erde."

Wie ist bezüglich der bestehenden Vernichtungsdynamik der „archimedische Punkt" außerhalb zu finden, auf dem „sich stehen lässt", mit dem sich die Erde – also alles Gewordene – bewegen, also aus den Angeln heben lässt?

Dies waren meine Fragen.

Auch wenn diese Fragen nicht gleich zu einer Antwort führten, waren sie mir in der Begleitung durch die seelischen Abgründe, die sich auf den ganzen Leib auswirkten und sich auch in hartnäckiger Schlaflosigkeit, unaufhörlichem Kopfdruck und massiven Herzbeschwerden niederschlugen, oft der einzige Orientierungs- und damit auch Beziehungspunkt.

Nein, nicht immer konnte ich diesen Punkt in Waltraud finden, die Verwüstung war wirklich total.

Es gab Zeiten, da musste ich jenen Punkt ganz alleine in mir ausloten, im Vertrauen, dass es auch wieder andere Zeiten geben wird.

So ist es nun mal.

Aber ohne dass ein solcher „Punkt außerhalb" (eben außerhalb des Bewusstseins, der Gefühle und Empfindungen) in ihr gewesen wäre, hätte ich die Begleitung durch dieses seelenlose Niemandsland in ihr niemals wagen können!

Und ich sage es ganz deutlich: Ohne diesen „Punkt außerhalb" in sich, den ich dem von Graf Dürckheim (1896 - 1988)[2] benannten „inneren Meister" gleichstellen möchte, hätte sie vielleicht nicht überlebt, zumindest nicht so, wie es ihr nun doch gelungen ist.

---

2 Graf Dürckheim begründete 1951 mit seiner späteren Frau Maria Hippius-Gräfin Dürckheim die Bildungs- und Begegnungsstätte in Todtmoos-Rütte.

Es ist im Leben Waltrauds ein „Meister" am Werk, der sich, wenn auch die längste Zeit unbemerkt, durch alle noch so widrigen Lebensumstände hindurch bewährt hat, auf den hin ich mich in aller Abgründigkeit, die sich zeigte, als Orientierung in der Begleitung immer wieder ausrichten, auf den ich mich beziehen und mit der Zeit immer stärker vertrauen konnte.

Und auch Waltraud selbst wurde es möglich, von dorther zunächst mir und nach und nach sich selbst und im weiteren auch anderen Menschen zu vertrauen.

Wenn ich heute an die Anfänge meiner Begleitung Waltrauds zurückschaue, blicke ich auf einen sehr langen, Millimeter um Millimeter errungenen Weg, der in seinen sichtbar gewordenen Eckpunkten, die wir hier als Erzählung und Buch vorliegen haben, erkennbar und aussprechbar wurde.

Waltraud konnte das unauslotbare und zerstörerische Niemandsland in sich aus der „menschenleeren Todeszone" heraus ins Menschliche heben, und sie konnte vertrauen lernen. Aus dieser Errungenschaft kann sie heute ihr Herz von innen her öffnen und mit ihrer Familie, ihren Freunden und all den Menschen teilen, mit denen sie arbeitet, die sie begleitet.

So wunder-voll sich ihr eigener Weg heute als Lebensgeschichte darstellt und mitteilen lässt, so sehr ist es wiederum kein Wunder, dass Waltraud ein besonderes Auge und ein offenes Herz gerade für jene Menschen hat, die frühe körperliche und seelische Gewalt und Irritation erfahren haben und unaussprechlichem Leid ausgesetzt waren.

So schaue ich auf den langen Weg ihrer Entwicklung zurück und bin heute dankbar für die Gegenwart und freue mich über all den inneren Reichtum, mit dem sie ihre Mitmenschen beschenkt, den sie sich aus wüster Zerstörung und menschlicher Armut und Rohheit ihrer Kindheit und Jugend heraus erarbeitet hat.

Andreas Pfäfflin

Quellen

Inhaltsverzeichnis